정 신 치 료 와
임 상 적 직 관

체화된 반응의 신경생물학

정신치료와 임상적 직관

체화된 반응의 신경생물학

테리 마크스탈로우 지음
노경선 (대표 역자) 옮김

Clinical Intuition in Psychotherapy:
The Neurobiology of Embodied Response

정신치료와 임상적 직관
Clinical Intuition in Psychotherapy

초판 1쇄 2019년 9월 30일

지은이 | 테리 마크스탈로우
옮긴이 | 노경선(대표 역자)

펴낸이 | 김영남
편집 | 공윤조
펴낸곳 | (주)눈출판그룹

출판등록 | 2015년 7월 31일 제399-2015-000017호
주소 | 경기도 남양주시 수동면 외방로 135번길 24
전화 | 1661-4310
팩스 | 031-511-4749
이메일 | nungroup@daum.net
홈페이지 | www.nungroup.co.kr

값 35,000원
ISBN 979-11-88466-08-5 (93180)

파본이나 잘못된 책은 바꿔드립니다.

 이 도서의 국립중앙도서관 출판예정도서목록(CIP)은 서지정보유통지원시스템 홈페이지(http://seoji.nl.go.kr)와 국가자료종합목록 구축시스템(http://kolis-net.nl.go.kr)에서 이용하실 수 있습니다. (CIP제어번호 : CIP 2019018581)

차례

공동 번역자

김미경 성북아이정신건강의학과 원장, 정신건강의학과 전문의

김정유 서초마음건강센터 자문의, 정신건강의학과 전문의

김주영 연세소울정신건강의학과 분당클리닉 원장, 정신건강의학과 전문의

김지연 좋은마음정신건강의학과 원장, 한국융연구원 상임연구원

박영환 가족사랑서울 정신건강의학과 원장, 정신건강의학과 전문의

박정미 성모정신건강의학과 원장, 정신건강의학과 전문의

박지환 밝은연세 정신건강의학과 원장, 정신건강의학과 전문의

서상훈 서상훈정신건강의학과 원장, 정신건강의학과 전문의

신미경 닥터수 정신분석 연구원

신원철 연세소울정신건강의학과 송파클리닉 원장, 정신건강의학과 전문의

양정미 마인드블럭 상담협동조합, 가족치료전문가

임말희 정신분석상담가, 서울대학교 불어교육과 졸업, 파리8대학 문학박사 수료

이근문 안산 윤정신과, 정신건강의학과 전문의

이정해 라임상담클리닉 원장, 정신건강의학과 전문의

이현주 연세 i가족상담연구소 소장, 가족치료전문가

정승환 미드미심리상담센터 상담사, 정신보건임상심리사, 게슈탈트상담전문가

조재일 연세소울정신건강의학과 강서클리닉 원장, 정신건강의학과 전문의

추소정 수원소아청소년발달센터 소장, 정신보건임상심리사

추천사

앨런 쇼어 Allan N. Shore

테리 마크스탈로우의 창의적인 생각을 독자들에게 소개하게 되어 기쁘다. 오늘날 정신치료자들은 치료동맹의 '대화 이면으로' 전달되는 함축적인 정서적 의사소통에 초점을 맞추는 임상 모델에 많은 관심을 보이고 있다. 동시에 모든 전문직과 학교의 정신건강 종사자는 이제 실제적 측면에서 질문을 던진다. 오늘날의 신경과학은 환자, 특히 초기 애착 외상이 있는 환자에 대한 정보를 어떻게 제공하고, 나아가 치료 방법을 어떻게 바꾸는가?

더 심오한 정신치료 기제에 대한 새로운 실마리를 제시하려는 시도는 벅찬 도전이긴 하지만, 이후의 장chapter들에서 저자는 이 문제에 대해 성공하고 있다고 말하고 싶다. 심리적 현미경psychological microscope을 통해 마크스탈로우가 해낸 이 중요한 공헌 속에서, 두 사람(치료자와 환자)이 의식적으로 인식하는 이면에서 빠르게 진행되는 우뇌와 우뇌의 '보이지 않는' 소통이 이제는 정신치료의 변화 과정에서 본질적인 것이 되었다. 그녀는 이러한 대인관계의 신경생물학적 관점으로 인해 치료 방식에 실제적인 변화가 있을 것이라고 주장한다. 실제로 이 획기적인 책 속에서 저자는 정신치료에서 일어나고 있는 패러다임의 변화를 이야기한다. 어떻게 이 책이 패러다임의 변화에 중요한 공헌을 하고 있는지에 대한 상세한 이야기를 시작하기 전에, 나는 더 큰 맥락에서 이 책을 보았으면 한다.

나는 지난 10여 년간 많은 의견 제시를 통해 정신치료 분야가 이제 완전한 변화, 즉 진정한 패러다임의 변화를 겪고 있다고 주장해왔다. 뇌 연구, 특히 정서 신경과학, 발달 신경과학, 사회 신경과학 분야에서 진행 중인 폭발적인 발전들은 이제 임상 실무에서 최신 정신치료 모델들로 빠르게 흡수되고 있다. 이렇게 점차 빠르게 정신치료 영역과 생물학적 영역이 통합되는 학제 간 동향은 정신건강 영역을 완전히 변화시키고 있다. 사실 이러한 패러다임의 변화로 인해, 정신치료의 변화 과정에서 나타나는 정신역동이나 신경역동뿐만 아니라, 정신 질환의 핵심에 있는 감정의 결핍 및 왜곡의 발달적인 정신병리 기원에 대한 신선한 접근과 더 깊은 이해가 가능해지고 있다.

나의 최근 저서인 『정신치료 요법의 과학The Science of the Art of Psychotherapy』(이 책도 대인관계 신경생물학Interpersonal Neurobiology에 관한 노튼 시리즈로 출판되었다)에서 나는 하나의 장chapter에 '정신치료의 새로운 패러다임을 향해'라는 제목을 붙였다. 그 장에서 나는 심리학과 정신의학계가 1960-70년대의 행동심리학behavioral psychology으로부터 1970-80년대에 일어난 인지 패러다임cognitive paradigm의 우세로 전환되는 변화를 지켜봤던 때를 회고했다. 이러한 이론적인 관점의 변화로 인해 우리의 정신병리 모델과 정신치료 모델에 변화가 생겼으며, 환자의 부적응 행동을 정신치료적으로 변화시키는 정신 모델의 시기로부터, 외부 행동

뿐만 아니라 내부인지 과정(예를 들면 기억, 주의, 지각, 표현적 스키마, 의식, 이야기, 언어)도 관찰하는 시기로 바뀌었다. 그래서 지난 세기의 마지막 25년 동안 인지 패러다임은 대세가 되었고, 이는 직접적으로 인지심리학cognitive psychology과 연결된다. 이 패러다임의 기본 원칙은 환자의 부적응 의식의 인지를 변화시키는 것이었으며, 이로 인해 인지행동 양식의 치료들이 만들어졌다.

더 최근에 와서는 1990년대 중반부터 2000년대 중반에 이르는 '뇌의 10년decade of brain' 시기가 변화를 이끌었고, 신체 기반의 감정과 정신생물학적 상태가 연구와 임상 모델의 중심에 서게 되었다. 이전 시대에는 대부분 무시되었음에도 불구하고, 과학적인 방법론과 급성장한 기술을 통해 처음으로 정서 문제를 직접적으로 다루고자 하는 과학적 관심이 증대되었다. 많은 임상가가 정서의 신경생물학적 기제를 발견하는 데 관심을 가지게 되었고, 치료를 위한 실용적인 응용도 기대하게 되었다. 심리치료사들은 오랫동안 발달에 관심을 가져왔지만, 이제 인지 발달은 정서 발달로 전환되었다. 필수적인 정서 기능은 가장 초기의 발달 시기에 두드러지게 나타나며, 생의 나머지 기간에는 이 신속한 정신생물학적 과정이 분명한 의식보다 더 깊은 수준에서 작동하면서 암묵적인 마음과 몸의 과정을 반영한다. 그래서 행동과 인지에서 정서로 변화하는 오늘날의 패러다임은 데카르트의 문제를 풀고, 생물학과 심리학, '본성nature과 양육nurture'을 통합하는 강력한 이론 모델을 만들어내는 데 주요한 힘으로 작용하고 있다.

이론적 생각의 질적인 변화뿐만 아니라, 임상적으로 이에 연관된 연구들의 양적인 급증이 발달적, 정신병리학적, 정신치료적 과정에서 정서emotion가 중심 역할을 하는 모델을 더 확장시키고 있다. 현재 과학자들과 임상가들 사이에서 많은 소통이 이루어지면서, 인간의 경험에서 적응적인 묵시적(무의식적) 신체 기반의 정서적 과정의 중요성에 대해 의견이 모아지고 있고, 의식적 인지에서 무의식적 인지로 패러다임의 변화를 야기하고 있다. 사실 나는, 인간의 경험에 더 중요한 것은 나중에 성숙하는 언어적 좌뇌가 아니라 초기에 발달하는 우뇌, 즉 '정서적 뇌', '사회적 뇌'이며, 이 원시 영역을 다루지 않고서는 가장 근본적인 인간의 경험 문제를 결코 이해할 수 없을 것이라고 주장해왔다.

지난 20년 동안, 발달상의 정서적 신경과학developmental affective neuroscience과 발달상의 신경정신분석developmental neuro-psychoanalysis 분야에서 내 연구의 중심 주제는, 인간 무의식의 생물학적 기질인 우반구 뇌가 단지 유아에서만 우세한 것이 아니라 인생 주기의 모든 단계에 걸쳐 우세하다는 것이었다. 2003년 『정서조절장애와 자아의 회복Affect Dysregulation and the Repair of the Self』에서 나는 발달과 정신치료에서 우세한 것은 좌뇌의 언어 기능이 아니라 우뇌의 암묵적, 무의식적 생존 기능이라는 의견을 제시했다. 이후의 저작에서 나는 생존뿐만 아니라 가장 복잡한 고차원적 인간 기능인 스트레스 조절, 상호주관성, 유머, 공감, 동정심, 도덕성, 창조성, 직관 등이 모두 우뇌 기능이라고 기술했다. 나는 또한 임상적 기술의 핵심은 좌뇌 처리과정이 아닌 우뇌 처리과정의 역량을 확장시켜주는 것이라고 제안했다. 임상 경험을 통해 축적된 치료자들의 지식 중 많은 것은 암묵적이며, 인식awareness보다 깊고 신속한 무의식 수준에서 작동하고 임상적 직관으로서 표현된다. 이러한 암묵적인 관계의 지식implicit relational knowledge은 치료동맹의 말들 이면에 있는 우뇌에서 우뇌로의 정서적 교류right brain-to-right brain affective transaction 속에서 비언어적으로 소통된다.

2008년에 주디스Judith와 나는 이 아이디어를 확장하여, 환자-치료자 전이-역전이 안에서 일어나는 빠르고 암묵적인 우뇌/마음/몸의 정서적 처리implicit right brain/mind/body affective transactions에 관해 이야기했다.

> 이러한 상호주관적 대화에서 정신생물학적으로 조화된 직관적인 임상가는 만남의 첫 순간부터 환자의 내적 상태의 비언어적인 순간순간의 리듬 구조를 배우고, 동시에 치료자 자신의 행동을 상대적으로 유연하고 유동적으로 수정하며, 그렇게 함으로써 치료동맹을 조직화하는 데 필요한 성장을 촉진하는 맥락을 환자와 함께 공동창조하게 된다.(J. Schore & A. Schore, 2008, p. 16)

이러한 대인관계적인 신경생물학적 관점은 초기의 임상적 관찰에 반향을 일으켰다. 즉, 정신치료 관계 안에서 상호주관적 소통을 하는 데 필요한 치료자의 역량은 치료자가 '환자의 말 이면에서(흔히 환자의 의식 이면에서) 일어나는 것에 대한 직관적 감각을 순순히 받아들이는' 점에 달려있으며(Bugental, 1987, p. 11), '분석가는 몽상reverie과 직관을 이용하여 우뇌로 피분석자의 우뇌를 직접 듣는다'는(Marcus, 1997, p. 238) 관점 말이다.

이 획기적인 저서의 많은 부분에서 테리 마크스탈로우는 정신치료에서 발생한 패러다임의 변화에 대해서도 기술한다. 사실 그녀는 임상가들이 오랫동안 인정해오긴 했지만 이해하지는 못했던 임상 과정인 직관에 대해, 창의적인 대인관계적 신경생물학의 렌즈를 이용한 접근을 함으로써 이 패러다임의 변화에 중요한 공헌을 했다. 처음부터 그녀는 분명하게 이야기한다. "첫째, 임상적 직관은 이론과 실행 사이의 틈을 채운다. 둘째, 임상적 직관은 자신과 타인의 관계 패턴에 대한 이해를 포함한다. 셋째, 임상적 직관은 정신치료에서 깊은 변화를 위한 필수 요소다." 뿐만 아니라 그녀는 이렇게 주장한다. "직관은 치료 관계에서 순간순간의 정서 변화에서 발생하는 새로운 정보를 얻을 수 있게 하는 기능이 있다."

이 주목할만한 책의 본문에서, 저자는 정신치료에서 변화 과정의 근본이 되는 다양한 적응 기능(공감, 놀이, 유머, 상상, 발달, 지혜)을 지닌 직관적인 우뇌의 암묵적 과정에 대한 깊은 탐색으로 시작한다. 인간 의식의 심층으로의 여정은 주관성과 은유의 경험적 언어experience-near language뿐만 아니라 저자가 만들어낸 연상 시각 이미지evocative visual image로도 기술된다. 마크스탈로우는 수십 년 경력의 재능 있는 임상가일 뿐만 아니라, 비선형 역학nonlinear dynamic science 분야에서도 책을 펴낸 적이 있고, 놀이 행동의 과학science of play behavior 분야에서도 좋은 평가를 받는 기고문을 썼다. 하지만 이 책의 논조는 전혀 기술적technical이지 않다. 오히려 재미있고 가볍고 친숙하며, 신경생물학과 정신생물학의 수많은 학제간 정보(복잡하고 임상에 적합한)를 독자들이 이해하기 쉽고 눈을 뗄 수 없는 방식으로 제공한다. 조절 이론regulation theory에 정신생물학적 렌즈를 적용하여(Schore & Schore, 2008) 그녀는 임상 실무에 대한 연구의 의미를 해석한다. 객관적인 과학 데이터와 함께, 그녀는 자신의 주관성과 환자의 주관성 사이에서 참여와 철수, 단절과 회복이라는 미묘한 상호주관적 정서의 순간들을 우뇌의 은유적 언어로 묘사하고 상상한다. 그녀는 환자의 암묵적인 정서적 소통에 대한 역전이적인 직관적 반응을 자주 서술하면서 자신의 정신적 반응뿐만 아니라 생리적 반응도 서술한다.

앞으로 서술될 논의들과 흥미로운 사례들에서 마크스탈로우는 정신치료에서 임상적 직관의 필수적인 역할을 강조하며, 특히 정서의 무의식적이고 암묵적인 과정을 강조한다. 의식적 인지에서 무의식적 정서로 옮겨가는 현재의 패러다임에 비추어 그녀는 이렇게 말한다. “분명히 임상적 직관은 암묵적 수준에서 작동하기 때문에 우리는 의식에 완전히 체화된 것에 공명할 수 있으며, 마찬가지로 분리된 정서에 대해서도 공명할 수 있을 것이다.” 이 책 전반을 통해 그녀는 자신과 환자 사이에서 오가는 말 이면에서 자연스럽게 일어나는 우뇌의 비언어적 정서 소통에 대한 많은 임상 삽화를 소개한다. 동시에 저자는 자신의 직관적 임상 모델을 지지하는 최신의 신경과학 연구들도 의미있게 인용한다. 이와 관련하여 나는 정서의 무의식적 과정에서 우뇌의 중심 역할을 명확하게 확립한 최근의 포괄적인 평가를 독자들에게 추천한다(예를 들면 Gainotti, 2012; McGilchrist, 2009; Schore, 2003a, 2003b, 2012).

이 책은, 정신치료가 의식 및 특히 무의식 수준에서 마음과 뇌와 몸을 변화시키는 기제에 대한 우리의 개념을 신경과학의 최근 진보들이 어떻게 변화시키고 있는지에 관한 최초의 사례다. 인지에서 정서로 옮겨가는 패러다임의 변화는 좌반구 뇌에서 우반구 뇌로 옮겨가는 변화와 병행한다. 우리는 이제 ‘뇌’를, 단일한 독립체를 두 개로 나눈 절반으로 생각하지 않는다. 오히려 완전히 다른 방식으로 다른 유형의 정보를 처리하는 두 개의 체계로 본다. 많은 연구를 통해, 이제 인간 뇌의 우반구와 좌반구는 육안 구조macrostructure, 초미세 구조 ultrastructure, 생리학, 화학, 그리고 행동 제어control of behavior에서 서로 다르다는 것이 밝혀졌다. 사실 척추동물 뇌의 좌반구는 일상적이고 친숙한 상황에서 잘 형성된 행동 패턴을 조절하는 데 특화되어 있다. 상대적으로 우반구는 정서적 각성의 일차적 장소이면서, 이 책에서 설명하는 대로 새로운 정보를 처리하는 곳이다. 이젠 언어적·의식적·이성적 정보, 그리고 일련의 정보 처리는 좌반구에서 일어나는 '왼쪽 마음left mind'이며, 비언어적·무의식적·정서적 정보의 전체론적인 직관적 처리는 우반구에서 일어나는 '오른쪽 마음right mind'이라는 데 합의가 되어 있다.

마크스탈로우의 이런 의견을 지지하면서, 정신치료에서 보여주는 우뇌의 정서적인 직관적 처리의 탁월성에 대한 나의 저작에서 나는 직관을 '의식적 추론 없이 어떤 것을 즉각적으로 이해하고 알 수 있는 능력(Compact Oxford English Dictionary of Current English, 2005)이라고 정의했는데, 이는 명백히 좌뇌 기능이 아닌 우뇌 기능을 암시하는 것이다. 심리이론가들은 이제 직관이란, 환경의 입력과 개인의 현상적 경험 사이에서 발생하는, 모호한 환경 교환에서 형성된 암묵적 지식의 커다란 저장소에 접근하는 능력에 좌우된다고 주장한다(Narvaez, 2010). 직관은 "암묵적 학습을 통해 얻어진 지식의 사용과 연관된 주관적 경험" (Lieberman, 2000)이라고 정의된다. "논리적이고 이성적인 과정이라는 의식적 조정이 없이 의식에 스며들 수 있는 직접적인 앎direct knowing" (Bouconvalas, 1997)으로서 직관을 기술하는 것도 좌뇌 기능이 아닌 우뇌 기능을 말하는 것이다. 정신분석 문헌에서도, 도르팟Dorpat(2001)은 "직관, 이미지, 정서는 주로 일차적 과정 체계primary process system에서 유래하며, 우리 자신과 다른 이들과의 사이에 일어나는 필수적 관계에 대해 즉각적이고 전반사적인prereflective 자각을 할 수 있게 한다" 고 주장했다.

신경과학 문헌에서, 폴츠Volz와 폰 크라몬von Cramon(2006)은 직관은 무의식과 연관되며, 심상·느낌·육감·은유 같은 저장된 비언어적 표현에서 유래되고, "흔히 믿을만하고 정확하다"라고 기술했다. 직관은 문자적 언어로 표현되는 것은 아니지만, '직감' 혹은 우리의 생각이나 탐구에 편견을 갖게 하는 지레짐작 속에 '체화되어' 있다. "핵심 정보는 관찰자의 명시적 지식의 기초에서 의식적으로 추출된다기보다는, 관찰자의 암묵적 지식의 기반 하에서 알아차려진다." 신경과학에서 유래된 직관의 다른 모델은 '체화된 인지'의 적응 역량을 강조한다. 올맨Allman 등(2005)이 주장하기를, "우리는 본능적인 수준visceral level에서 직관적 과정을 경험한다. 직관적인 의사결정은 우리가 흔히 사회적 상호작용 같은 고도로 불확실한 상황에서 빨리 반응할 수 있게 한다." 이 연구자들은 오른쪽 전두엽 섬right prefrontal-insula과 전대상회anterior cingulate가 복잡한 사회적 상황에 대해 직관적 평가를 신속하게 할 수 있도록 하여, 빠른 변화와 불확실한 사회적 상황에서 행동을 신속하게 적응시킬 수 있도록 한다는 것을 입증했다. 나는 이를 확장하여 직관적 처리과정은 오른쪽 편도right amygdale, 오른쪽 섬right insula, 오른쪽 전대상회right anterior cingulate로부터 오른쪽 안와전두 체계right orbitofrontal system로, 치료자의 (그리고 환자의) 우뇌의 하부 피질 수직축subcortical-cortical vertical axis에서 만들어진다고 제안했다.

나의 임상 저술에서, 나는 치료동맹 속에서의 실행enactment, 특히 스트레스를 불러일으키지만 잠재적으로 성장을 촉진하는 정서적 경험에서의 임상적 직관의 중요한 역할을 기술했다. 치료적 관계의 이러한 전이-역전이의 파열은 흔히 관계적 트라우마와 연관되며, 부정적 정서의 밀도와, 두 사람dyad 각자의 측면에서의 고도의 불확실성으로 특징지어진다. 이런 '주관성의 충돌'의 협상에 접근하는 우뇌-우뇌 기제right brain-to-right brain mechanism는, 발달학자들이 '단절disruption과 회복repair', 혹은 두 사람의 잘못된 조율dyadic misattunement 이후의 '상호 회복interactive repair'이라고 말하는 과정과 본질적으로 동일하다. 실행enactment의 관계의 불확실성을 가장 잘 탐색하기 위해 치료자는 우뇌-우뇌 연결right brain-to-right brain connection 상태에서 환자에게 정신생물학적으로 조율한 상태를 유지하며, 동시에 직관적이고, 빠르고, 애쓰지 않고 자연스러운 우뇌 결정 과정에 접근해야 한다(Schore, 2011, 2012).

많은 생각을 떠올릴 수 있게 해주는 다양한 임상 사례를 통해 마크스탈로우는, 이러한 골치아픈 고조된 정서적 순간들 속에서 이루어지는, 상호주관적 단절 및 회복에 대한 치료자의 순간순간의 협상이 명시적이고 선형적인 언어적 2차 과정을 통해서가 아니라, 암묵적이고 비선형적이고 비언어적인 1차 과정인 임상적 직관에 의해 어떻게 이루어지는지를 상당히 자세하게 확인해준다. 임상적 직관이 정신치료의 깊은 변화에 필수적 요소라는 자신의 제안과 연관지어, 그녀는 임상적 의사 교환을 통해, 새로운 상호주관적 맥락일 뿐만 아니라 부정적인 정서적 각성이기까지 한 심한 스트레스 상태에 대해 환자가 자신의 이전 경험과 다르게 치료자와 함께 구성하는 관계 회복 과정을 통해 대처할 수 있게 된다는 것을 입증한다고 기술한다. 시간이 흐르면서 이러한 상호조절 경험은 우뇌의 정서 기능을 증진시키며, 자기조절self-regulation의 발달을 향상시키는 것으로 나타난다. 모든 장chapter의 풍부한 사례에서 나타나는 중심 주제는, 임상가가 좌뇌의 합리적 해석의 접근 이상으로 우뇌의 직관적 접근을 이용하는 것이 정신치료를 변화시키는 기제의 핵심이라는 것이다.

임상적 직관의 본질적 치료 과정은 모든 종류의 정신치료에 적용됨에도 불구하고, 마크스탈로우는 특히 정서의 성장이 차단된 초기의 관계적 애착 트라우마를 다루는 사례에서 신경생물학적 정보에 근거한, 정서 중심의 정신역동적 접근이 임상적으로 유용함을 명백히 입증한다. 셰들러Shedler(2010)는 인지 치료에 반反하여, "정신역동 치료는 심지어 치료가 종결된 뒤에도 진행 중인 변화가 생길 수 있게 하는 정신적인 과정을 움직이게 하며", 증상 완화를 넘어 "정신역동 치료는, 더 풍요롭고 자유롭게 성취하는 인생을 살 수 있게 하는 내적 자원과 능력을 키워준다"는 것을 보여주는 경험적 증거를 이야기했다. 사실 이 책에서 치료자는, 직관적이고 자연발생적인 우뇌 기능을 잘 훈련된 방식으로 사용할 때의 암묵적 기제는, 환자의 정서조절장애 증세를 완화시킬 뿐만 아니라 가장 복잡한 인간 기능인 정서적 뇌(이성적인 뇌가 아니라)의 적응적 자기조절 기능의 성장을 촉진시킬 수 있다는 흥미로운 주장을 하고 있다.

곧 전개되는 장들을 통해, 치료 커플 속의 암묵적 수준에서 발생한 중요한 사건들을 언어적·비언어적으로 포착해내는 능력에서 저자의 창의성이 드러난다. 즉, 상호주관성 속에서 순식간이지만 매우 의미있는 정서적 변화들, 그리고 처음에는 무의식적 수준에서, 그다음에는 의식적 수준에서 일어나는, 환자의 체화된 주관성에 대한 치료자의 체화된 주관성의 재조정realignment이 그것이다. 그리고 지금까지는 정신치료와 별로 관계가 없어 보였던 많은 현상 – 임상적 직관, 놀이, 유머, 상상, 지혜 – 에 대해 자신의 강렬한 호기심의 내적 탐조등을 집중적으로 비춘다. 동·서양의 심리학, 암묵적 임상 데이터와 신경과학 연구, 마음과 몸 등을 잘 통합하면서, 저자는 정신치료 변화의 핵심뿐만 아니라 인간 경험의 중심에 놓여있으며 의식의 수평선 아래에서 작동하는 이면의 우뇌 과정에 대한 흥미로운 사례들을 만들어간다. 독자들은 좌뇌와 우뇌 양쪽으로 지적이고 정서적인 만족을 느끼게 될 것이다.

서론

1970년대 후반부터 1980년대 초반까지 UCLA의 임상심리학 대학원생이었던 나는, 강의실에 앉아서 인격, 발달, 정신병리학, 정신요법 등 치료에 대한 이론을 공부하면서 1년을 보냈다. 이 힘든 학업 과정에서 나는 2년째가 될 때까지 환자 근처에도 가보지 못했다. 실무는 물론, 경험적 연구에서 도움이 될 수 있는 많은 이론조차 현실과 동떨어진 추정일 뿐이었다. 이런 접근은, 내가 자격증을 취득한 직후에 지도감독했던 남캘리포니아 상담센터Southern California Counseling Center에서의 준전문적인 위치paraprofessional root와는 뚜렷하게 대조되는 것이었다. 로스앤젤레스의 거친 동네에 위치하고 있던 이 센터의 내담자들은 마약, 갱, 가난, 트라우마 등의 문제에 휘말린 사람들이었다. 인본주의적으로 추정컨대, 공감할 줄 아는 사람은 자신의 인간적인 면을 통해 비슷한 문제로 어려움을 겪고 있는 타인을 상담해줄 소양을 갖추고 있다. 처음에 나는, 최소한의 훈련을 받은 실습생들이, 엄청난 문제와 증상을 품고 있는 내담자와 짝지어지는 것을 보고 충격을 받았다. 그런데 놀랍게도, 충분한 공식적 훈련이 부족한 상담자들의 경우에도 확실한 감독 하에 문제들이 잘 해결되었다.

수년간 나는 정신요법에 반대되는 이러한 철학 및 접근과 씨름해 왔다. 돌이켜보면 나는 이론과 외부 자료, 다른 사람들의 권위 속으로 도피해 있었다. 아이였을 때 나는 시시각각 나를 안내하는 것의 원천인 몸의 본능을 믿지 않았다. 이 문제는 평생 나를 괴롭혀 왔다. 어릴 적 그림을 그릴 때도, 나는 내가 상상하는 내면의 눈으로 보는 이미지를 그려낼 수 있다고 믿지 않고, 정확히 보이는 대로 세상을 베껴냈다. 암벽등반가로서도 마찬가지였다. 파트너를 따라갈 때는 힘들이지 않고 오를 수 있는 쉬운 코스조차도, 내가 선두에 설 때면 꼼짝 못하고 얼어버렸다. 거듭해서 나는 자신의 내적 조언보다는 외부의 권위를 더 신뢰했다.

첫 번째 환자를 보기 직전의 시기가 떠오른다. 대학원 2년차, 첫 번째 임상 실습에 들어가던 때였다. 나는 걱정으로 속이 뒤틀리며 몇 주를 보냈고, 어떻게 회기를 진행시킬지 알아내려고 노력했다. 거듭해서 나는 나 자신에게 같은 질문을 하고 있었다.

그를 어떻게 맞이해야 하나?
무어라 말해야 하나?
어떻게 그 사람에게 도움이 될 수 있을까?
그 사람이 (다음에도 상담받으러) 오기를 원할까?

마침내 운명의 날이 다가왔고, 실제 경험은 내가 상상했던 것과는 완전히 달랐다. 첫 번째 환자와 나(의 회기)는 나 혼자는 상상해볼 수 없었던 방향으로 나아갔다. 우리의 관계는 그냥 자동으로 진행되었다. 이것이 내가 처음으로 상호주관성intersubjectivity을 맛보게 된 경험이었고, 두 사람 사이의 공간에서 일어난 것이 서로를 계속 움직이게 하는 추진력을 갖게 만들었다. 내 질문이나 자기 회의self-doubt와는 대조적으로, 어떻게든 나는 만남의 순간에서 무엇을 말해야 할지 정확히 알고 있었다. 조마조마했던 것은 그냥 에너지만 낭비했을 뿐이었다.

그 첫 번째 회기와 이후의 여러 회기를 겪으면서, 나는 차츰 체화된 경험embodied experience의 지혜에 대한 믿음을 갖게 되었다. 30년 동안 임상 실무를 하고 나니, 나는 내가 신체역동body-driven의 직관의 흐름과 변화flow and fluctuation속에 있을 때, 다른 사람에게 완전한 기여를 할 수 있다는 것을 전적으로 느낀다. 나는 또한, 환자들도 그들이 비슷한 상태에 있을 때 자신의 치유와 성장에 내가 기여할 수 있도록 가장 잘 개방한다는 것을 느꼈다. 이 책의 글들은 이러한 초기의 기원과 그 이후의 내적·외적 여정으로부터 나온 것이다.

내 첫 번째 책(Marks-Tarlow, 1996)은 교사들을 위한 창의성 교육 과정을 다룬 것이었고, 이 시점은 내가 정신병리학보다는 자기 표현에 더 흥미있어 한다는 면을 스스로 인정한 후였다. 다른 사람들의 창의 과정에 매료되어 있었지만 나는 아직은 충분히 뛰어들 준비가 되지 않았고, 그래서 그 대신에 이에 대한 책을 썼다. 나의 최근 책 『정신의 베일: 정신치료, 프랙털, 복합성Psyche's Veil: Psychotherapy, Fractals and Complexity』은 창의적 공백으로의 도약을 다루었다. 10년 이상 비선형 과학nonlinear science을 공부한 후에, 나는 현대의 전체론적 과학holistic science과 임상 실무를 조합하는 사례 기반의 책을 저술했다.

이번 책은 내 다양한 열정을 좀 더 통합한다. 모든 종류의 심도있는 변형은 비선형적이기 때문에, 비선형 과학에 대한 내 관심을 이 페이지들에 끼워넣었다. 정신치료에서 진정한 변화는 자신만의 시간표대로 충분한 맥락 속에서 예측불가하게 나타난다. 그 과정은 이론대로 약도를 그릴 수 있거나, 단계적·체계적으로 계획을 세울 수 있는 것이 아니다. 이것이 바로 임상 과정에서 직관이 핵심적인 이유다. 창의성에 대한 내 관심은 이 책에서도 나타난다. 직관 치료는 본질적으로 창의적일 수 밖에 없다. 변화는 새로운 어딘가로의 여행이기도 하다. 치료의 여정에서 환자가 준비된 만큼 치료자인 우리도 그래야 한다. 새로움을 기꺼이 받아들이려는 마음으로, 우리는 이미 알고 있는 것들, 그리고 하고 있는 것들의 한계를 깨고 넘는 데 필요한 용기를 만들고 고취시킬 수 있다. 이성, 의식적 전략, 그리고 좌뇌의 다른 작용 등도 존재할 자리가 있긴 하지만, 이 책은 임상 실무를 하는 동안에 전반적인 조정, 변경, 지도guidance, 그리고 작용의 근원으로서 임상적 직관의 우뇌 자각을 강조한다.

1장 | 플래시, 예감, 그리고 직감

1장에서는 전체적으로 이 책을 소개한다. 임상적 직관은 신경생물학의 관점에서 진행 중인 흐름을 인식하고 관계 맺고 반응하는, 우뇌의 온전히 체화된 방식이며, 정신치료의 변화하는 역동으로 정의된다. 임상적 직관이 관계의 뉘앙스를 알아차리게 되면 감각적, 정서적, 이미지적 데이터에 즉각 의존하게 된다. 이 책에서는 세 가지 맥락을 이야기한다. 첫째, 임상적 직관은 이론과 실무의 간극을 채운다. 둘째, 임상적 직관은 자기와 타인 양쪽 모두에서의 관계 패턴에 대한 인식을 포함한다. 셋째, 임상적 직관은 정신치료의 깊은 변화에 필수적 요소다. 이 장에는 생생한 자료를 보여주는 간략한 임상 사례가 제시되어 있다. 많은 사례가 환자의 동의를 얻고 대화를 각색한 실제 사례이긴 하지만, 대체로 이 책에 나오는 어떤 사례들은 합성된 것이다.

2장 | 암묵적 과정

2장에서는 임상적 직관의 토대에서 신체가 어떻게 암묵적 과정implicit processes의 형태로 '자신의 마음mind을 갖는지'(신체가 마음을 갖는지)를 검토한다. 언어, 사고, 인지적 학습 등에 기초한 명시적 과정explicit process과는 대조적으로 암묵적 과정은 정서 학습을 하게 하고, 관계 패턴의 기반을 형성하며, 자기감sense of self의 정서 핵심으로 작용한다. 정신치료를 하는 동안에 명시적 학습은 생각하고 전략을 세우고 결정을 내리는, 의식적이고 의도적인 노력이 필요하다. 상대적으로 암묵적 학습은 의식 이면에서 자동적이고 즉각적이며, 별다른 노력 없는 방식으로 작동한다. 임상적 만남이 한창일 때 우리는 두 방식 사이를 계속 오가게 된다. 직관은 의식적 노력으로 추적하고 피드백을 구하고 평가해야 할 원자료raw data를 제공한다. 상세한 임상 사례들을 통해 임상적 직관이 어떻게 부지불식간에 암묵적 수준과 명시적 수준 사이에 정서적으로 채워진 구역 – 변화를 위해 가장 잘 무르익은, 의식 과정과 무의식 과정 사이의 공간 – 을 목표로 삼게 되는지 보여준다.

3장 | 공감의 뿌리

3장은 모든 포유동물이 공유하는 돌봄 체계care system의 대뇌번연계 신경회로 안에서 작동하는 인간 공감human empathy의 기원은 물론, 인간 공감 안에 있는 임상적 직관의 암묵적 뿌리를 밝힌다. 자식, 친척, 공동체의 구성원 등을 키우고 유대감을 맺으려는 욕구는 타인의 감정을 이해하고 그들의 마음을 꿰뚫어볼 수 있는 동기 부여를 자연스럽게 제공한다. 포유동물의 이러한 본능의 힘을 잘 보여주는 동물 직관의 이야기가, 공감의 신경생물학을 논의하는 서막이 될 것이다. 심각한 초기 학대를 겪은 어머니와 갓난아기의 자연스러운 공감대를 회복하도록 돕는 데 있어서 임상적 직관이 어떻게 작용하는지 사례를 통해 보게 된다.

4장 | 놀이

4장은 임상적 직관에서 놀이의 중요성을 소개한다. 아이들은 발달하면서 놀이를 통해 존재하고, 생각하고, 느끼고, 다른 사람과 관계 맺는 새로운 방식을 발견한다. 돌봄 체계와 마찬가지로, 놀이는 모든 포유류의 본능 목록의 일부로서, 동물이 집단 생활로 사회화할 수 있도록 돕는다. 인간에서도 사회화와 함께 놀이는 발달하는 자기developing self가 자기만의 독특한 주관성 속에 자리잡을 수 있도록 작용한다. 놀이는 정신치료를 하는 동안에도 신뢰와 충분한 연대가 느껴지는 가운데 저절로 나타난다. 정신치료를 하는 동안 놀이가 긍정적인 정서를 확장하고, 내적 동기를 증가시키며, 개인의 힘을 고취시키고, 정서를 감내하는 것affect tolerance을 어떻게 확장하도록 돕는지 임상 사례를 통해 강조한다.

5장 | 가장 재기 넘치는 자가 살아남는다

5장에서는 놀이가 어떻게 유머의 형태를 형성하는지 임상적 직관 속에서 탐색한다. 모든 치료자는 자신의 개입에 정서적 색채를 입히는, 저마다의 독특한 유머 감각이 있다. 유머를 이용하고 받아들이려면 환자마다 독특한 언어로 다가가야 한다. 유머는 관계의 무의식relational unconscious에서 나온다. 유머는 치료 관계의 질을 가리키며, 암묵적 정서의 흐름, 관계 방어, 변화의 잠재적 차단 등을 암시하기도 한다. 환자에게서 시작되든 치료자에게서 시작되든 유머는 터놓고 이야기하는 놀이로의 초대를 나타내며, 이를 통해 상호 유대와 탐색의 새로운 영역이 열리게 된다. 그러나 어떤 강력한 도구들이 그런 것처럼, 유머가 오남용되면 회피, 무감각해짐, 해리, 굴욕 등 역효과가 나타날 수 있다. 임상 사례를 통해 참을 수 있는 한계 내에서 고통을 완화하고, 부끄러운 화제에 접근하는 데 안전망을 제공하는 등 유머의 긍정적 이용을 보여준다.

6장 | 길을 비추다 – 상상에 관하여

6장은 임상적 직관 속에서 상상력의 활용(놀이)에 대해 탐색한다. 직관은 이미 존재하는 것(환자가 세상을 어떻게 보고 느끼는지, 이러한 관점은 진료실에서의 전이/역전이 역동에 어떻게 반영될지) 속으로 다가갈 뿐 아니라, 그것들이 어떻게 될지(사람들이 어떻게 나아지고 성장할지, 그리고 우리가 그들을 어떻게 도울지)에 대해서도 접근한다. 치료자에게서 시작되든 환자에게서 시작되든 상상력은 흔히 감각에 기초한 것이며, 소리, 그림, 신체 감각 등을 통해 나타나는 자연발생적 이미지의 형식을 취한다. 이러한 이미지는 우뇌에서 만들어지는 가장 고차원적 형태의 은유로 표현되는데, 여기에서 과거의 경험, 현재의 상황, 미래의 상상 등을 유사성과 차이점에 주목하면서 비교한다. 상세한 사례를 통해, 환자에게서 만들어진 이미지가 어떻게 체화된 은유로 작용하는지, 단어 자체보다는 그 이면의 정서와 관계된 사실에 대해 어떻게 더 깊은 통찰로 이끌게 되는지를 밝힌다.

7장 | 바다를 항해하기

7장에서는 직관의 발달학적 토대를 검토한다. 쥐들이 모든 각도angle에서 물리적 공간을 탐색할 필요가 있는 것처럼, 아이들도 모든 각도에서 상상력의 사회적 공간을 탐색할 자유를 가져야 한다. 신체적으로 자유롭게 물리적 환경을 탐색하고, 마음으로도 자유롭게 사회적 환경을 탐색하면서, 아이들은 상상력의 자유로운 놀이를 이용해 내면을 외부로 향한다. 이러한 신체 기반의 은유적 토대는, 외부의 정보 유입에 맞추어 직관의 내적 조언에 기초함으로써 나중에 인생을 살면서 길을 찾아갈 수 있게 준비시킨다. 정신치료를 하는 동안, 갈등과 회복에 이어 놀이를 통해 새로운 구조를 형성할 기회가 따르게 된다. 치료자로서 우리는 정형화되거나 근거 기반의 접근에 지나치게 많이 의존할 수 있으며, 이로 인해 자연스러운 반응이 차단되고, 안전하고 개방적인 놀이터에서 상상력과 자기 표현력을 키울 기회를 박탈당할 수 있다.

8장 | 지혜를 추구하며

8장은 지혜wisdom의 발달과 표현을 위한 주요 수단으로서의 임상적 직관을 보여준다. 지혜는 잘 살아가는 인생의 화용론(실용적인 것들, pragmatics)과 관련되는데, 실용적이고 유용하고 개별적으로 맞춰진 전문 지식을 포함한다. 지혜의 영역은 정신치료의 핵심 노력(진행 중인 경험에 어떻게 의미를 부여하는지, 인생에서 어떻게 방향을 찾고, 탁월함을 향하여 어떻게 발달 경로를 조직화해야 하는지)과 상당히 겹친다. 통속적인 고정 관념에도 불구하고 많은 치료자(모든 치료자가 현명한 것은 아니지만)는 건전한 비전, 대단한 지성, 통찰력있는 견해 등을 보인다. 정신치료에서 지혜는 다른 사람을 훌륭히 관리하고, 자기를 훌륭히 관리하는 것을 넘어선다. 치료자로서 우리는 자신의 이상, 가치, 비전을 체화함으로써 '말한 것을 실행하는' 것이 중요하다. 마지막 임상 사례는 실행에 옮기는 지혜를 보여준다.

1장

플래시, 예감, 그리고 직감

직관은 천천히 움직이는 기계와 같은데, 이는 데이타를 순간적으로 포착하여 당신에게 충격을 준다. –아벨라 아서

본능에 굴하지 않고 자신을 꿋꿋이 지켜내며 자리매김하면, 커다란 세계가 그에게로 돌아올 것이다. –랠프 월도 에머슨

어떤 주제에 관해 책을 쓴다면 출발점은 자연히 기존에 나온 책을 찾아보는 것이다. 같은 주제를 슬쩍 건드린 저자가 몇몇 있었으나(예를 들어 Bohart, 1999; Myers, 2002; Rosenblatt & Thickstun, 1994; Welling, 2005), 놀랍게도 정신치료에서의 임상적 직관에 관한 책은 하나뿐(Charles, 2005)이었다. '직관적 판단thin slicing'이라고도 불리는, 순간적으로 내려지는 의사결정의 정확도와 편향성이라든가(예를 들어 Bastick, 2003;

Hogarth, 2001; Rosanoff, 1991; Thibodeau, 2005; Vaughan, 1979), 일상생활에서 직관의 가치를 다룬 책(예를 들어 Claxton, 1997; Gladwell, 2005)은 상당수 있었다. 나는 정신치료에서의 임상적 직관에 관한 자료가 없는 것에 매우 놀랐다. 생각하면 할수록 신기한 일이었다. 같은 주제의 책을 쓴 레이첼 찰스Rachel Charles 또한 이에 대한 연구가 결핍되어 있는 것에 한탄한 바 있다. 놀란 정도가 아니라 믿기지 않을 지경이었다. 그래서 나는 이 책을 통해, 어떤 성향을 갖든 어떤 기법을 사용하든 모든 임상가는 실제로 정신치료를 할 때 비특이적 방식으로 임상적 직관을 사용하여 지각하고 반응한다는 입장을 밝히게 되었다.

이 책은 아래의 세 가지 가정을 중점적으로 다룬다.

- ★ 임상적 직관은 매순간 임상적 지각과 행동이 일어날 때 이론과 실제 사이의 간극을 메운다.
- ★ 임상적 직관은 치유적 관계에서 나타나는 대인관계 패턴에 대한 조율된 감지와 반응을 포함한다.
- ★ 임상적 직관은 정신치료에서 깊은 변화가 일어나도록 하는 데 필수적이다.

이 장에서는 이 주제들을 넓게 펼쳐볼 것이다.

임상 이론과 실제의 간극

우리 임상가들은 직업 생활 내내 지식을 쌓아가게 된다. 면허를 갱신하고 최신 의견을 따라잡기 위해 보수 교육을 받고, 정신병리와 건강에 대한 자신의 개념을 뒷받침하는 발달론적 관점을 채택하기 위해 이론을 읽고 수용하기도 한다(예를 들어 이 책에서도 애착 이론, 조절 이론, 진화론 등이 토대를 이룬다). 윤리 규범, 기록을 작성하는 법, 치료를 정시에 시작하고 끝내는 것의 중요성, 경계를 유지한다는 것의 의미 등 임상의 요점에 적합한 실용적인 사실과 원칙의 조합을 축적한다. 또한 회기 노트나 보험 서류, 사례 발표, 학술 논문, 슈퍼비전 사례, 회기 동안과 회기 사이사이에 머리 속에 떠오르는 대화록 등의 형태로 진행 중인 사례를 기술하고 모아나간다.

관념적이고 실질적이며 사례-특이적인case-specific 임상 이론은 두뇌 좌반구의 의식적 언어 작업으로 이루어진 명시적explicit 영역에 속한다. 임상 작업을 하며 이론을 가이드로 이용하는 데는 '하향top-down' 처리 과정이 수반된다. 하향식으로 정보를 처리할 때는 전반적인 통찰과 이후의 행동을 구성하는 하나의 발상이나 개요, 또는 기대를 가지고 접근하게 된다. '시가cigar는 그냥 시가일 뿐일 때도 있다.' 이는 프로이트의 잘 알려진 농담(그림 1.1)으로, 하향식으로 환자와 작업할 때의 위험성(투사)을 암시한다. 환자의 모든 발언이 억압되고 금지된 성적 내용을 감추기 위한 외관을 포함한다고 가정하면, 치료자에게 시가는 절대 시가일 수 없고 언제나 페니스를 상징하는 것이다.

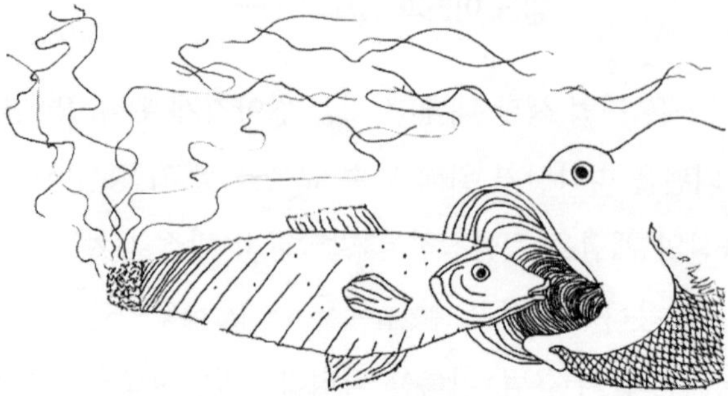

시가는 그냥 시가일 뿐일 때도 있다.

그림 1.1 이 삽화는 은유의 형태로 '삼중' 중의법triple entendre을 나타내고 있다. 세 가지 의미는 무엇일까? 이 삽화는 꼬리 부분이 불붙은 시가 모양인 물고기를 그린 마그리트의 작품 '예외L'Exception'를 기반으로 한 것이다. 삽화 제목은 시가처럼 길고 뾰족한 물건은 으레 남근을 상징하는 것으로 여기는 프로이트 학파의 환원적 은유를 조롱하고 있다. 빌 클린턴/모니카 르윈스키 추문에 따르면, 결국 시가가 항상 그냥 시가인 것은 아닌 모양이다. (Courtesy of the author)

임상 자료를 '하향' 식으로 처리할 때면, 매 순간의 정서와 감각 정보에 의해 전달되는 구체적 세부 사항보다 추상적 개념이 더 '상위의' 관점을 보여주는 것이 된다. 하향 처리를 할 때 우리는 열린 마음으로 보지 않는다. 우리의 예상과 추정이 사실임을 확인하고자 하는 환원주의적 관점으로 접근하게 된다. 내가 특정 증상의 의미에 대해 확고한 생각을 갖고 임상에 접근한다고 가정하자. 환자에게서 타인에 대한 과각성, 강화된 깜짝 놀라는 반응, 무언가가 잘못될지 모른다는 강렬한 집착 등의 증상을 볼 때마다 나는 환자가 과거에 정신적 외상을 초래할 만한 사건을 겪었으리라고 추정하게 된다. 그렇다면 나는 특정한 사건을 염두에 두고 환자로부터 외상의 근원을 찾아내기 시작할 가능성이 높다. 목표한 것을 찾지 못하더라도 나의 확신을 그대로 밀고 나갈 수도 있다. 이 가설이 타당할 수도 있지만 이 때문에, 마찬가지로 타당할 수 있는 다른 가능성에 대해 논의하는 것이 불가능해진다. 이런 증상은 하나의 큰 외상에 의해서가 아니라, 영아기 초기까지도 연장되는 무수히 많은 미세한 정서적 소통의 실패에서 기인한 관계 외상으로부터 생길 수도 있다(Schore, 2001). 또 다른 가설은 이들 증상이 사회적 채널을 통해 물려받은 2세대 외상후 스트레스를 나타낸다는 것이다.

버걸스키Bugelski와 앨럼페이Alampay의 고전 연구(1961)는 상위 체계의 정보가 하위 체계를 형성하는 피드포워드 체계feed-forward system의 힘이 우리의 생각뿐 아니라 우리가 실제로 본 것을 지각하는 데도 영

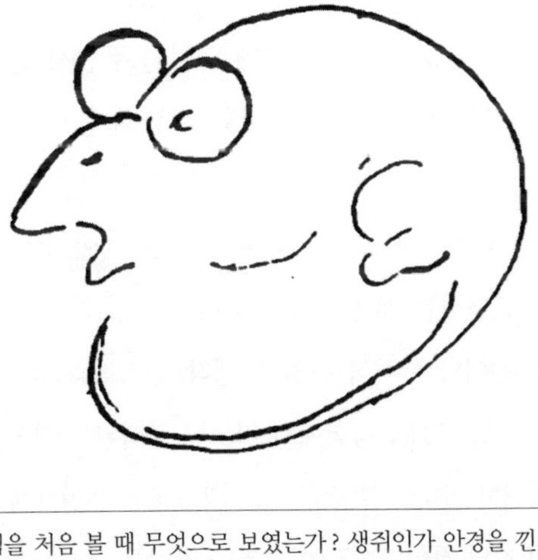

그림 1.2 이 그림을 처음 볼 때 무엇으로 보였는가? 생쥐인가 안경을 낀 남자인가? 당신의 관점을 전환하여 다른 모양으로 보기까지 얼마나 걸렸는가? 암묵적 수준에서 지배되는 이 전환점은 당신의 의지력에 온전히 달려있지는 않으며, 오히려 그림 자체가 의지를 갖고 있는 것으로 보인다. (Original line drawing from Bugelski & Alampay, 1961)

향을 미친다는 것을 밝혀냈다. 대상자에게 먼저 두 종류의 선화line drawings 중 하나를 보여주었다. 절반에게는 동물 그림을, 나머지 절반에게는 얼굴 그림을 보여주었는데, 동물 그림을 보았던 대상자들은 그림 1.2의 모호한 그림을 쥐로 인식하는 경우가 많았고 얼굴 그림을 보았던 대상자들은 안경을 쓴 남자로 인식하는 경향을 보였다.

석판을 비워두기

기존의 관념이 차후의 경험을 얼마나 왜곡할 수 있는지를 관찰한 영국의 정신분석가 윌프레드 비온은 정신치료에서 모른다는 입장not-knowing state의 중요성을 강조했다(Bion, 1967). 모든 회기 전에 '과거의 기억과 바람은 한쪽에 치워두자'고 제안함으로써 비온은 환자의 과거에서 얻게 된 우리의 생각과 희망과 미래에 대한 예상을 깨끗이 비우기를 권했다. 비온은 현재 중심의 의식에 관심을 두면서 정신분석가 스티브 엘먼Steve Ellman이 다음과 같이 묘사한 직관의 중요성을 강조했다.

> 정신분석가는 회기마다 그 환자를 예전에 본 적이 없는 것과 같은 마음 상태에 도달하는 것을 목표로 해야 한다([Bion, 1967], p. 18). 따라서 분석가가 전이나 투사적 동일시, 생각, 연결점attacks of linking 등에 관하여 '이해'하는 것은, 경험에서 비롯된 선택된 사실이 진화된 것과 맞아떨어져야 한다. 비온은 "모든 회기에서 유일하게 중요한 요점은 바로 미지의 것이다. 그 어느 것도 미지를 직관하는 데 방해가 되어서는 안 된다(ibid., p. 17)"고 말한다(2010, pp. 535-536).

현재의 순간에 눈앞에 앉아있는 진짜 사람을 효과적으로 치료하려면 개방적이고 탐구적인 틀을 가지고 생각해야 한다. 우리 내부에 있는 감각, 정서, 상상 등의 기능에 자신을 맡기면 의식적인 수용 모드에 다가갈 수 있다. 이로써 환자는 물론이고 우리 자신과도 깊이 연결될 가능성에 마음과 두뇌와 몸을 준비시키게 된다. 몰투Moltu, 바인더Binder, 닐센Nielsen은 이상적인 치료적 태도의 모델을 제시한 겔러Geller와 그린버그Greenberg의 연구를 다음과 같이 묘사했다.

> 그들은 "치료적인 참여에는 치료자 자신의 경험과 내담자의 경험이 접촉할 때 조심스러운 균형을 유지하는 것이 필수적"이라는 것을 밝혔으며(p. 83), '어떻게 하려는do to' 방식보다는 '함께 있는be with' 상호작용 방식이 수반된다고 주장했다. 겔러와 그린버그(2002)는 경험적 세계에서 무엇이 일어날지 열린 마음으로 기나리는 자질과 환자의 개성을 알아차리는 능력을 강조했고, 유익한 주관적 존재에 대한 연구 대상자들의 합의점은 이들의 결론을 뒷받침한다(2010, p. 317).

환자를 '어떻게 하려'거나 이미 예정된 경험에 따라 조종하려 하지 않고 환자와 '함께 있기' 위해서는 현재 일어나고 있는 주관적 경험에 주의를 기울여야 한다(그림 1.3). 이때 정신치료의 이론과 실제 사이에 필연적이자 의도적인 간극이 생기게 된다. 우리가 아무리 많은 책을 읽고 사례에 대해 오랫동안 생각하고 완벽하게 기록을 했더라도 실제 치료에서는 이론으로 우리와 환자를 이끄는 데 한계가 있다. 우리는 모두 이론과 실제 사이의 불가피한 틈새에 맞닥뜨리게 되며 생각만으로는 이를 채울 수 없다. 생각 위주의 전략에 얽매이게 되면 판

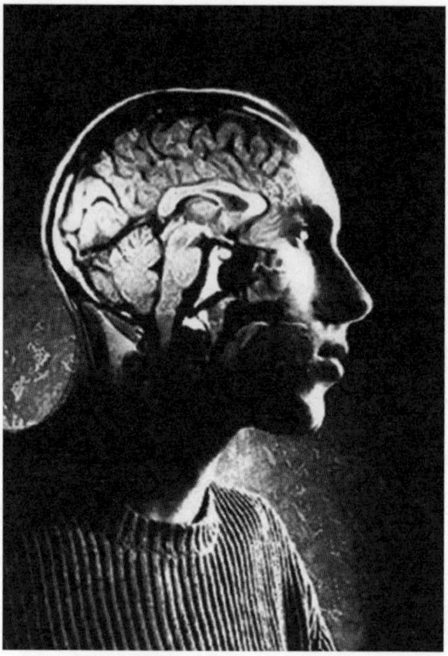

그림 1.3 환자들이 완전히 투명한 상태여서 우리가 그들의 머리 속을 훤히 볼 수 있다면 좋을 것 같다. 그런데 정말 그럴까? 실제 상황에서는 이런 종류의 병합 환상merger fantasy이 알 수 없는 것들도 (모두) 알아내야 한다는 비현실적인 압력을 치료자에게 가한다. 더욱이 우리는 우리가 소망하는 것을 매우 조심해야 한다. 만일 다른 사람의 마음을 읽을 수 있다면 언어적인 소통은 아예 필요하지 않을 것이다. (Public domain: "Inside My Head" by Andrew Mason)

에 박힌 반응을 하거나, 기계적인 반응을 하거나, 미묘한 뉘앙스와 세부 사항에 둔감한 반응을 하여 임상 과정을 오히려 방해할 수 있다.

암묵적 과정

일차적 감각, 정서 및 그 밖의 신체에 기반을 둔 경험에 대한 즉각적 반응과 고차원적 인식을 형성하는 토대를 출발점으로 사용하는 상향식bottom-up 처리방식이라는 점에서 임상적 직관은 의식적인 숙고와는 대조된다. 의식적인 사고와 이론을 이용한 명시적 학습이나 기억과는 달리, 임상적 직관은 신체와 두뇌의 암묵적 과정을 이용한다.

2장의 주제인 암묵적 영역은 감각 운동과 정서 경험에서 체득된 학습과 기억의 무의식적 형태를 포함한다. 암묵적 영역에는 깡충깡충 뛰거나 높이뛰기 또는 물 마시기 등의 운동 절차로 구성된 절차 기억procedural memory이 포함된다. 생애 첫날부터 시작된 관계 경험에서 나온 정서적 기억도 이 영역에 해당한다. 암묵적 과정은 현재 일어나고 있는 경험의 맥락 안에서 의도하지 않게 자동적으로 학습이 일어날 수 있게 하는 피질하부의 신속한 활동에 의존한다(그림 1.4). 이로 인해 발달상에서 영아가 '타인과의 관계에서의 자기self-in-relation-to-other'와 '자기와의 관계에서 타인other-in-relation-to-self'의 질차를 내재화할 수 있는 것이다. 상태state가 아닌 절차sequence를 내재화함으로써 영아는 예전에 무슨 일이 일어났는지에 근거하여 다음에 무슨 일이 생길지 예측할 준비가 된다. 긍정적인 기대가 확신으로 이어지는 경험이 쌓이면서 안정된 애착이 이루어진다.

정신치료에서도 암묵적 과정은 우리가 의식하지 않고도 자동적으로 환자를 평가하고 반응할 수 있도록 해준다. 흐름을 타고 있을 때면, 우리의 몸은 의식적 개입 없이도 무슨 일이 일어나고 있는지 판단하고, 해야 할 (혹은 하지 않아야 할) 말을 만들어내는 듯하다. 특히 노련한 임상가일수록 일단 개입을 하고 난 뒤에 '와! 내가 딱 핵심을 짚었네. 어디서 그게 튀어나온 거지? 내가 그걸 알고 있는 줄도 몰랐는데!'라고 생각하는 경우가 흔하다. 나의 경우에는 슈퍼비전을 할 때 그런 순간

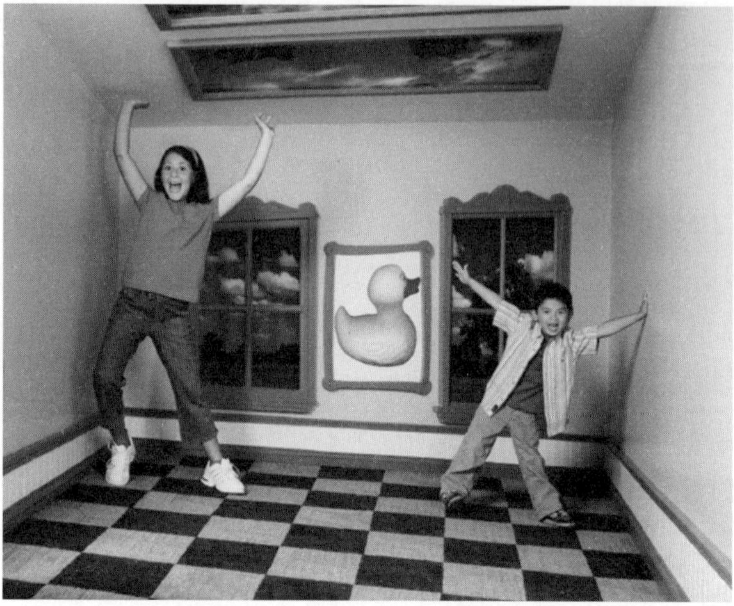

그림 1.4 절차 기억을 포함한 암묵적 영역은 명시적 영역보다 훨씬 이전에 형성되기 때문에 아이들은 몸 전체를 활용할 때 가장 효과적으로 배운다. 여기에서 에임즈룸Ames Room같은 체험 공간의 위력이 나오는 것이다. 에임즈룸은 착시를 일으킨다. 정면에서는 평범한 정육면체 같지만 사실은 사다리꼴이기 때문에 왼쪽에 있는 사람은 거인처럼 보이고 오른쪽에 있는 사람은 난쟁이처럼 보인다. 이것이야말로 우리 치료자들이 잘 아는, 관점의 중요성에 대한 체화된 교육이다. (Ames Room, Courtesy of the Strong Museum)

을 자주 경험하게 되는데, 그럴 때면 예전에 인식하지 못했던 대원칙을 옹호하는 나 자신을 발견한다. "대부분의 치료 작용은 사람 사이의 경계, 상태와 사건 사이의 전환점 등의 가장자리edge에서 일어난다"는 말이 하나의 예시다. 또 다른 예시로 "환자와의 첫 회기에 최대한 '명명하고 지배하라name and reign in', 즉 예전의 치료 경험에 근거하여 환자의 방어를 예상하라는 것이다. 그래야 초기부터 실행enactment을 다스릴 기회가 생긴다"는 말도 있다.

정신치료를 하는 동안 암묵적 과정은 두뇌의 가소성plasticity에 의지하는데, 이는 치료자와 환자 둘 다 상호적 절차를 내재화하기 때문이다. 초기의 부정적인 외상 사건들로 인한 반응성에 좀 더 긍정적이고 성장 촉진적인 민감성이 대항하기를 바라는 것이다. 순간순간의 직관은 자기와 타인, 내부와 외부 세계, 과거와 현재, 현재와 미래 사이를 오가는 주의집중이 필요하다. 정신치료 중에 임상가들은 자기 내부와 외부에서 일어나는 것을 끊임없이 구분하면서 다양한 모드와 범위, 내용, 과정에 주의를 전환해야 한다. 이런 구분을 할 수 있으려면 반드시 '체화된 자기 인식embodied self-awareness'이 있어야 한다.

체화된 인식

'체화된 인식'이란 앨런 포겔Alan Fogel(2009)이 신체에 기반한 자기 인식을 강조하기 위해 사용한 문구로, 사고에 기반을 둔 '개념적 자기 인식conceptual self-awareness'와 대비된다. 개념적 자기 인식은 시간이 멈춘 듯 느리게 변하지만 체화된 자기 인식은 순간순간의 관계 역동에 의해 빠르게 전환하며 끊임없이 변한다. 내부와 외부의 경계를 정의하고 재정의하는 끝없는 춤은 치료자로 하여금 신체의 신호에 주의를 기울일 것을 요구한다. 먼저 다마지오Damasio(1996, 1999)가 명명한, 우리 내부의 신체 표지somatic marker를 들여다보고, 환자의 표정과 몸짓을 읽기 위해 외부를 살핀다. 우반구를 이용하여 우리 자신의 감정과 마음의 음악에 귀를 기울이고 난 뒤, 환자의 이야기 속 멜로디를 듣기 위해 또다시 귀를 기울인다. 암묵적 영역 내의 직관적 처리를 통해 우리는 체화된 인식에 근거하여 주의와 반응을 미세하게 전환하고 조정하는 이중 인식dual awareness의 춤에 쉴 틈 없이 역동적으로 참여한다.

일련의 진화 과정을 통한 좌뇌와 우뇌 피질 모두의 지속적 확장은 동물의 반응에 복잡성과 유연성을 선사했다. 그러나 우반구는 정신치료에서 사용되는 이중 주의dual attention에 필요한 전체적 조망을 유지하는 데 능숙하다. 특히 내부와 외부의 환경을 감시하며 처리 과정 중에 주의를 전환하는 것은 안와전두엽orbitofrontal lobe의 역할이다(Barbas, 2007). 좌반구는 공간의 우측만을 처리하는 반면, 우반구는 양측을 모두 처리한다(그림 1.5, McGilchrist, 2009). 좌반구는 한 번에 하나에만 주목한다. 좌반구는 세부 항목을 확실히 파악하기 위해 복잡한 조망을 포기하고 연속적으로 작동함으로써 경험의 세부에 집중하는 것이 특기다. 이렇게 함으로써 좌반구는 나무를 '찾아내기' 위해 과감하게 숲을 무시하는 연역적 방식을 택한다. 좌반구가 하향식 접근법의 핵심을 상징하는 이유가 이것이다.

반면에 우반구의 전체론적 관점은 개방적으로 무언가를 '살펴보는' 데 유리하다. 이로 인해 임상가는 현재 일어나고 있는 체화된 경험의 즉각적인 피드백에 근거하여 순간순간의 핵심적 감정에 주의를 기울일 수 있다. 찰나의 순간에도 미세하게 주의를 변동시키며, 우반구는 다중감각정보를 한데 모아 통찰하는 고차원적이고 광범위한 귀납법을 이끌어낸다(McCrea, 2010).

우반구가 어떻게 임상가의 주의를 전환시키는가의 예시가 있다. 어떤 환자가 어머니와의 통화에 대해 이야기하고 있다. 심하게 종종거리는 그의 다리가 갑자기 나의 시선을 끌어당긴다. 나는 이야기를 중

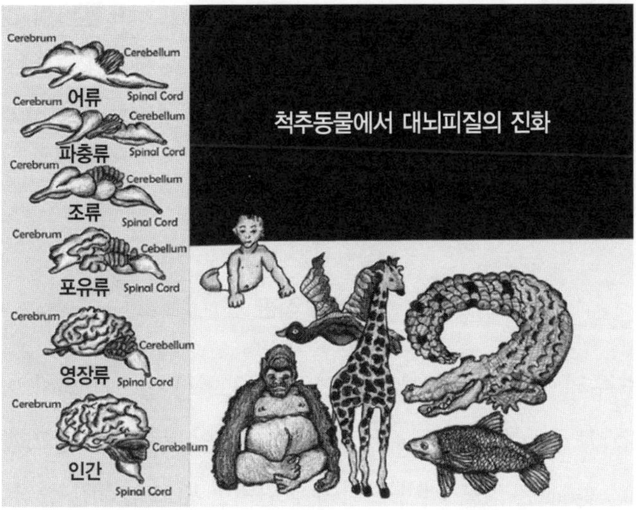

그림 1.5 위 그림은 척추동물에서 대뇌피질의 진화 과정을 묘사하고 있다. 진화적인 흐름을 보면 부드럽던 대뇌반구/대뇌 표면에 점차 복잡한 주름이 늘어나면서 두개골 내부의 작은 공간을 좀 더 넓은 표면적으로 채울 수 있게 된다. 포유류 내에서는 진화를 거쳐 양측 대뇌반구의 기능이 점점 더 특수하게 분화된다. 과거에 과학자들은 각각의 대뇌반구가 어떤 과제를 수행하고 있느냐에 따라 분화한다고 생각했지만, 지금은 양쪽 대뇌반구 모두 모든 과제를 수행할 능력이 있는 것으로 보인다. 다만 양측 반구들은 각자 다른 관점으로 세상을 즐기는 것이다. (Courtesy of the author)

단시키고 그의 신체가 말하는 것에 우리의 초점을 맞춰야 한다고 느낀다. 우리는 그의 다리 동작을 이전 회기에서 보였던 어머니에 대한 강렬한 분노와 연결한다. 당시에 환자는 어머니를 발로 차버리고 싶었을 수 있겠지만, 현재 그의 의식과 이야기에 분노는 없다. 그는 의식적으로는 자신이 언짢다는 것을 부인할 수도 있다. 죄책감이 발동해서인지 현재 시점에서 그는 어머니의 무심함에 대해 온갖 종류의 변명을 늘어놓을 수도 있다. 그러나 분노는 격렬한 다리 떨림의 형태로 여전히 환자의 신체 안에 무의식적으로 도사리고 있다. 표현되지 않은 감정을 알아차리고 주의의 전환을 주도하는 것이 우반구다. 가장 핵심적인 감정의 맥락 안에서 현재 일어나는 경험의 조각들을 모아서 통합하는 것도 우반구다.

우뇌의 직관

직관을 우뇌의 영역으로 보았던 연구자 중 영국 정신과 의사 이언 맥길크리스트Ian McGilchrist는 두 반구의 상대적인 독립성을 강조했다. 뇌량corpus callosum은 양측 뇌반구 사이에 위치한 넓고 납작한 신경섬유다발로서, 반대쪽의 같은 부분과 연결된 2,000-2,500만 개의 축삭돌기로 이루어져 있다(그림 1.6). 이들 섬유는 대부분 생리학적 흥분성을 띠며, 이 거대한 두뇌 백질은 대응되는 신체와 두뇌 구조물을 조정하며 두 반구 사이의 소통을 원활하게 한다.

그러나 두뇌는 근본적으로 비대칭적이고, 작은 차이가 커다란 영향을 일으킬 수 있기 때문에(Glanz, 1997; Kitzbichler, Smith, Christensen, & Bullmore, 2009) 뇌량은 한쪽 반구의 관점을 전면에 내세우기 위해 반대측의 관점을 억제하는 역할도 동시에 수행한다. 맥길크리스트는 이런 억제 역할이 우리가 어떻게 사물을 바라보는지뿐만 아니라 우리가 살아가는 세계 자체에 영향을 미친다고 주장했다.

맥길크리스트의 책 『주인과 심부름꾼 : 두뇌 속에서 벌어지는 은밀한 배신과 정복의 스토리The Master and His Emissary: The Divided Brain and the Making of the Western World』는 지도자와 일꾼에 관한 니체의 우화에서 제목을 따왔다. 지도자는 성공적으로 나라를 다스렸고, 영토는 점점

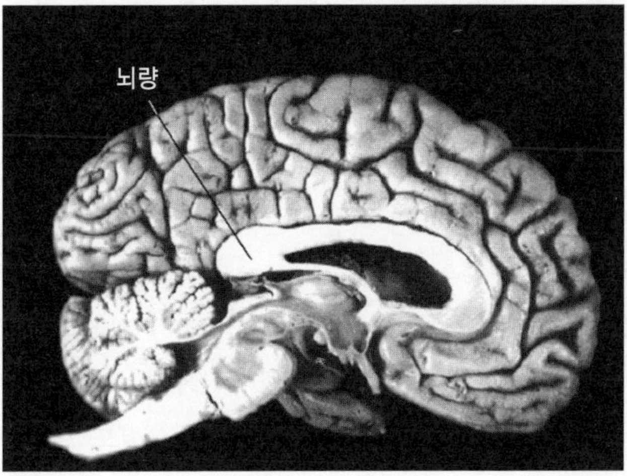

그림 1.6 뇌량corpus callosum은 두뇌의 정중시상면mid-sagital cut에 위치한다. 이 사진에서는 명확히 보이지 않지만, 양측 반구는 완벽한 대칭이 아니다. 우반구는 앞쪽이 약간 불룩하고 좌반구는 뒤쪽이 약간 불룩하다. 이는 양측 반구 기능의 중요한 차이와 부합한다. 전우측은 실행 기능에, 후좌측은 언어 관련 기능에 특화되어 있다.

커져서 그가 직접 사람들의 일상사에 관여할 수 없을 정도가 되었다. 그러자 일꾼은 지도자가 아닌 자신이 그 나라 전체의 주인인 것으로 착각하게 되었다. 맥길크리스트는 이 이야기를 좌뇌와 우뇌의 관계에 비유했다. 좌뇌는 의식적으로 명시적 지식을 보유하기 때문에 자신이 전체를 지배한다고 착각한다. 무의식적이고 암묵적인 우뇌의 뒷받침에서 동떨어져서 우뇌가 가진 신체 기반의 통합 기능을 보지 못하기 때문이다. 아인슈타인도 비슷한 비유를 했다. "직관은 성스러운 재능이고 이성은 직관의 충실한 하인이다. 우리는 재능을 망각하고 하인을 찬미하는 사회를 만들어냈다."

정신치료에서 우리는 끊임없이 우뇌의 직관적 모드와 좌뇌의 의식적 모드를 왔다갔다한다. 여기에서도 전체를 통합하는 것은 직관적인 우뇌다. 좌뇌가 우세할 때는 좌뇌의 일차적 동기인 권력이 우세한 상태가 된다(Kuhl & Kazén, 2008). 권력은 좌뇌의 중심 도구인 단일 의미monosemantic(단일 초점single-focus) 처리 과정을 통해 강화된다. 이런 접근은 사회적인 상호작용을 할 때 타인의 반응을 자신의 의도에 가장 부합하는 단일 요소로만 축소하게끔 한다. 임상에서 좌뇌의 접근법은 '무언가를 위해 조종당하는' 느낌을 쉽게 유발한다. 쿨Kuhl과 카젠Kazén은 이에 대해 "상호작용의 파트너가 상대를 목표를 위한 수단으로 이용하려는 의도를 명시적으로 드러내면 친밀한 관계도 깨질 수 있다"고 기술했다.

좌뇌의 권력 동기와는 달리 우뇌의 특징은 친화 동기affiliation motive다. 우뇌의 전체적인 다중 의미polysematic (다중 초점multiple-focus) 처리 방식은 상대방의 전체성wholeness을 존중한다. 타인의 다양한 면모를 존중하는 동시에 임상적 만남의 복잡성을 유지하는 것이다. 이것이 철학자 마르틴 부버Martin Buber가 제안한, 시장통에서의 나-그것 관계(I-It relationship)와는 다른, 최고의 존경을 담은 나-너 관계(I-Thou relationship)를 가능하게 한다.

우리가 무언가를 결정하거나 환자를 위해 대신 결정을 내릴 때 숙고, 전략, 문제해결 등의 의식적이고 명시적인 처리 방식이 출현하는 지점이 항상 있고, 권력 동기가 작동하는 기회도 많다. 그러나 일반적으로 대부분의 치료자가 환자와 작업하는 일차적 동기는 권력보다는 친화일 것이다. 이 작업에서조차도 우리의 불편감이나 방어욕구 때문에 환자를 '고치려거나' 바꾸려고 할 때 권력 동기가 부지불식간에 올라오면서 나도 모르게 곤경에 빠지곤 한다.

다양한 치료 방식은 이들 두 동기 중 어느 것이 강조되는가의 정도에 따라서도 차이가 있다. 인지행동 치료자는 지시적 입장을 취하기 때문에 지휘권을 갖고 있는 것으로 가정하는 것이 좀 더 익숙한 편이다. 반면에 관계 지향적 치료자는 행동을 조종하는 것보다는 신뢰 안에서 맺어진 단단한 애착이 제공하는 자연스러운 치유와 성장 동력을 이용하는 것에 더 관심이 있다. 그러나 어떤 치료 방식이든 궁극적으로는 양쪽 뇌반구가 함께 작동해야 한다. 특히 창의력을 요하는 복잡한 문제일수록, 해결을 위해 양쪽 뇌반구가 더욱 협력해야 한다는 근거도 제시된 바 있다. 정신치료는 가장 복잡한 시도 중의 하나로 임상에서 작업하는 매 순간 의식이 두 반구의 모드 사이를 끊임없이 오가야 한다. 이 책의 임상 사례들, 특히 순간순간의 역동이 포함된 사례들을 통해 나는 내부 세계 대 외부 세계, 체화된 자기 인식 대 개념적 자기 인식, 감정 대 사고, 직관 대 숙고 등 여러 방향의 모드 사이를 왔다갔다해야 할 필요성을 강조할 것이다.

치료적 대면

임상적 직관이 눈, 귀, 신체 감각 등과 정서에 의존해 이론과 실제 사이의 간극을 채우면, 대니얼 스턴Daniel Stern(2004)이 말한 '지금' 순간의 치료 영역에 들어서게 된다. 지금 순간now moments은 미세한 분석 단위로 처리될 때 계속 진행되는 상황에 대한 느낌을 포함한다. 주관적 현재의 확대경을 통해 보면, 계속 존재하는 것은 아무것도 없다. 한 순간 환자는 자신을 나타내는 기쁨으로 반짝거린다. 하지만 치료자의 얼굴에 나타난 미세한 움찔거림을 감지하면 금세 부끄러움의 파도 아래 무너져버리고 만다. 환자와 치료자 둘 안에서 계속 변화하는 자기 상태self-state는 끝없이 돌아가는 만화경과 같다(그림 1.7). 이런 상태는 때로는 섞이고, 충돌하고, 함께하거나 멀어진다. 접촉의 순간은 계속적으로 변화하는 지각, 동기, 감정 등의 모습 안에서 오고 간다. 부정적이든 긍정적이든 교환은 격렬함이나 각성 수준에서 서로 다르다. 정신치료를 하는 동안 계속 변화하는 직관적 순간을 독자가 더 느낄 수 있도록 다음 장에서는 임상적 대화의 단편들을 제시할 것이다.

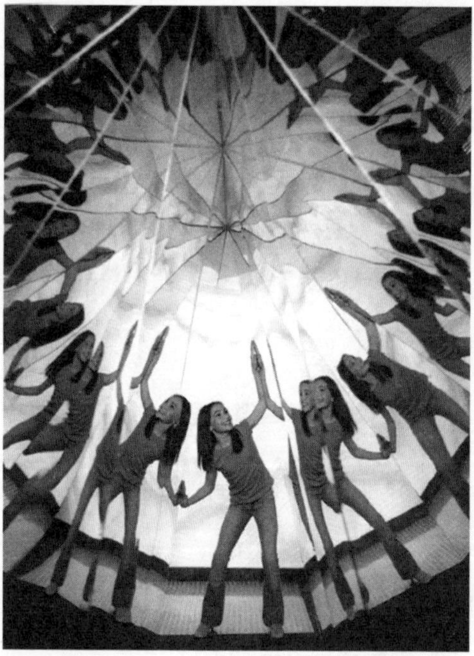

그림 1.7 만화경은 치료자가 임상적 직관을 통해 찾아내는, 천변만화하는 대인관계 패턴에 대한 탁월한 시각적 은유 역할을 한다. 과거 경험의 조각들은 만화경과 마찬가지로 흔들리고 새로운 모습으로 재조합되어 친숙하면서도 새로운 모습을 보여준다. (Courtesy of the Strong Museum)

사회적 패턴 – 잘 조율된 지각과 반응

임상적 직관은 이론과 실제 사이의 간극을 메꿀 수 있지만, 무엇으로 메꾼다는 것인가? 직관적 방식을 취하는 동안에 우리가 지각하는 것은 무엇인가? 우리는 계속 바뀌는 대인관계 패턴을 지각하고 반응한다. 직관의 기능은 치료적 관계의 정서적 윤곽 안에서 시시각각의 변화로 발생하는 새로운 정보를 허용하는 것이다.

그러므로 직관의 내용은 매우 특이하다. 공감의 용량과 같이, 실제로 치료자들 사이의 개인적 차이는 이론적 성향을 기본으로 한 차이보다 임상적 결과에 더 큰 영향을 줄 수 있다. 한스 스트럽Hans Strupp(1978) 등의 초기 연구는 치료자들의 성격 차이에 주목했다. 최근의 증거들은 정신치료의 과정과 결과에서 치료자의 영향이 치료적 방법의 차이보다 더 강력하다는 것을 말해준다(Schauenberg, 2008; Hupert et al., 2001; Lutz, Leon, Martinovich, Lyons, & Stiles, 2007; Wampold, 2010; Wampold & Brown, 2005).

이론 학파들 사이에서보다 오히려 그들 내부에서 더 큰 변화를 발견하는 최근의 연구는 종종 모든 이론을 아우르는 요소를 추구한다. 이러한 요소의 한 가지는 치료적 관계의 질이다. 니센리에Nissen-Lie, 몬센Monsen, 로네스타드Ronnestad(2010)는 치료 동맹에 대한 치료자의 기여를 조사했다. 그 결과 강력한 치료 동맹의 가장 중요한 형질 중 하나는 관계의 기술이었다. 환자에 의해 따뜻하고, 허용적이고, 참여적이고, 공감적이고, 반응적으로 느껴지는 치료자가 강력한 치료 동맹을 만들 수 있었다. 기저에 깔려 있는 구조를 신경생물학적 관점에서 보자면, 따뜻한 포용과 공감은 이해의 인지적 차원뿐만 아니라 정서적 차원도 포함한다. 이런 식으로, 환자가 느끼는 것에 대한 우리의 정서적 연대와 느낌은 단순히 아는 것을 넘어설 수 있다(예를 들어 Lamm, Bateson, & Decety, 2007).

임상적 직관은 강력한 치료 동맹에 기여하는 사회적, 정서적 지능의 한 형태다(Goleman, 1997). 임상적 직관을 통해 우리는 환자의 관계 패턴과 우리 자신의 관계 패턴을 감지하여 반응한다. 치유의 맥락에서 패턴을 지각하기 위해 임상가는 타인의 마음을 알 필요가 있고, 특히 느껴야 할 필요가 있다. 때로는 다소 특이한 차원에서 마음이 섞이는 경우가 발생하기도 한다. 최근에 나는 오래된 환자인 사비나Sabina와 다음과 같은, 나에 관한 전이 꿈에 대한 해석을 나누었다.

> 당신은 물속에서, 종이를 한 손에 하나씩 들고 소용돌이 형태를 만들기 위해 붓을 들고 있는 것처럼 팔을 휘젓고 있었어요. 그림이 완성되었을 때 종이는 수면 쪽으로 떠올랐어요. 갑자기 모든 종이 사이에 소년의 시신도 떠올랐어요. 당신은 시신의 목 뒤에 키스를 했어요. 소년은 눈이 떠지고, 갑자기 살아났어요. 나는 잠을 깼어요. 꿈은 무서웠어요. 꿈속에서의 이미지가 계속 떠올라서 다시 잠들 수 없었어요.

이 꿈은 케스텐베르크Kestenberg(1985)가 유아의 주관적 경험에서 '난청 지역dead spots'이라 부른 것을 구체적으로 묘사한다. 참으로 그 꿈은 사비나의 청소년기에 있었던, 이전에는 억압되지 않았으나 처리되지는 않았던 성적 트라우마에 연결된 해리된 감정의 영역을 (꿈이 불러일으키는 연상과 함께) '되살아나는 것'으로 표현하는 것이었다. 그녀가 처음 꿈 이야기를 했을 때, 나는 말하지 않은 세밀한 것까지 명확하게 이미지를 떠올릴 수 있었다. 게다가 나는 몸으로 꿈의 이미지를 느꼈다. 흥미롭게도 나는 나 자신이 아니라 사비나가 그녀의 꿈에서 그랬듯이 사비나가 나를 보는 것처럼 이미지를 느꼈다. 이러한 강력한 공명은 뒤따르는 탐색의 시기에 민감성의 기초를 만든다고 나는 믿는다.

역지사지의 공감 능력이 부족한 치료자라면, 세상의 모든 이론을 적용해도 효과적인 임상 결과를 가져올 수 없을 것이다. 공감을 통해

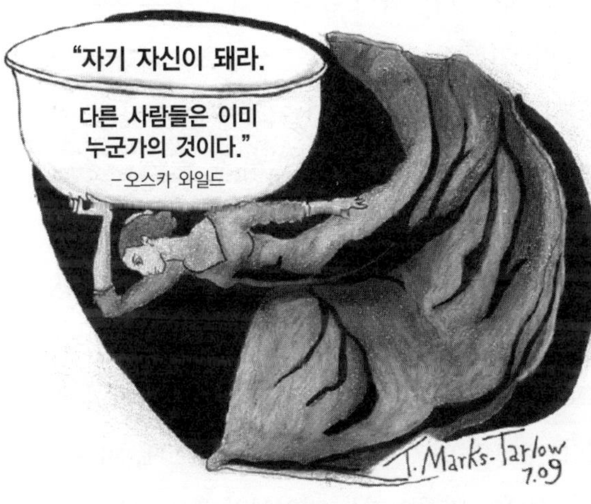

그림 1.8 개념적인 자기 인식은 이미 형성된 범주에 따라 개념 상자 안으로 경험을 담는 것이다. 개념적 인식의 양측면인 생각과 언어는 이런 방법으로 복잡한 경험을 단순한 모습으로 만든다. 이렇게 함으로써 원래의 상황을 원하는대로 조작할 수 있다. 치료자로서 우리는 개념적 인식을 사용하는데, 예를 들면 환자를 진단할 때 그러하다. 이와는 대조적으로 체화된 자기 인식은 상황에 따라 일어나며, 따라서 세부사항이 풍부해지고 매순간이 독특해진다. 치료자로서 우리는 순간순간의 변화를 추적하며, 임상적 직관의 진통을 통해 체화된 인식을 사용한다. 개념적 자기 인식을 위한 기초로서의 자기 인식을 체화한 이 그림은 오스카 와일드의 언어와 마사 그레이엄의 움직임에서 영감을 얻은 것으로서, 우리의 독창성을 향유하도록 촉구한다. (Courtesy of the author)

우리는 직관적으로 환자의 감정적이고 동기적인 상태에 이르는 방법을 느낄 수 있다. 그들의 눈을 통해 세상을 바라봄으로써 우리는 그들의 관계의 역할과 규칙을 더 잘 이해하고, 어떻게 이것들이 시시각각 변화하는 회기의 역동 속에서 그 역할을 하는지 알 수 있다(그림 1.8).

공감의 근원

임상적 직관의 공감적 뿌리는 포유류의 애착 체계로 거슬러 올라갈 수 있는데, 양육, 사랑, 타인과의 유대 등의 본능은 환자를 더 잘 이해하도록 도와준다. 인간의 아기는 뇌와 신경 조직이 미숙한 상태로 태어난다. 시작부터 아기는 그들이 느끼고 요구하는 것을 이해하는 양육자의 적절한 반응이 필요하다. 앨런 쇼어Allan Schore(e.g., 2003a, 2003b)는 다양한 작업을 통해 삶에서 행동, 정서, 사회성, 인지 발달 등 우뇌의 기초를 놓는 첫 2년의 중요성을 알리는 데 큰 역할을 했다. 이제 관계의 내적 작동 모델이 감정적이고 관계적이고 직관적인 우뇌의 작용을 통해 전적으로 확립될 때다. 쇼어는 부모와 아기 사이의 우뇌-우뇌 소통을 강조했다. 부모가 아기에게 말하고 노래할 때, 이는 기저에 있는 암묵적 소통을 형태로 만들어가는 비언어적 우뇌-우뇌 소통이 된다.

공감의 정서적 영역을 통해 임상가는 표현된 감정에 자주 공명한다. 만약 환자가 심각한 트라우마나 상실을 이야기하면, 우리는 환자의 고통과 두려움을 조금 약한 방식으로 느끼는 경향이 있다. 우리는 환자의 감정을 그들 수준의 강도보다는 약하게 반영할지도 모른다. 환자는 모르겠지만, 이런 방식으로 우리는 정서적으로 조절된 상태를 유지할 수 있다. 하지만 공감은 때때로 표현되지 못한 감정에 이를 수도 있다. 정확하게는 임상적 직관이 암묵적 수준에서 작동하기 때문에 해리된 감정에도 공명할 수 있다.

방황하던 해리된 감정이 치료자에 의해 잡히면, 환자와 치료자의 상호주관적 공간에서 '소리굽쇠'로 작용할 수 있다(Stone, 2006). 이는 이런 뉘앙스를 잡아낼 수 있는 임상적 직관을 통해야 가능하다. 우리는 감정을 감지하기 위해 내부로 여행하고, 최대한 자신과 타인을 공유하려고 노력한다. 치료자와 환자 사이의 실행enactment은 각자의 반응을 순서대로 포착하는 것이며, 이는 때로 해리된 감정의 무의식 수준에서 공감적 조율을 나타내는 것이라는 급진적인 제안(Ginot, 2009)도 있다. 이런 일이 생길 때 우리는 우리 자신보다 더 전적으로 환자의 감정에 공명한다.

최근의 사례를 보자. 나는 세련된 유능한 의사와 첫 회기를 가졌다. 표면적으로는 정서적인 문제가 거의 없어 보였다. 첫 시간 내내 그 남성은 성실하게 배경 정보를 말해주었다. 그의 표정은 중립적이지만 즐거워보였고, 체계적이고 인내심이 있었다. 하지만 내심 이해할 수 없는 방식으로 나는 공황에 빠졌다. 회기가 끝날 때는 내 목숨을 걱정하게 되었다. 나는 환자가 두려운 것이 아니었다. 사실, 치료회기에서 내 마음 상태와 연관된 특별한 내용은 없었다. 나는 기본적인 생존과 관련된 원초적 수준의 공포를 느꼈다.

나의 감정 경험은 의미 있는 것처럼 느껴졌지만, 여러 회기가 지난 후에 환자의 이야기에서 중요한 것을 알기 전까지는 도무지 이해하기 어려웠다. 군인 가족의 유일한 아이이자 아들이었던 환자는 부모에 의해 또래 사내아이들과의 관계에서 혼자만의 힘으로 자신을 방어하도록 내버려졌다. 이것은 명예의 문제였고, 환자에게는 남자다운 것이었다. 환자는 초등학교를 다니면서 여러 해 동안 상급생들에게 괴롭힘을 당했다. 환자는 자주 쫓기고, 얻어맞고, 신체 위협을 받으며 겁에 질려서 살아가고 있었다. 그럼에도 그는 도움을 요청하지 않도록 배웠다. 그는 두려움과 고통을 억누르는 방법을 배웠고, 모든 약점은 드러나지 않게 감추었다.

시간이 지나 이런 방어적 태도는 더 단단해져, 관계를 맺은 모든 사람에게서 반복적으로 떠나는 것이 그의 활력을 찾을 수 있는 유일한 방법이 되었다. 이런 자세한 이야기를 알게 되었을 때, 나는 갑자기 첫 회기에서 나에게 일어났던 일이 무엇이었는지 이해되었다. 그가 새롭게 인생을 바꿀 가능성이 높은 나와의 관계를 맺을 준비를 하고 왔을 때 나는 그의 몸 안에 깊게 자리잡은 공포를 느꼈지만, 그는 아직 이 공포를 의식적으로 견딜만한 자원을 갖지 못했다. 심리학적으로 이는 체화된 역전이를 통한 공감의 사례처럼 보인다. 나의 몸은 환자가 아직 느끼지 못한 해리된 감정의 소리굽쇠나 공명통으로 작용했던 것이다.

놀이를 통한 성장

공감을 발달시킬 수 있는 한 가지 길은 놀이를 통한 것이다. 아기에게 민감한 엄마가 아기의 발을 간지럼 태우고자 할 때, 그녀는 직관적으로 아기가 초롱초롱하고 자극에 반응하는 순간을 골라서 즐거움의 긍정적 감성을 주고받을 준비를 한다. 애착의 관점에서는, 잘못된 관계를 고쳐나가고 부정적 정서를 위로해줌으로써 엄마는 정서적 균형을 되찾을 수 있는 안정감과 신뢰감을 아기에게 불어넣어준다. 아기의 흥분을 가라앉히고 편안함을 회복시킴으로써 엄마는 아기가 놀이에 흥미를 가질 수 있도록, 방해되는 것은 모두 치워버린다. 발달에 관한 많은 문헌은 놀이가 유아기의 일이라고 말한다. 신기한 것이 나오고, 새로운 인지, 행동, 사회기술이 제일 잘 나타나는 것이 놀이다. 비고츠키 Vygotsky(1978, 1986)는 비구조화된 상상 놀이가 '근접 발달 영역zone of proximal development'에 작용하고 아이들이 성장하는 최첨단에 있다고 말했다. 놀이를 하는 동안에는 심각한 결과 없이 안전하게 위험을 경험해볼 자유가 주어진다. 이후의 장에서 언급하겠지만, 새로운 것은 상상력의 맥락 안에서 직관적으로 탐색될 수 있다.

영국의 정신분석가 도날드 위니코트Donald Winnicott(1971)와 최근의 호주 정신분석가 러셀 미어레스Russell Meares(2005)의 발자취를 따라서 나는 정신치료 내에서 임상적 직관의 놀이 모델과 구조를 세워나가는 모델을 소개했다. 부정적 정서가 주로 축소적이고 방어와 지기 보호적인 것에 비해 긍정적 정서는 좀 더 심리적 자원을 만들어내고 포괄적이다. 조망 수용perspective taking이 학습되고 시기 선택이 관계에서 익혀지듯이 흥미, 호기심, 열정, 즐거움은 모두 놀이를 통해 자란다. 방어적이지 않으면서 새로운 것을 포함하는 능력은 놀이의 지표일 뿐만 아니라 정신건강의 지표다. 어린 시기의 놀이는 성년기에 필요한 기술을 발달시킬 뿐만 아니라, 정서 발달과 연관된 대인관계 기술, 위험 부담, 그리고 새로운 것을 배우고자 할 때나 상실 후에 회복하고자 할 때 나타나는 정서적 강렬함을 견디는 능력과 연관되어 있다.

놀고 싶은 욕구는 임상적 직관의 주요 측면인데, 특히 무리생활을 하는 포유류 대부분의 본능적 욕구 안에 깊게 존재하기 때문에 그렇다. 놀이는 단기간의 증상 중심 치료에서 장기간의 정신치료로 이행할

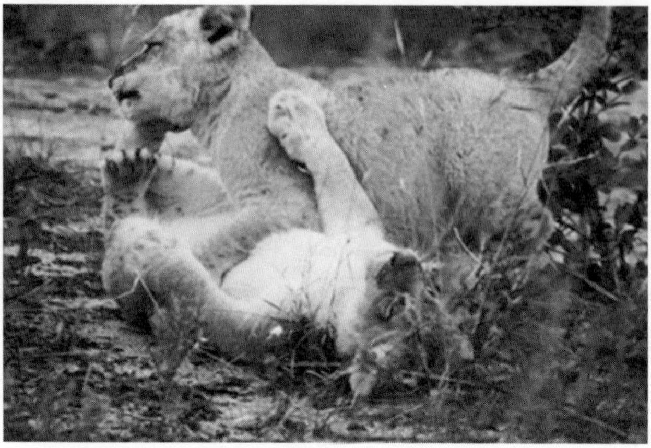

그림 1.9 놀이 중인 두 마리 새끼 사자. (Courtesy of Jimmy Wales)

때 더 중요할 수 있다. 특히 사람이 먹고 사는 것으로서의 일 이상의 것을 느끼게 되면, 더 큰 성장에 대한 흥미를 유지시키는 데 높은 호기심과 유희의 정신이 필요할 수 있다. 흥미로운 것은 포유류의 놀이 본능(그림 1.9)이 치료실 내에서 시시각각 탐색하고 위험부담을 반영하는 갈등과 회복의 연속성rupture-and-repair sequence(Bekoff & Pierce, 2009)을 포함한다는 것이다.

유아와 아동기 등 이른 시기의 게임과 임상적 상호작용clinical exchange에서 다시 나타나는 놀이의 형태에는 연속성이 있다. 숨바꼭질은 4장에서 논의되듯이 정신치료의 원형적 게임이다. 환자는 치료자에게 자신을 보여주고 싶고 알려지고 싶어서 도움을 구하지만, 그럼에도 종종 두려움과 부끄러움으로 치료자와 자기 자신으로부터 숨는다. 정신치료의 숨바꼭질에서는 다른 암묵적 규칙이 환자와 치료자 각자에서 드러나게 된다. 때때로 치료자는 통찰, 해석, 제안 등의 제공을 통해 환자를 뒤쫓아야 하고, 반면에 환자는 격리의 안전감 속으로 숨는다. 평소에는 환자와 치료자가 의식적 수준에서 협력하여 무의식적 수준을 함께 찾으려고 한다. 정신치료에서 이런 게임들은 재미와는 거리가 멀지만, 때늦은 방어장치를 없애려는 시도와 더불어 임상적 상호작용의 초석으로 남는다.

규칙이 있는 게임들과는 별도로 치료자는 정기적으로 환자의 치유를 돕고, 상호주관적 공간에서의 방향성을 더하기 위해 직관의 놀이를 사용한다. 고통스러운 감정과 가슴 아픈 경험 속에서조차, 우리는

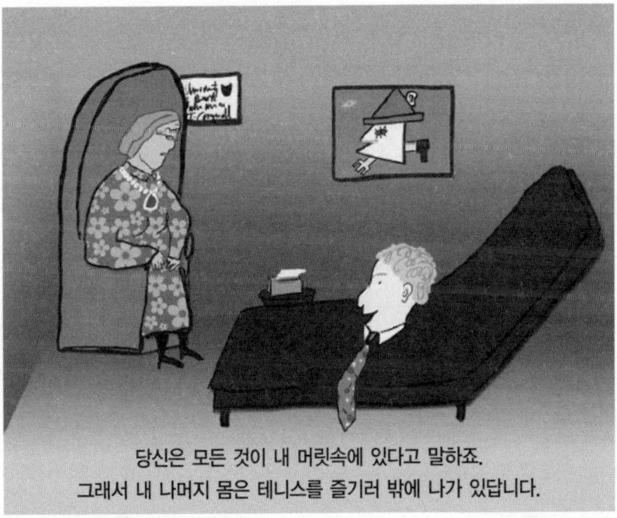
당신은 모든 것이 내 머릿속에 있다고 말하죠.
그래서 내 나머지 몸은 테니스를 즐기러 밖에 나가 있답니다.

그림 1.10 이 만화를 그린 빅터 얄롬Victor Yalom은 샌프란시스코에 거주하는 임상심리사로서, 정신치료와 관련한 심각한 주제를 다룰 때 유머를 즐겨 사용한다. 환자가 표현하는 것이 '모두 그의 머리 안에 있다'고 주장하는 치료자는 거의 없다. 이는 환자에게 '미쳤다'고 말하는 것과 같다. 사실 체화된 경험의 피질하와 몸의 성분 요소를 임상적 직관의 관점에서 강조한다면, '그것은 모두 당신 몸 안에 있다'는 정반대의 주장을 할 수도 있다. (©2011 Victor Yalom/psychotherapy.net)

종종 정신 내부의 대인관계 패턴을 발견하고 말함으로써 제공되는 매력과 흥미뿐만 아니라 자기 발견과 탐색의 즐거움을 경험한다. 이런 긍정적 동기는 부정적 정서 속에서조차 치료자의 원기와 생명력을 회복하여 지치지 않도록 해준다. 웃음과 유머는, 아이의 놀이에서 중요하듯이 어떠한 치료자의 묘수보다 중요하다(그림 1.10). 유머와 웃음은 직관의 영역에 있는 안전함, 자발성, 놀람, 창의력 등 모든 것에 연관되어 있다. 웃음은 유대감을 증가시킬 수 있고, 일상에 대한 감각과 관점을 공유할 기회를 제공한다. 게다가 웃음은 새로운 내적 구조를 만들기 직전에 트라우마를 풀어주는 신호를 보내기도 한다.

변화의 왕도로서의 임상적 직관

비선형의 견지에서 볼 때 정신치료는 양방향 도로다. 치료자는 종종 환자와 함께 풍부해지고 성장한다(Marks-Tarlow, 2008a). 이러한 원형의 피드백 고리와 인과관계가 의미하는 것은 직관적 방식이 치료자에게만 중요한 것은 아니라는 것이다. 직관은 환자의 치유에도 대단히 중요하다. 신체 기반의 의식과 반응의 암묵적 영역이 치료자의 내적 길잡이를 위해 중요하듯이, 같은 방식이 환자의 자기 신뢰와 자유로운 표현을 촉진하는 역할을 하게 된다. 사실 암묵적 과정을 이용하기 위해 명시적 수준을 우회하는 능력은 종종 환자가 잃어버리곤 하는 조각이다.

많은 환자는 무엇이 잘못인가를 의식적으로 명확히 이해하면서 정신치료를 시작한다. 그들이 그것에 관해 무엇을 할 필요가 있는지까지 알고 있을 수도 있다. 살을 뺄 필요가 있음을 인정하는 비만 여성을 생각해보자. 그녀는 최고의 의도와 계획을 가지고 있다. 그럼에도 그녀는 체중을 줄이는 데 필요한 지식을 완전히 구체화시키지 못한 상태로 남아있다. 만약 일차적 감정primary emotion이 억압되거나 의식에서 해리되면 명시적 영역과 암묵적 영역 사이의 일상적인 분열은 특히 더 깊어지고, 그런 경우는 비의식적 측면이 신체 외양에 더 작용하게 된다. 이런 차이는 무엇을 해야 하는지 잘 아는 비만인에게 수치심을 쉽게 자극하고 간단해 보이는 다른 것들도 실행에 옮기지 못하게 한다. 명시적인 것은 잘 이해하지만 암묵적 영역을 깨닫지 못하면 무엇보다도 사기가 저하되고 자신을 비난하게 된다.

환자가 자신의 직관적 방식을 관여시키는 방법을 배우도록 우리가 임상적 직관을 이용하는 것은 종종 치료를 발전시키는 초석이 된다. 환자가 자신의 내적 비전과 조언에 따라 나아갈 때 우뇌에 의한 전체적인holistic 능력에 따라 그들 자신의 방향성을 세울 수 있다. 더 새로운 것을 가공하고 생산함에 따라 환자는 현실적이고 폭넓게 만드는 자신의 내적 자원을 더 많이 사용하게 된다. 그들은 방어를 줄이고, 위험에 직면하고, 새로움을 진행시키고 추구하는 더 나은 위치에 있게 된다. 체화되고, 관계적이고, 정서적인 우뇌의 능력이 단단히 자리잡을 때, 상상은 환상이나 도피를 위한 피난처보다는 현실의 새로운 상태나 치료로 이끄는 문이 된다. 이 주제는 6장에서 다루기로 하겠다.

통찰 없는 변화

비록 통찰은 엄밀하게 임상적 직관의 한 측면이지만, 나는 통찰이 치료적 변화를 위해 항상 필요한 것은 아니라는 라리언스루스Lyons-

Ruth(1998), 쇼어Schore(2011)의 주장과 같은 생각이다. 환자와 직관적으로 작업할 때 통찰 없이(또는 통찰 이전에) 환자의 변화에 영향을 주는 것은 가능하다. 확실히 이는 상징화 능력이 아직 덜 발달된 아주 어린 소아환자에게도 해당된다. 통찰 없는 변화는 매우 심한 고통, 트라우마, 해리, 감정조절 등의 어려움을 겪는 많은 성인 환자에게도 일어날 수 있다. 정확하게는 모든 포유류에게 존재하는 부모의 본능으로부터 유래한 공감 능력으로 인해, 그들은 실제적 이행을 위해 말이나 생각에 의존하지 않는다. 공감을 위한 정서적 기초가 뇌와 자율신경계의 피질하 수준에서 기원하기 때문이다.

경험으로 봤을 때, 증상이 심할수록 우리는 정서와 각성의 비의식적 흐름과 연관되는 일차적 역동이 벌어지는 신체 대 신체 형태로 환자를 더 많이 관여시키는 것이 중요하다. 외상의 이미지와 기대가 이미지, 소리, 다른 신체 경험으로 쌓여있는 깊은 암묵적 수준에 도달하기 위해서는, 정서, 의욕, 사회적 기대가 시작되는 피질하 수준에서 공감적 공명이 일어나야 한다. 이것이 감각운동 치료와 마찬가지로 신체 기반의 트라우마 치료의 기본적 개념이다(Ogden, Minton, & Pain, 2006).

프로이트에 의한 전통적 정신분석에서는, 적절한 순간의 해석을 통해 무의식을 의식화하는 변화가 필요하다고 추정했다. 프로이트가 살던 때로부터 1세기가 지난 오늘날에 이런 추정들은 계속적으로 도전을 받았는데, 특히 명시적 과정보다 암묵적 과정의 중요성을 이야기하는 현대의 관계 정신분석가들relational psychoanalysts도 이의를 제기한다. 크리스토퍼 볼라스Christopher Bollas(1987)는 '생각 없이 아는 것unthought known'에 관한 글을 써서 말을 배우기 전의 영아기 지식에 대해 이의를 제기했다. 통찰이 없어도 변화를 이끌어낼 수 있는 비언어적 주고받음의 중요성을 설명하는 아리즈멘디Arizmendi(2008)에 의해 묘사된 사례도 있다. 미숙한 해석은 정신분석에서 잦은 파열이 생기는 원인으로 논의되었다. 이것은 특히 관계의 트라우마가 유아기부터 시작되었고, 이 트라우마는 미묘하고 작은 정서적 실수와 방해, 위로의 부족 등인데, 이 모든 것은 의식적 사고를 할 수 있기 전에 일어난 일들이다. 직접적인 경험, 접촉, 시시각각 변하는 맥락에서의 실험 등을 강조하는 게슈탈트 치료의 인본주의적 지향은 통찰과는 관련이 없었다. 이 치료학파는 이론에도 관심을 둔 적이 없는데, 이는 전통적인 정신분석에서 발견되는 협소하고 권위주의적인 관점에 대한 저항에서 비롯된 것이다.

임상 작업 중에 드러나는 통찰은 임상적 직관의 피질하 과정에 의해 안내되는, 시시각각 변화하는 몰입의 부산물로 여겨진다. 임상적 직관이 상향식 과정을 포함한다는 것을 이해함으로써 우리는 이제 변화에 필요한 직관의 중요성을 만들어갈 신경생물학적 도구를 가지게 되었다. 이미지, 소리, 은유, 추상적 패턴 인식, (때로는 말의 형태든 아니든) 임상적 통찰 등은 종종 의식적 사고와는 독립적으로 발생한다. 상징화symbolism와 창의성의 고차원적 수준은 좌반구가 아니라 우반구에서 생기기 때문이다(McGilchrist, 2009; Schore, 2011).

요약

서론에서 나는 임상적 직관을 이해하는 세 가지 방법을 소개했다. 첫째, 직관은 이론과 실제 사이의 간극을 메꾼다. 자신의 렌즈를 통해 초점을 맞추는, 시시각각 변화하는 환자에 대한 지각의 안내를 받으면서 하향식top-down의 선입견을 제거한다. 그러고 나서 우리는 체화된 경험에서 나오는 상향식bottomup으로, 즉 원자료raw data를 가지고 처음부터 다시 시작한다. 정보를 처리할 때 우뇌의 방식처럼 직관은 우리의 집중력 스위치를 조절한다. 이 스위치는 뇌반구 사이의 스위치이며, 타이밍을 맞추는 임상적 기술까지 조율한다. 둘째로, 임상적 직관은 사회적 패턴을 인지하고, 처리하고, 대응하는 능력을 포함한다. 우리가 다른 포유류에도 있는 정서적 뇌 회로를 통해 관계 맺고, 기르고, 타인을 돌보는 본능은 환자의 마음속으로 들어가는 방법을 느끼고 생각하게 하는 공감적 도구를 제공한다. 이런 방식으로, 모든 사회적 포유류가 공유하는 부모의 본능처럼 임상적 직관은 계속된다. 마지막으로, 임상적 직관은 치료자와 환자 모두에서 치료적 변화에 필요한 내적 능력이다. 진정한 변화는 새로운 것을 받아들이는 데 있다. 이것이 우반구(좌반구가 아닌)의 전문 분야다. 정신치료를 하는 동안에 일어나는 변형은 상상력과 창의력에 기인하는 것이다. 과거와는 다른 미래를 상상할 수 없다면, 우리는 살아나갈 수 없을 것이다.

이 모든 것을 염두에 두고 나는 다음 장들에서 이 주제를 확대하고 폭넓은 임상 사례를 들면서 세세하게 살을 붙일 것이다.

2장

암묵적 과정

직관적 이해의 힘은 생이 끝나는 날까지 너를 위험으로부터 보호해 줄 것이다. -노자

가장 작은 꽃은 지속적인 직관을 가진 위대한 전존재의 일부 특성에 대답하는 하나의 사상이요 생명이다. -오노레 드 발자크

임상 작업을 하는 동안에 직관의 몰입flow(Csikszentmihalyi, 1990) 상태에 있기 위해서는 깊은 명상과 유사한 충분한 몰두immersion 상태로 들어가야 한다. 회기 내용에 관계없이 모든 초점은 '이' 방에서, '이' 사람과 함께하는, '이' 순간, '이' 관계에 맞추어진다. 임상적 직관의 몰입은 창작 과정에서 일어나는 강한 참여와도 유사하다. 실제로 칙센트미하이Csikszentmihalyi(1996)는 몰입의 개념을 발견과 발명의

심리학 영역으로까지 확대했다. 지각이든 생산이든, 직관이 작용하는 곳에는 어디에나 새로움이 있다.

치료자와 환자 양쪽 모두 몰입 상태에 있을 때 역동은 물결을 타는 것과 같다. 접촉의 순간순간을 왔다갔다해도 전체적으로 탄력 momentum의 느낌이 있다. 시간은 망각될 수 있으나, 회기가 끝날 시간이 가까워질 무렵에야 내면의 알람 시계가 울린 것처럼 갑작스럽게 시간이 지나갔음을 깨닫게 된다. 회기는 잘 형성된 물결을 이루어, 전체의 4분의 3이 흐르는 동안 점점 강해지다가 대단원의 막을 내리는 구성의 드라마와 다르지 않다. 환자는 본능적으로 시간의 틀에 맞추는데, 아마도 높은 각성 상태에서 진료실을 떠나고 싶지 않기 때문일 것이다. 그러나 제한된 임상 시간 내에 치료가 강렬한 정서를 다 담기 어려울 때도 있다. 이렇게 조절되지 않는 시기는 아마도 그 자체가 치료의 전체 과정을 관통하는 큰 흐름이 점점 고조되는 것을 나타내는 것일 수도 있다.

예술가들이 며칠은 깊은 집중 상태에서 보내지만 또 다른 며칠은 아무런 영감도 오지 않는 것과 마찬가지로, 임상가도 몰입의 상태에 영구히 머물러 있을 수는 없다. 어떤 회기는 덜컹거리는 것처럼 느껴진다. 때때로 환자들은 다루기 힘들고, 위축되고, 방어적인 상태로 면담실에 들어온다. 누가 먼저 이야기를 시작하고, 누가 계속 이야기할 것인가 같은 힘겨루기가 뒤따를 수도 있다. 때때로 치료실 안은 긴장으로 가득 찬다. 심하게 우울한 환자는 치료자의 생기를 약화시킨다. 치료자도 다른 것에 정신이 팔린 상태로 치료실에 들어오는 경우가 있다. 많은 것이 몰입의 직관적 모드를 방해할 수 있다. 부드럽게 흐르든, 소용돌이로 가득 차든 회기의 느낌은 정신치료의 암묵적 영역에 속한다.

대화 치료자로서 우리는 전통적으로 사고, 단어, 이야기 등과 같은 언어적·의식적 산물을 포함하는 명시적 차원을 강조한다. 많은 형태의 정신치료가 대화 내용에 주의를 기울이고 단어의 의미를 분석함으로써 명시적 수준을 목표로 한다. 예를 들면 전통적 정신분석에서는 끈기 있는 통찰이 가장 중요하고, 분석가는 '무의식을 의식화하기' 위해 고안된 시기 적절한 해석을 제공한다. 인지행동 치료자들은 부정적이고 비적응적인 사고가 어떻게 감정과 행동을 일으키는가를 강조함으로써 명시적 영역을 얻으려고 한다. 포스트모던 전통의 이야기 치료자들은 환자의 삶에 대해 환자가 하는 이야기 또는 명시적 이야기를 파괴하여 더 적응적인 것으로 재건한다. 상담심리학자들과 사회복지사들은 해결책을 찾고 적용하기 위해 인생의 문제를 토론함으로써 명시적 차원에 초점을 둔다.

암묵적 영역의 중요성에 대한 자각이 커지고 있는 추세에서 몇몇 학파는 환자-치료자 상호작용의 질이 치유와 성장에 핵심이라고 생각한다(Bucci, 2011; Cortina & Liotti, 2007; Fosshage, 2011; Mancia, 2006; Marks-Tarlow, 2011; Ruth-Lyons, 1998; Schore, 2010, 2011). 보스턴 변화과정 연구그룹Boston Change Process Study Group과 뉴욕 관계학파New York Relational School가 그 예이다. 대니얼 스턴Daniel Stern, 베아트리체 비브Beatrice Beebe, 에드 트로닉Ed Tronick 같은 유아 연구자가 발달적 견지에서 이를 먼저 주창했는데, 자기self는 양육자와의 암묵적 관계의 상호작용을 내면화함으로써 발달하고 성장하며 불안정해지기도 한다. 아동기뿐만 아니라 전 생애에 걸쳐 의미는 몸에 보내지고 받아들여지는 비언어적 정보의 형태로 전해진다. 목소리의 음색·높낮이·속도·음량·표정·몸짓은 모두 어린

이와 어른 둘 다에게 타인의 감정·동기·의도·환상·기대를 감시하는 준언어적 신호다.

연구자들은 사람 사이에 일어나는 것의 60%가 비언어적, 암묵적 채널을 통해 비언어적으로 일어난다고 추정했다(Burgoon, 1985). 쇼어(Shore, 2011)에 따르면 암묵적 인지(외부 세계에서 오는 외수용성 정보와 내부 세계에서 오는 내수용성 정보의 무의식적 처리 과정)에 덧붙여, 암묵적 과정은 암묵적 정서(몸을 통해 무의식적으로 등록된 감정으로, 의식에 도달할 수도 있고 못할 수도 있다), 암묵적 자기 조절(각성, 정서 강도, 행동적 충동의 내적 조절), 암묵적 의사소통(이면의 감정과 동기를 소통하는 표정, 자세, 몸짓)도 포함한다.

이 장에서 나는 암묵적 영역 내의 임상적 직관의 근원에 대해 토론하겠다. 정신치료를 하는 동안에 직관적, 암묵적 과정은 치료의 음악(말의 음색, 억양, 리듬을 통한 정서적 표현)을 세심하고 은밀하게 조직하는 한편, 치료의 춤(몸짓을 하고, 자세를 바꾸고, 반영하거나 대항하는 자세를 취하고, 얼굴로 감정을 표현하려는 성향)을 안무한다. 특히 몰입 상태(상상에 의해 영감을 받거나 통찰을 통해 얻은)에서 암묵적 과정은 반응의 내용 또한 만들어낼 수 있다.

임상적 직관과 연관된 암묵적 기억과 암묵적 배움에 대한 연구를 논하기 전에, 거스Gus의 임상 사례를 소개하려 한다. 이 사례는 앞으로 지혜에 관한 마지막 장을 비롯해 여러 장에서 수차례 언급될 것이다. 이 시점에서 나는 독자들에게 암묵적 과정이 명시적 과정과 어떻게 대조되는지, 암묵적 과정이 정신치료의 시작점부터 얼마나 중요한지, 우리 임상가들이 어떻게 암묵적 관계의 지식을 자동적으로 반응하여 녹여내는지에 대한 느낌을 주려 한다. 아래의 대화는 전화 연결부터 시작되는데, 나는 거스의 명시적 안건보다는 암묵적인 면을 즉각적으로 알아채고 반응했다. 만약 내가 그렇게 하지 않았다면 결과는 처참했을 것이다.

이중/다툼 영역 Dual/Dueling Realms

"통화에 응해줘서 고마워요. 정신치료를 받고 싶어 전화했어요. 내가 겪고 있는 문제와 내가 찾고자 하는 것에 대해 감추지 않고 말씀드릴게요. 아내와 사랑을 나눌 때마다 나는 자신을 여성으로 경험합니다. 비록 아내는 이런 일이 일어나는지 모르고 있지만 나는 그녀를 잃을까 두려워요. 이런 행동을 없애지 못한다면 결혼생활이 파탄나고 말거예요. 도와주실 수 있겠어요?"

나는 즉각 내면에서 움찔하는 자신을 느꼈다. 왜냐하면 거스의 요청에서 나는 그 자신이 원하지 않으면서도 저지르고 싶어하는 폭력성을 느꼈기 때문이다. 시작부터 직관적으로, 나는 그가 필요하지 않은 어떤 것을 요청한다고 느꼈다. 그래서 나는 이렇게 대답했다. "이런 종류의 경험을 없애는 것이 가능한지 정말 의문입니다. 솔직하게 만약 당신이 그럴 수 있다고 해도 그렇게 하는 것이 좋은 생각인지 확신할 수 없군요."

"그럼 당신이 가고자 하는 방향은 무엇인가요? 나를 어떻게 도울 수 있나요?"

"당신이 경험한 것의 의미를 당신이 이해하도록 도울 수 있어요."

거스가 쏘아 붙였다. "하지만 난 통찰에는 관심이 없어요. 난 그냥 행동을 바꾸고 싶어요."

내가 항변했다. "이건 단지 당신이 만들어온 나쁜 습관이 아니에요. 당신의 경험은 당신이 누구인지를 알게 하는 중요한 부분이에요."

거스는 잠시 생각하더니 결론을 내렸다. "그럼 첫 면담을 잡죠. 무슨 일이 일어나나 봅시다."

첫 회기를 시작하려고 면담실 문을 열었을 때, 나는 예의 바르고, 공손하고, 배려하고, 개방적이고, 사려 깊은 62세 남성을 만났다. 나는 거스가 즉각 좋아졌다. 그는 자기 문제의 배경에 대해 주의 깊게 이야기했다. 거스는 21세 연하의 아내와 결혼해 15년째 살고 있다. 두 번째 결혼이었다. 거스가 자신을 여자처럼 느낀 것은 36세 무렵이었는데, 15년 동안의 첫 번째 결혼이 막 와해된 후였다. 나는 그에게 이전의 정신치료는 어땠는지 물었다. 이 질문은 내가 첫 회기 때 하는 일상적인 질문이다. 이 정보는 강점과 함정, 잠재적 교착 상태를 빠르게 파악하는 데 도움이 된다. 거스는 나와 연락하기 직전에 자신의 상태를 개선하기 위해 몇몇 정신치료를 받았다고 대답했다.

"어떻게 됐나요?" 내가 물었다.

"별로 도움이 안됐어요. 그 여성 치료자는 20분만에 나를 내보냈어요. 그녀는 나를 성정체성 장애로 진단했고 성정체성 클리닉을 권했죠. 진단이 옳다고 느껴지지 않았어요. 너무 단순화하는 것 같았죠. 온라인으로 검색해보니 너무 많은 점에서 맞지 않았어요. 나는 내 성이나 몸을 바꾸는 데 전혀 관심이 없어요. 나는 남자인 게 좋아요. 나는 아내와 행복한 관계를 맺고 있어요. 당신은 내 진단에 대해 어떻게 생각하세요?"

거스가 나에게 이 질문을 했을 때, 나는 즉각적으로 나의 턱 안쪽에서 이를 악무는 저항을 느꼈다. "당신은 나에게 진단하라고 하지만, 나는 그게 지금 당신에게 도움이 될지 의심스럽네요. 당신은 방금 진단의 문제가 당신이 이전 치료를 그만둔 이유라고 말했어요. 게다가 어쨌든 당신은 표준진단 분류에 잘 들어맞는 것 같지 않다고 느껴지네요. 내가 당신을 진단하고 싶어도 진단에 확신을 가지려면 시간이 걸려요."

치료가 진행되었다. 진단하는 데만 오랜 시간이 걸렸다. 더우기 그의 증상이 치료에 따라 변화하기 때문에 치료의 역동과 분리해 진단을 고려하는 것은 별 의미가 없었다. 거스는 자위를 하면서 자신을 여성으로 경험하기 시작했고, 이는 습관이 되었다. 그래서 처음에는 그것이 자발적으로 시작한 행동이라는 관점에서 그의 증상에 대해 이야기를 나누었다. 그 후에 치료가 진행되면서 거스의 습관은 증폭되고 빈도가 증가되어 성적 집착에 더 가까워졌다. 그 후 거스의 경험이 자위를 넘어서까지 확장되었을 때, 그의 증상은 스트레스를 줄이는 광범위한 방법으로 나타났고, 우리는 그가 여성으로 경험하는 환상에 대해 이야기하기 시작했다. 그러자 거스는 자신의 여성적인 면과 접촉하는 것이 더 자율적으로 되었고, 그럼으로써 그 자체의 생명력을 갖게 되었다. 때때로 이 상태가 거스의 몸 전체를 감쌀 때도 있었고, 어떤 때는 손가락 하나에 국한될 때도 있었다. 이제서야 비로소 우리는 이러한 마음/몸/뇌의 상태가 관계의 트라우마에서 나오는 해리 상태와 관련이 있다는 것을 이해할 수 있었다.

나는 치료의 다른 측면과 단계를 강조하기 위해 이 책에서 자주 거스의 사례를 들 것이다. 그러나 여기서는 거스가 나타내는 호소의 역동적이고 유연한 성질을 강조하려고 한다. 나는 이전에 정신분석에 적용되는 비선형 과학의 원칙에 대해 기술한 「정신분석적 대화 Psychoanalytic Dialogues」라는 논문에서 거스에 관한 내용을 썼다(Marks-Tarlow, 2011). 서구 의학 모델에 도전하는 진단과 치료의 복합적인 관계 때문에 나는 이 사례를 선택했다. 임상적 직관이 정신치료에서 그토록 중요한 이유는 명백히 이 복합적인 관계 때문이다.

정신분석은 한 세기 전 유럽에서 선형적이고 환원주의적인 기계론적 모델 내에서 생겨났다. 각 단계 – 진단, 처방, 치료, 후속 조치 – 는 이전 단계에서 논리적으로 파생된다. 정보는 주의 깊은 관찰과 의학적 개인사, 감별 진단을 위한 검사 등을 통해 수집된다. 각 단계는 의학적 불확실성을 최소화하려는 시도다. 그러나 거스의 경우에는 이 모든 것이 바뀌었다. 진단은 예측 가능하고 단계적인 진행으로 치료에 선행되지 못했다. 치료 과정은 진단에 의해 환원주의적으로 적용되지 못했다. 확실성을 향한 질주는 문제의 일부일 뿐 해결책이 아니었다. 거스는 모호함을 없애기보다는 그 모호함 속에 머무르기 위해 자신의 지적 호기심에 저항하고자 했고, 이에 대한 도움이 필요했다.

환자로서든 치료자로서든 성급하게 확실성을 향해 돌진하면, 확고한 직관에서 나오기보다는 근거없는 충동에서 나오는 행동을 더 많이 행할 위험성을 갖게 된다. 감정적 고통이나 알지 못하는 것에서 오는 혼란, 모호함 속에서 살아가야 하는 도전 등 어려운 경험에서 도망치거나 축소시키거나 외면해버리려고 시도할 때, 우리는 충동적으로 행동한다. 어떤 경험이 우리 앞에 있든, 그것이 어떻게 느껴지든, 우리가 직면해야 하는 모호함과 불확실성이 얼마나 크든지 간에 충분히 개방적인 상태로 남아있을 때 우리는 직관적으로 행동한다. 정신치료를 하는 동안에는 두 반응 모드 – 충동적이냐 직관적이냐 – 의 차이를 말하기 어렵다. 차이를 나타내는 단서 하나는 급박한 느낌과 연관이 있다. 생명이 위협되는 상황 외에, 우리가 마치 '배출discharge'해야 할 필요가 있는 듯이 압박감을 느끼거나 개입해야 한다고 느낄 때는 직관에서 나온 것이라기보다는 충동에서 나온 행동일 가능성이 더 크다. 우리는 불편함 가운데 조용히 앉아있는 것을 배우기보다는 불편함을 가지고 뛰어다닐 가능성이 더 많다. 모든 환자에게 그러듯이 우리는 거스와 함께 충동과 직관 사이의 줄 위에서 지속적으로 춤을 춘다.

마음/몸/뇌를 하나의 통합된 체계로 다루면, 건강과 웰빙은 우리가 맺는 관계의 질, 정서적 자기의 핵심core of emotional selves과 맺는 자기와 자기의 관계뿐만 아니라 자기와 타인의 관계를 포함하는 관계의 질과 분리될 수 없다(Marks-Tarlow, 2008a). 이렇게 더 복합적이고 광범위한 관점에서 보면, 신체적인 상황뿐만 아니라 정신치료에서 다루어지는 문제들은 항상 명확히 정의될 수는 없으며, 하물며 그 해결책은 더욱 그러하다. 시작부터 나와 거스의 의사소통은 틀어지고, 전환되고, 잠재적 지뢰로 가득 차 있었다. 내가 직관적으로 느끼기에, 거스는 자신에게 필요하지 않은 것과 사용할 수 없는 것을 계속 내게 물었다. 나는 그의 요구를 만족시켜주기보다는 '아니오'라고 말하는 위험을 무릅쓴 적이 두 번 있었다. 첫 번째는 그의 일차적 측면을 제거하도록 돕는 것을 거절했던 것이고, 두번째는 그를 즉각적으로 진단하는 것을 거절한 것이다. 거스는 그것 때문에 나를 거절하기보다는 오히려 적극적으로 기꺼이 나와 함께했다. 그는 의식적으로는 원하면서 무의식적으로는 다르게 반응했다.

거스의 요청에 나의 내장은 강한 반응을 일으켰다. 내 몸은 암묵적으로 처음부터 크고 분명하게 저항했다. 전화로 거스가 그렇게 중요한, 자신의 내적 경험의 부분을 받아들이지 않았을 때 나의 위장은 수축했다. 첫 회기에서 즉각적으로 진단하도록 요청받았을 때 나의 턱은 꽉 물리고 내 입은 움직여지지 않았다. 내가 거스에게 암묵적 차원에서 반응하면 할수록 그도 암묵적으로 내가 제공하는 안전망을 더 잘 느꼈다. 비슷한 양상이 치료 기간 내내 반복되었다. 시간이 지나면서 나는 이런 암묵적 교류를 더 의식적으로 이해하게 되었고, 그것이 어떻게 자기파괴적 충동과 붕괴되려는 경향에서 거스를 보호하는지 보게 되었다.

암묵적·명시적 과정은 별개의 신경생물학적 토대에서 이루어지는데, 모든 사람은 이 다른 차원 사이의 간극을 경험한다. 그러나 거스에게는 간극 이상이었으며, 내면에 때때로 전쟁처럼 느껴지는 깊은 분열이 있었다. 시작부터 나는 거스의 당면한 문제에 커다란 복합성이 있음을 직관적으로 느꼈다. 세부적인 것이 불확실함에도 나는 진정한 명확함이 드러나는 데는 많은 시간이 필요할 것이라고 말할 수 있었다. 그리고 나는 거스의 내면의 진실에 도달하기 위해서는 우리 두 사람 모두 미지의 물속으로 뛰어들 용기가 필요하다는 것을 느꼈다. 내 입장에서 보면 전례도 없고 예상도 할 수 없었던 사례였고, 나로 하여금 오직 직관에만 의지해서 나의 방식을 느끼도록 나를 몰아갔다. 나 자신의 내면 세계와 함께 거스의 현재 상태에 대해 내가 주의 깊게 조율하는 것보다 유용한 기존의 공식은 없었다.

삶과 죽음 상황에서의 직관

인지적 문헌에는, 내가 거스 사례에서 묘사한 바와 같이 매우 복합적이고, 애매모호하고, 불확실한 맥락에서는 암묵적 기억과 학습이 가장 잘 작동한다는 것을 보여주는 방대한 연구가 있다(Claxton, 1997). 아마도 이성 기반의 결정reason-base decision을 하기에는 정보가 충분하지 않거나, 너무나 복합적이어서 상황을 각 구성 요소로 분석하기가 불가능하기 때문일 수도 있다. 또는 정확한 환경을 모르는 상태임에도 어쨌든 행동을 해야만 하는 경우일 수도 있다. 정신치료에서 위기나 위험, 격변 등 중요한 순간에 일으키는 반응은 특히 격렬해질 수 있다.

이런 조건 하에서 우리가 지각하거나 이해하거나 행동해야 한다는 압박을 받을 때 좌뇌의 신중함은 덜 유용하다. 왜냐하면 좌뇌는 우뇌의 직관에 비해 공백 상태에서 작동하기 때문이다(McGilcrist, 2009). 좌뇌는 일차적으로 수의적 근육 체계voluntary muscle system를 통해 신체와 연결되어 있다. 이와 대조적으로 우뇌는 신체 감각과 변연계, 자율신경계와 깊숙히 연결되어 있다(Shore, 1994, 2003a, 2003b). 좌뇌의 신중함은 자세한 세부 사항으로부터 일반적인 경우를 도출하는 추상적 개념을 추구한다. 이때 좌뇌의 논리는 모든 맥락을 제거하도록 고안되어 있다. 우뇌의 각성awareness은 부분적으로는 충분히 맥락에 몰두한 상태에 있게 함으로써 좀 더 전체적이다.

임상적 작업에서 맥락은 우리의 몸도 포함하는데, 이는 순간순간 쉬지 않고 변화하는 세부 사항과 역동을 지닌 환자와 함께하는 감정적, 관계적 맥락 속에 깊이 감추어져 있다. 암묵적 영역에 속하는 임상적 직관은 몸에서 분리된 마음이라기보다는 마음 없는 몸과 더 유사하다. 몸은 직접적인 경험의 맥락 속에서 학습하고 기억한다. 비의식적 신체는, 사실을 학습할 때 작동하는 의식적 마음과는 대조되는 그 자체의 마음이 있는 것 같다. 의식적 학습은 신중한 주의, 노력, 집중을 요구하는 반면에 암묵적 학습은 자동적이고, 빠르고, 노력 없이 일어난다(Claxton, 1997).

복합적이고, 불확실하고, 애매모호한 환경은 명백히 응급치료 간호critical-care nursing의 영역에 맞는 조건이다. 응급치료 간호는 복잡한 평가와 높은 강도의 치료와 개입, 지속적인 간호적 각성을 필요로 하는, 생명을 위협하는 문제가 있는 환자를 다룬다. 환자는 의식이 없고, 고통이나 내부 기능의 변화를 말로 표현하지 못할 수도 있다. 환자의 필요를 예측하기 위해 간호사는 종종 빠르고 예측할 수 없이 변화하는 신체적 과정과 연결된 작은 신호에 조율해야 한다. 반응 속에서 일어난 변화나 잘못된 결정을 읽는 데 실패하면 너무나 쉽게 치명적 결과가 올 수 있다.

응급 간호 분야에서 임상적 직관의 가치에 관한 일련의 연구가 있다(Benner, Hooper-Kyriakidis, & Stannard, 1999; Benner & Tanner, 1987; Brokensha, 2002, Cioffi, 1997; Effkin, 2001; Gerrity, 1987; King & Appleton, 1997; Lamond & Thompson, 2000; Pellegrino, 1979; Rew, 1986; Rew & Barron, 1987; Young, 1987). 이 연구는 환자에게 중요한 변화가 일어나기 전에 그것을 느끼는 예지력에 대해서도 다룬다(Rew & Barron, 1987). 그러나 임상적 직관을 옹호하는 분야에서도, 이 주제는 대개 팽팽한 긴장감을 불러일으킨다. 증거 기반의 접근과 비교할 때 임상적 직관의 유용성에 관해서는 줄다리기가 존재한다. 예를 들면 라몬드Lamond와 톰슨Thompson(2000)은 증거 기반의 접근이 직관적 의사결정을 할 때 일어나는 자동 성향automatic biases 형태의 나쁜 임상적 판단을 피할 수 있게 도와준다고 말한다.

오랜 명성의 전통 방식은, 의사결정을 하는 동안에 일어나는 자동 성향에 대해 실험한 인지 연구를 중심으로 이루어진다. 프린스턴 대학의 심리학 교수인 대니얼 카너먼Daniel Kahneman은 지각의 자동적 작동과 추론의 신중한 작동 사이의 직관적 판단에 주목했다. 2002년에 카너먼은 경제학에 대한 공로로 노벨상을 받았다(심리학에 대한 노벨상은 없다). 그는 수상 소감에서 아무리 '더 잘 아는 사람'조차도 '결함이 있는 직관'의 영향 아래에 있을 때는 자신을 믿지 말아야 한다고 강조하면서, 자동적 사고는 신중한 추론보다 열등하다고 했다.

이는 카너먼의 첫 번째 연구 사례인데(Tversky & Kahneman, 1971), 경험 있는 연구자들이 통계적 판단을 어떻게 하는가를 조사한 것이었다. 카너먼은 논리와 신중한 추론이 가장 잘 작동하는 종류의 실험 조건들을 적용했다. 이러한 조건은 아래의 예에서 잘 드러난다. 충분한 효과를 보려면 계속 읽기 전에 다음 문제를 풀어볼 필요가 있다.

> 야구 방망이와 야구 공의 가격은 총 1달러 10센트다.
>
> 야구 방망이의 가격은 공의 가격보다 1달러 더 비싸다.
>
> 야구공의 가격은 얼마일까?

우리는 대부분 처음에는 본능적으로 '10센트'라고 대답할 것이다. 왜냐하면 1달러10센트라는 합은 자연스럽게 1달러와 10센트로 나누어지고 10센트는 정확한 양에 가깝기 때문이다. 카너먼(2002)은 지적인 사람들도 이 즉각적인 충동에 자리를 내어준다는 것을 보여주는 통계를 제시했다. 이 통계에 의하면 프린스턴 대학생의 50%(47/93)와 미시간 대학생의 56%(164/293)가 틀리게 답했다.

조금만 더 신중히 생각해보면 5센트라는 정확한 답을 낼 수 있다. 그러나 이 연구를 둘러싼 맥락에 주목하라. 명확한 지표가 존재하며, 피험자들에게 제기되는 질문에 어떠한 애매모호함도 없다. 문제에는 단 하나의 올바른 답이 존재한다. 뿐만 아니라 실험 장치는 직관보다는 추론이 확률적으로 더 맞다고 느끼도록 고안되었다. 이 연구의 설계 자체는 다른 어떤 결론의 여지도 남기지 않는다. 즉, 신중한 근거를 사용하는 사람이 전반적인 인상으로 접근하는 사람보다 우월한 것으로 나타난 것이다.

분명히 주의 깊고 의식적인 신중함이 더 나은 때와 장소가 있다. 특히 수학 문제를 풀 때처럼 말이다. 그러나 응급치료 간호 같은 직업으로 돌아와 보면, 정확함도 중요할 수 있지만 적절한 시간 역시 대단히 중요하다. 부상자 분류 상황이나 의학적 응급 상황에서는 주의 깊게 다른 선택을 고려하거나 이중 점검 추론double-check reasoning을 할 기회가 거의 없다. 수학 문제와는 대조적으로 이런 상황들은, 이중 점검을 할 여유 시간이 있는 중립적 환경에 존재하는 추상적 딜레마가 아니다. 살아있는 환자의 생명은, 가능한 한 빠르게 제공되는 구체적 반응에 달려있을 때가 종종 있다. 게다가 높은 책임감과 치명적 결과가 생길 가능성이 있어서 몹시 감정적인 상황을 만든다. 높은 각성 상태에서 이루어지는 주의깊은 관찰, 적절한 돌봄, 빠른 반응 등의 필요성은 부모가 갖는 직관의 이해 범위에 속한다. 이 주제는 다음 장에서 더 자세히 다룰 것이다.

모든 것을 위한 시간

심리학자 가이 클랙스톤Guy Claxton(1997)은 마음/뇌/신체 체계가 보이는 세 가지 다른 과정의 속도를 상세히 열거했다. 첫 번째이자 진화적으로 가장 오래된 차원은 신체 지능physical or body intelligence 또는 몇몇 사람이 '지혜wits'라고 부르는 것의 매우 빠른 속도다. 중간 과정의 속도는 의식적 사고, 신중함, 전략, 계획 등과 연관된 것이다. 가장 느린 과정의 속도는 무의식 자원으로부터 그 자신의 시간표에 따라 잠복기를 거쳐 나타나는 통찰에 관여한다. 빠른 신체 지능과 느린 창조적 심화는 둘 다 우뇌의 과정인 반면, 의식적 사고의 중간 속도는 좌뇌의 산물이다. 세 가지 방식 모두 임상 작업에서 저마다의 역할이 있고, 우리는 지속적으로 이 세 가지 사이를 왔다갔다한다.

우리가 환자와 작업에 몰두해 있을 때 환자와 우리 자신을 지속적으로 살피고 읽어내는 정보를 갱신하는 것은 빠른 과정의 신체 지능이다. 동물에게도 있는 이 암묵적 과정은 뇌의 피질하 영역(예를 들면 뇌간, 시상하부, 편도체, 섬insula)에서 기원하는데, 이것은 바로 뇌나 대뇌피질의 사고 영역 아래에 위치한다. 신체 지능은 우리의 생존 본능과 연결되어, 체화된 자기의 감각적이고 감정적인 핵심을 지지한다.

신체에 그 자체의 마음이 있다는 것은 특히 감정이 최고조에 달했을 때 드러난다. 응급 상황일 때는 실세(외부 세계에서 유래된 것)이든 상상(내부 세계에서 감지된 것)이든, 생각하고 결정을 내릴 시간이 거의 없이 그 상황에 바로 반응해야 한다. 분노로 의자에서 갑자기 벌떡 일어서는 환자와 함께 앉아 있다고 상상해보라. 그가 칼을 들고 당신에게 돌진한다. 무엇을 해야 할까? 칼을 움켜쥘까, 도망칠까, 전화기를 향해 손을 뻗을까, 아니면 비명을 지를까? 이 시나리오를 읽는 중립적 상황에서 당신이 상상하는 것이 무엇이든 이는 단지 추측의 문제일 뿐이다. 실제 장면이 펼쳐지는 매우 격한 환경에서는 맥락이 너무 많이 제거되기 때문에 정확하게 예측할 수는 없다. 바로 이것이 심하게 트라우마를 겪었거나 조절되지 않는 환자들의 치료를, 조절되는 경계의 가운데서 정확하게 하는 것보다는 위기 속에서 작업하는 것이 그토록 중요한 이유다(Ogden et al., 2009; Schore, 2009a). 신체는 높은 각성 상황에 있을 때, 낮거나 중간 정도의 각성 상황에 있을 때와는 매우 다르게 활성화된다.

대학원생 시절에 나는 학위논문 심사를 받기 일주일 전에 로스앤젤레스의 지저분한 구역에서 열리는 댄스 공연에 참가했다. 쉬는 시간에 나는 두 친구와 함께 바깥에 나가 골목길에 서 있었다. 그런데 웬 차가 우리 옆에 멈추더니 한 남자가 열린 창문으로 총을 겨누면서 돈과 귀중품을 요구했다. 내가 한 행동은 바로 뒤돌아서 할 수 있는 한 빨리 총으로부터 도망쳐 달리는 것이었다. 그 사건이 일어나기 전에 나에게 예측을 물었다면, 나는 주저없이 그대로 가만히 있으면서 지갑을 건네주겠다고 말했을 것이다. 나는 이렇게 놀라운 나의 실제 행동을 이해한다. 또한 나는, 순간적으로 어떤 사람들은 예기치 않게 영웅이 되고 어떤 사람들은 자신의 허세에 부응할 수 없는지 그 이유를 이제는 이해한다.

윌리엄 제임스William James는 1884년에 「감정이란 무엇인가」라는 중요한 논문에서 암묵적 지능의 빠른 차원에 관해 이야기했다. 심리학 저널이 존재하기 전의 시절에 발간된 「마인드Mind」라는 철학 저널에서 제임스는 이런 의문을 제기했다. 숲에서 곰과 마주쳤을 때 우리는 두려워서 도망치는가, 아니면 도망치니까 두려워지는가? 자신의 주관적 경험에 비추어 우리 대부분은 두려웠기 때문에 도망쳤다고 대답할 것이다. 이는 신중함과 선택과 의지력이 중요한 역할을 하는 이야기 만들기를 선호하는, 의식적이고 합리적인 마음에 합당한 대답이다.

그러나 신경과학자인 벤야민 리버트Benjamin Libert(Libert & Kosslyn, 2004)의 견해에 따르면, 뇌의 과정을 가까이서 들여다볼 때 우리의 주관적 경험은 단지 허구일 뿐이다. 여기에는 리버트가 '뇌의 시간brain time'이라고 부르는 것에 따르는 실제 순서가 있다. 첫째, 편도체가 곰을 감지하고 두려움을 나타내는 데는 0.5초도 걸리지 않는다. 이는 거의 즉각적으로 기저핵과 소뇌에 피질하 반응을 촉발시켜 도망치는 운동 반응을 일으키는데, 이 역시도 0.5초도 걸리지 않는다. 그런 후에야 우리는 무슨 일이 일어났는지, 그것에 대해 어떻게 느끼는지를 의식적으로 알아채고 0.5초 이상 걸리는 피질 반응을 한다. 변연계 또는 뇌의 감정 과정 측면의 피질하 부분인 편도체는(그림 2.1) 두려움에 특화되어 있고 태어날 때부터 작동한다. 변연계의 다른 상위 차원과 다르게, 편도체는 이런 종류의 죽음의 위험에 대해 알아채고 반응할 때 배움이나 어떠한 출생 후의 경험도 필요 없다. 이런 종류의 빠르고 자동

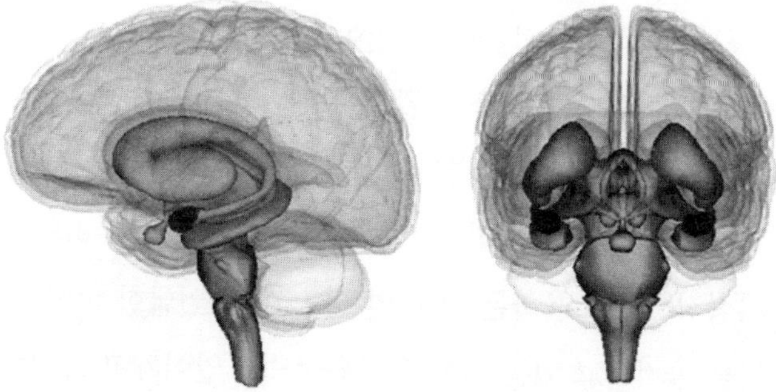

그림 2.1 편도amygdala의 측면과 정면(양쪽에 까만색으로 표시)으로, 뇌와 몸의 가장 기본적인 감정의 등록처. 정신치료를 하는 동안 이 구조는 빠른 암묵적 과정의 중심 부분이 된다. 편도는 안전, 위험, 정서적 감각을 종재하는 가장 오래된 매개체로서 생의 초기부터 작동하며, 신생아일지라도 주변환경의 느낌에 대한 예리한 인식을 제공한다. (From Anatomography, website maintained by Life Science Databases [LSDB])

적인 과정이 진화적 가치를 가진다는 것을 쉽게 알 수 있다.

응급 상황에서는 암묵적 과정이 장악하며, 이는 내내 자동적이고 지속적으로 '작동'하면서 의식적 깨달음의 아래 차원에서 우리의 사회적·물리적 환경을 살피고 반응한다. 우리가 우리의 물리적 환경을 지속적으로 살피고 반응한다는 것은 무의식적으로 운전할 때 명백히 드러난다. 우리는 휴가 계획을 상상하다가 문득 회전해 가야 할 길을 놓쳤다는 것을 깨닫게 된다. 기억의 시점에서 보면 이런 종류의 신체 지능을 '절차 기억procedural memory'이라고 하는데, 그렇게 부르는 이유는 신체적 절차나 행위의 순서(예를 들어 먼저 발을 브레이크 위에 놓고, 그다음에 기어를 바꾸고, 엑셀레이터를 밟고)를 배우는 데 관여하기 때문이다. '절차적'이라는 용어와 자동조절장치가 결합하여 자동기계장치류의 지능robotic kind of intelligence을 내포할 수 있다.

때때로 절차적 기억과 암묵적 과정은 가장 높은 기술 수준에도 관여한다. 림스키코르사코프Rimsky-Korsakov의 '왕벌의 비행'을 들어보라. 피아니스트의 손이 의식적 생각이 알아챌 수 있을 정도보다 훨씬 더 빠른 속도로 움직인다는 것을 느낄 수 있을 것이다. 감각, 지각, 감정의 연속적 흐름을 우리가 알아챌 수 있다는 것은 신체 언어를 통해 매개되는 신체와 신체가 만나고 있다는 증거다. 우리가 우리의 지각과 감정에 의식적으로 조율하든 하지 않든, 앞에서 언급한 바와 같이 우리는 우리를 둘러싸고 있는 세상을 지속적으로 알아채고 몸짓이나 표정을 통해 암묵적으로 우리의 반응을 세상에 드러낸다.

막강한 힘이 있는 사업체 경영 간부와 결혼한 남성 환자의 역경을 생각해보자. 이 여성은 남편과 대화할 때는 연속적으로 하품을 하는데, 어떤 때는 짧은 대화 중에도 15번이나 하품을 했다. 환자의 견해로는 아내가 신체 언어를 통해 지속적으로 자신에게 관심이 없고 지루하다는 표현을 하는 것으로 보였다. 아내가 그의 견해에 계속 공감해주지 않자 고통은 극심해졌다. 환자의 아내는 자신의 신체를 잘 인식하지 못하고, 자신이 옳다고 주장할 때 문자 그대로의 표현을 넘어서지 못하는 것으로 드러났다. 그녀에게 하품은 피곤하다는 것일 뿐, 다른 어떤 의미도 없다고 주장했다. 이러한 아내의 주장으로 인해, 아내의 신체가 자신의 가치에 대한 사회적 언급을 하고 있다는 남편의 생각은 터무니 없는 것이 되었으며, 심지어는 자기애에 불과한 것으로 치부되었다.

일반적으로 우리는 우리가 신체 언어를 통해 널리 알리는 것의 많은 부분을 조절할 수 없다. 안면 근육을 이해하도록 훈련된 관찰자는 입 주위의 수의적 근육만 관여하는 거짓 웃음과 눈 주변의 불수의적 근육도 함께 관여하는 진짜 웃음의 차이를 구별할 수 있다. 이렇듯 빠르게 움직이는 신체 신호는 진행 중인 의식적 깨달음의 표면 아래에서 우리가 알아채고 진행하는, 기저에 있는 감정 경험에 대한 단서를 제공한다.

임상적 직관의 요점

마음 속의 암묵적 과정과 우뇌의 알아챔에 대한 이런 정보를 가지고, 다양한 연구자가 임상적 직관의 특징을 어떻게 묘사했는지 알아보기 위해 응급치료 간호의 현장으로 돌아가보자.

★ 근거 없이도 이해함(Benner & Tanner, 1987)

- ★ 이유를 의식적으로 생각하지 않아도 무언가에 대해 즉각적으로 알게 됨(Schraeder & Fischer, 1987)
- ★ 의식적 과정이 부족함. 분명한 방식으로 설명할 수 없음(Cioffi, 1997)
- ★ 환자에 대해 아는 무언가를 말할 수 없거나, 말하는 데 어려움이 있음. 또는 지식의 근원을 결정할 수 없음(Young, 1987)
- ★ 사실이나 진실에 대해 전체적으로 아는 지식. 지식을 즉각적으로 가짐. 선형 추론 과정linear reasoning process과는 독립적인 지식(Rew, 1986)
- ★ 통찰에 의해 가능성, 의미, 관계 등을 지각함. 감각으로 보이는 것을 넘어서는, 연관 없어 보이는 연속되는 사건의 패턴을 갑자기 지각함(Gerity, 1987)
- ★ 갑작스러운 깨달음으로 일어나는 앎의 형태들의 통합. 이것이 그 후로 환자나 내담자를 돌볼 때 행동을 촉진하는 분석적 과정을 촉발시킨다(King & Appleton, 1997)
- ★ 제한된 구체적 정보로 문제를 해결하거나 결정에 도달하기 위해 임상 상황의 각 요소들을 전체로서 경험하는 능력(Schraeder & Fischer, 1986)
- ★ 인지적 추론(신호에 대한 빠른 무의식적 처리 과정), 게슈탈트 직관(자료 사이의 빈틈을 완벽한 패턴으로 채움), 전의식적 기능(변화가 일어나기 전에 그것을 지각함) 같은 세 가지 주제(Rew, 1988)
- ★ 패턴 인식, 유사성 인식, 일반 상식의 이해, 숙련된 노하우, 현저한 특징 등을 감지하는 것, 신중한 합리성을 포함하는 직관적 판단의 핵심 측면들(Dreyfus & dreyfus, 1986)

나는 이 목록에서 반복되는 5개의 특징을 구체화했다.

- ★ 갑작스러운 인식
- ★ 즉각적인 앎
- ★ 불현듯 일어나는 깨달음
- ★ 비언어적 통찰
- ★ 전체론적이고 통합적인 감성

이 장의 나머지 부분에서는 사례를 통해 그 특징들을 살펴보겠다.

갑작스러운 인식

때때로 정신치료는 중요한 통찰을 수반하는 부드러운 전환에 이르기도 하지만, 대부분의 과정에서는 잡다한 굴곡들로 이루어져 있다. 단절되고 해리된 우리 자신의 조각들이 치료 과정에서 갑자기 충돌하여 새로운 경험 영역을 열어젖힐 때면, 깨달음에 이르는 프로이트의 '왕도'는 브롬버그Bromberg의 '울퉁불퉁한 길bumpy road'로 쉽사리 빠져버리고 만다. 갑작스러운 인식도 임상적 직관의 하나인데, 이는 부분적으로 정신치료에서의 통찰과 변화가 비선형적으로 일어나기 때문이다. 우리가 어디에서 머물러 있었는지를 알아채기가 항상 쉬운 것만은 아니며, 어디로 가고 있는지는 더더욱 알기 어렵다. 때로 치료 과정은 별 소득이 없거나 교착 상태가 오랜 기간 계속되다가 예상치 못한 전환이나 갑작스러운 통찰을 경험하기도 한다. 이런 종류의 과정을 묘사하기 위해 사비나Sabina라는 환자의 사례를 들 텐데, 이 젊은 여성은 과거에 극도로 심한 학대와 트라우마를 겪고서 매우 힘들어했고, 나는 그런 그녀를 수년 동안 치료했다.

1장에서 나는 사비나의 전이 꿈transference dream 사례를 들었다. 그 꿈에서 나는 물속에서 그림 그리는 붓을 쥐고 있는 것처럼 팔을 흔들고 있었다. 이러한 강렬한 꿈은, 사비나와 내가 수개월 동안 일정한 패턴 속에서 오랫동안 표류하고 나서 꾸게 되었다. 그 이전과 나중 단계에서 보였던 풍부한 맥락과 반대로 그때의 회기들은 다소 반복적이었으며, 마치 서로의 입장이 방어적으로 유리된 채 잠겨버린 듯한 느낌이었다. 나는 교착 상태에 이른 듯한 느낌이 들면서 서서히 좌절이 쌓여가고 있었으며, 그러다가 모든 것을 바꿔버리는 회기를 맞닥뜨리게 되었다. 그 특별한 날에 사비나는 평소 임상 경험에서 언급되던 꿈들과는 다른 꿈을 묘사했다.

> 나는 인도에 있는 나의 오래된 집으로 돌아왔어요. 지붕은 떨어져나가 있어요. 엄마가 거기 있어요. 내 딸 마야(두 돌 된 유아)도 있는데, 딸은 신발 한 짝을 찾아 돌아다니고 있어요. 갑자기 해일이 나를 향해 덮치는 것을 느껴요. 해일은 매우 거대해요. 물은 깨끗해요. 나는 필사적으로 나를 보호하려 해요. 나는 벽을 등지고 섰어요. 여기서 나는 파도가 오는 것을 지켜봐요. 그런데 이 파도를 지켜보는 동안 반대편에서 또 다른 파도가 오는 것을 알지 못해요. 물은 검고, 이 두 번째 파도는 집을 삼켜버려요. 방에 물이 들이차고, 수면은 오르고, 또 올라요. 나는 살아남으려고 발버둥쳐요. 하지만 어찌어찌 난 버텨내요. 천천히 파도는 물러가요. 그때 엄마가 나를 향해 다가오는 것을 봐요. 엄마는 마야를 높이 들고 있어요. 마야는 죽은 듯이 보여

요. 딸아이의 몸은 축 늘어져 있어요. 엄마는 딸을 제게 밀어줘요. 엄마는 경멸에 찬 표정과 왠지 만족스러운 듯한 시선으로 고함을 쳐요. 저는 공포에 질려 쳐다만 봐요.

이 꿈은 사비나를 공포에 질리게 했고, 사비나는 이런 종류의 다른 꿈을 기억해내지는 못했다. 이 꿈은 보통 그녀가 반복해서 꾸는 전형적인 주제의(괴물이나 친척, 무서운 사람들에게 쫓기는) 꿈이 아니었다. 나는 임상적 경험을 오랫동안 쌓아오면서, 반복되는 꿈은 영아기까지 거슬러 올라가는 감정적 풍경을 반영하며, 초기 관계의 질에 좌우되는 암묵적이고도 언어 습득 이전의 분위기를 반영한다고 믿어 왔다. 사비나가 보통 반복해서 꾸는 꿈은, 쫓기거나 심지어 무서운 사람들에게 살해당하는 꿈이다. 이는 그녀에게 심한 상처가 되었던 과거와 관련이 있는데, 그녀는 아버지에게 성적인 괴롭힘을 당했으며 엄마에게서는 비난을 들었다. 그러나 이번 꿈에서 사비나는 다른 종류의 꿈을 꾼 것이다. 그녀의 파도 이미지는 내가 어렸을 때 꿨던 꿈과 정확히 들어맞았다. 나의 내면의 풍경 속에서 거대한 쓰나미가 천천히 다가와 나를 덮치곤 했으며, 때로 나는 벽을 등지고 서 있었다. 어떨 땐 이미 물속에 있었고, 홀로 있거나 여러 사람과 있었으며, 사람들 주변으로 가구들이 떠다녔다. 나는 죽지 않았으며, 이런 꿈들은 항상 불행한 것만은 아니었다. 때로는 좀 코믹하기까지 했다. 이런 꿈의 빈도는 유년 시절의 중반에서 절정을 이루었고, 당시 부모님은 밤에 자주 외출하거나 거의 연락도 없이 몇 주 동안 여행을 다니기도 했다. 나는 버려지는 게 아닌가 하는 두려움에 질려 있었고, 밤에 잠들기가 매우 어려웠다. 나는 종종 공포에 질려 깨어나곤 했다.

사비나가 자신의 꿈을 이야기할 때, 그것은 나의 마음속 깊은 장소를 건드렸는데, 그 장소는 지난 수년간 잠들어 있었다. 감각에 기초한, 몸 전체를 감싸는 기억이 나를 거칠게 휩쓸고 지나갔다. 그 즉시 나는 내가 어린 소녀였을 때, 특히 밤에 얼마나 무서웠는지 선명한 이미지를 떠올릴 수 있었다. 나는 엄지손가락을 빨거나 몸을 이리저리 흔들며 불안해했던 것을 기억했다. 부모님이 나가고 다시는 돌아오지 않을지도 모른다는 공포에 휩싸였던 장면이 떠올랐다. 부모님을 몇 살 즈음에 잃어버리면 내가 몇 살 정도까지 살지를 헤아리던 장면과, 그 나이까지 산다면 나는 몇 살에나 안심하게 될지 계산하던 장면도 떠올랐다.

이런 모든 체화된 경험과 함께 이 사례에 대한 갑작스러운 인식이 찾아왔다. 지난 몇 달 동안 나는 미묘하게 냉담했다. 사비나는 또 다른 불안을 보이며 다른 여자를 향해 질투를 표현했다. 나는 나 스스로가 조금 짜증나는 것을 알아차렸다. 하지만 이에 대한 심각성을 지워버렸다. 이 예에서 나는 나 자신의 무신경이 어떻게 그 그림에 작용했는지 갑자기 이해했다. 나 자신의 불편함을 붓으로 지우듯 지워버림으로써 사비나의 불편함도 지워버렸다. 나의 공감이 막혀버리니 사비나의 고립과 절망은 더욱 커졌다.

정신분석가 수전 샌즈Susan Sands는 다음과 같이 제안한다. 정신치료에서 꿈은 종종 "환자와 분석가 사이의, 강력한 무의식적·정서적 의사소통을 활성화하는데, 이는 해리성 정신 구조의 전환을 결정적으로 용이하게 한다"(2011, p. 357). 사비나의 꿈은 나와 더 깊은 연결을 구하고 발견하기 위해 더 큰 공감의 통로를 열기 위한 임무를 띤 관계적 무의식에서 나온 것으로 보였다. 실제로 사비나의 꿈은 중첩되는 우리의 내부 세계를 보여줌으로써, 또한 고통스러운 기억들에 대한 나의 방어를 보여줌으로써 교착 상태에서 내가 해야 할 역할을 조율하도록 도와주었다.

이제서야 나는 감정을 주지 않던 엄마를 부분적으로 재연했다는 것을 깨닫게 되었는데, 엄마는 딸의 실수를 비난하고 수치스러워했었다(최근에 나는 사비나가 두 돌 된 딸에 대해 수개월 동안 거의 말하지 않은 점을 환기시킨 바 있다). 나는 또한 내가 부분적으로는 엄마의 방임에 화가 난 아이를 재연했던 것을 이해하게 되었다(나는 이제 사비나에게 느껴지던 이전의 짜증이, 내 속에 내재되어 있던 버려지는 것에 대한 공포를 방어하기 위한 것이었음을 이해하게 되었다).

샌즈는, 꿈에 의한 암묵적 수준의 의사소통은 특히 압도적 경험이 치료를 지배할 때 일어나기 쉽다고 말했다. 실제로 사비나의 꿈은 딸과 관련된 커다란 위기에 뒤이어 나타났다(최근에 나의 권유로 검사를 받은 딸은 자폐증 진단을 받았다). 이후 몇 주 동안, 앞서 논의되었던 전이 꿈transference dream을 통해 드러난 파멸과 해결의 급류가 마구 흘러나왔다. 무서운 시간이었다. 그녀에게 자살하고 싶은 느낌이 떠올랐다. 한동안은 먹는 것을 멈추기도 했다. 그녀는 완전히 무기력해졌다. 그녀의 삶은 한 가닥 닳아빠진 줄에 매달려 있는 듯했다. 우리 사이의 신뢰의 끈은 곧 끊어질 듯 가느다라질 때까지 당겨져 있었다.

다행스럽게도 한 사람의 무의식으로부터 다른 사람의 무의식으로 직접적인 의사소통을 함으로써, 사비나의 꿈은 동정심에 대한 나의 경험이 회복되도록 도와주었다. 이 기간에 우리는 몹시도 고통스러웠다. 하지만 우리 각자는 뒤따라오는 막대한 감정의 파도를 견뎠다. 일단 강렬한 감정의 격류가 지나가자 우리는 새로운 신뢰의 단계에 도달했다. 이 과정에서 사비나에게 고도의 복잡성complexity이 나타났고, 그녀는 상처를 덜 받게 되었고, 다른 사람의 단점에 대해 좀 더 동정적이게 되었다. 새롭게 나타난 회복탄력성 덕분에 사비나는 수년간 소원했던 어머니와 다시 연결될 수 있었다.

즉각적인 앎

사비나의 사례에서 통찰은 갑작스럽기sudden는 해도 즉각적immediate이지는 않았다. 우리의 치료 작업은 수개월간 교착 상태에 빠져 있었다. 돌파구를 찾기까지 길고도 험난한 과정이 있었다. 다음의 사례는 다섯 번째 회기가 진행되는 동안 시간의 지체 없이 즉각적인 앎immediate knowledge에 도달하는 것을 보여준다. 13세의 스튜Stu라는 남자아이가 정신치료에서 처음으로 꿈을 이야기하는 장면이다.

> 내 친구 샨텔Chantelle(여자아이)과 나는 파티에 가고 있어요. 여러 그리스 신과 동화 속 주인공 역시 초대받았죠. 나는 그들을 모두 알고 있지만, 이름을 다 기억해내진 못해요. 하지만 피노키오를 알아보는 것은 쉬워요. 그는 반짝반짝 검게 빛나며 레이저 빔이 나오는 눈으로 나를 쳐다봐요. 그러더니 그가 나를 쫓아오기 시작해요. 나는 좀 불편한 느낌이 들어요. 나는 샨텔을 찾아서 파티를 마치고 돌아갈 시간이라고 말해요. 그때 장면이 바뀌어요. 우리는 메이시Macy의 가게에 있어요. 우리는 옷장 선반 아래에 숨어 있어요. 한동안 거기서 많은 시간을 보내요. 나는 점점 지루해지고, 밖으로 나가고 싶어져요.

스튜는 매우 언변이 좋고 창의적인 소년이어서 다양한 꿈의 요소를 쉽게 연관시킬 수 있었다.

- ★ 그리스 신들 : 어렸을 때 나는 그리스 신들에 대해 듣거나 읽는 것을 좋아했어요. 상상 속에서 그들의 이야기를 가지고 홀로 연극을 하면서 많은 시간을 보냈죠. 처음에는 서로 다른 주인공들을 시연하면서 연극을 했고, 자라면서는 청중에게 이야기하듯 큰소리로 그리스 신들의 이야기를 말하곤 했어요.
- ★ 주인공의 이름을 잊어버리는 것 : 나는 그게 무엇인지 정확히 알겠어요. 선생님, 제가 뮤지컬 배우 지원했던 것 기억나세요? 저는 주요 등장인물 어느 것에도 뽑히지 않았죠. 오디션을 엉망으로 봤기 때문이에요. 저는 노래의 몇몇 가사를 잊어버렸죠. 전에는 가사를 잊은 적이 없었어요. 진짜 당혹스러웠죠…
- ★ 메이시의 옷장 선반에 숨어있기 : 2주 전 산텔과 나는 비스를 타고 웨스트 할리우드(동성애자들이 모이는 곳으로 유명한 곳)로 갔어요. 우리는 모든 가게에 들어가서 즐거운 시간을 보냈어요! 가발도 쓰고, 신발도 신어보고, 이상한 옷들도 입어봤어요.

스튜의 꿈을 듣고 있는 동안에, 그리고 그가 꿈의 요소들을 연관짓기도 전에, 나는 즉각적으로 그의 마음속에 뭔가가 짓누르고 있다는 것을 알았다. 나의 직관은 나에게 경고음을 울리고 있었다. 완전히 덮어버리려 한다고 할 수 있을 정도로 스튜는 뭔가를 감추고 있거나, 그것을 말하는 것에 대해 갈등을 느끼고 덮어두려 하고 있었다. 그것이 정확히 무엇이라는 것을 알아챌 수 있었지만, 나는 확인하지 않고서는 어떠한 앎도 확신하진 않는다.

나 : 스튜, 나는 네 꿈속의 피노키오 모습에서 뭔가 와 닿는 게 있는 것 같아. 그 부분이 내 관심을 끌었는데, 피노키오가 너를 빤히 쳐다보고 뒤따라 왔었잖아. 파티를 떠난 후에 넌 가게에 숨었고. 그래서 나는 너한테 뭔가가 있는 게 아닌지, 즉 네가 뭔가를 숨기고 있거나 말하기 어려운 게 있는 게 아닌지 궁금하단다.

스튜 : 제가 진짜 어리고, 또 이런 게 일반적인 것은 아닌 걸 알지만, 최근 2년 동안 제가 동성애자라는 것을 알고 있었어요. 저는 그것을 엄마와 아빠에게 이야기하진 않았어요. 하지만 가족들에게 말하는 게 굉장히 힘든 일이라고 생각하진 않아요. 외가와 친가 모두 게이와 레즈비언이 있어요. 어쨌든 저는 일종의 힌트를 주었고, 어쩌면 부모님이 벌써 알고 있을 것 같다는 느낌도 들었어요. 하지만 좀 더 다른 것이 있는데요. 내가 더 나중에 갖게 된 환상이에요. 이건 좀… 말하기 어려운데요. 하지만… 제 생각에 전 아마 여장 남자drag queen가 되고 싶은 것 같아요… 미래 직업으로서요. 선생님 레이디 버니Lady Bunny나 루폴RuPaul 같은 사람 아시죠? 하지만 전 부모님이 싫어하실까 봐 정말 두려워요.

스튜는 이런 주제에 관해 이야기하는 것을 힘들어했지만, 일단 내가 흥미를 표하고 먼저 질문을 하자 자유로움과 안정감을 느끼며 이야기했다. 내가 그에게서 이야기를 '끄집어내고' 나서부터 그는 확실히 생기가 돌았다. 스튜는 그 회기를 끝내고 싶어하지 않았다. 그는 내가 꿈속 상징을 꿰뚫어보는 것을 좋아했고, 심지어 자신의 성적 취향에 대해 부모가 더 많은 질문을 했으면 하는 욕망을 표현했다.

이번 회기는 즉각적인 예감이 얼마나 임상적 반응을 잘 끌어주는

지를 드러낸다. 나는 즉각적으로 무엇인가가 일어나고 있음을 알았다. 내가 한 일이라고는 그것에 대해 확인하는 것뿐이었다. 나머지는 서로 협력하여 노력만 하면 되는 일이었다. 관계적 맥락 속에서 일어나고 펼쳐지는 임상적 직관은 종종 이와 같이 작동한다.

비언어적 통찰

꿈에서는 대화가 등장하기도 하지만, 본질적으로 꿈은 시각적이다. 대부분의 포유류는 꿈을 꾼다. 인간의 태아는 대부분의 시간을 렘 수면REM sleep으로 보내며, 그러는 동안 꿈을 꾼다. 꿈의 이미지는 어린 시절의 비언어적 풍경이기 때문에, 이미지는 직관의 중심 형태가 된다. 임상적 통찰은 종종 비언어적 형태를 띠게 된다. 이는 부분적으로 발달학적 측면에서 언어습득 이전 시기가 먼저 오고, 따라서 우선적으로는 더 많은 의사소통이 비언어적으로 이루어지기 때문이다. 심지어 우리는 서로 다른 언어를 쓰고 서로 다른 문화 속에서 살아가는 경우에도, 다윈(1872)이 처음 밝혀냈고 에크만Ekman(2003)이 그 뒤를 이은 것처럼, 이 세상 사람들이 다른 포유류들처럼(Panksepp, 1998) 얼굴근육과 자세와 몸의 움직임으로 어떻게 감정을 표현하는지 알게 되었다(그림 2.2).

임상적 통찰은 종종 비언어적 형태로 시작된다는 견해는 다음에 이야기하는 사례, 즉 정신분석가 토마스 아리즈멘디Thomas Arizmendi가 2008년에 보고한 글에서 잘 묘사된다. 독신이며 우울한 30대 중반의 여성인 그 환자는 오직 자살하는 방법 밖에는 길이 없으며, 정신치료는 최후의 수단일 뿐이라고 주장했다. 나중에 돌이켜보기를, 아리즈멘

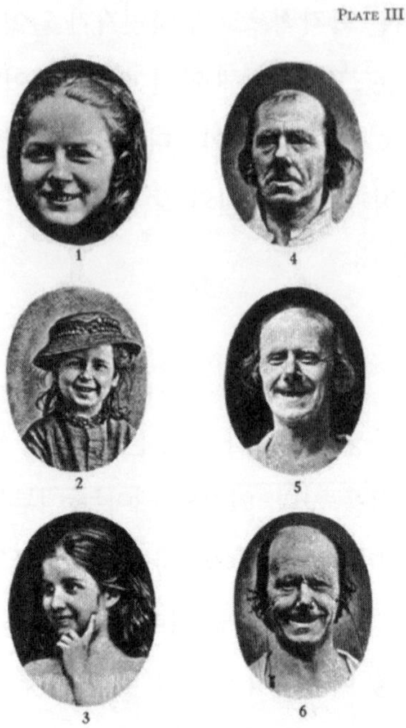

그림 2.2 찰스 다윈이 1872년에 출간한 『인간과 동물의 감정 표현The Expression of the Emotions in Man and Animals』에 실린 전면 삽화 III. 8장에 실린 이 삽화는 기쁨, 좋은 기분, 사랑, 부드러운 느낌, 헌신을 나타낸다.

디는 이런 말들을 여성 환자의 자아self가 안전한 장소를 필사적으로 찾는 해리된 측면으로 해석했다. 그녀가 겪은 심각한 트라우마는 치료에서 긴 침묵을 가져왔는데, 그럴 때면 그녀는 긴 머리를 얼굴에 드리운 채 구부정하게 앉아 있었다. 아리즈멘디는 방안 구석구석에 죽음의 기운이 스며 있었다고 묘사했다. 그 방에는 어떤 말들도 있을 곳이 없었다. 해석을 통해 환자에게 다가가려는 그 어떤 시도도 의미가 없거나 관련이 없는 것으로, 퇴짜 맞기 일쑤였다. 전통적인 정신분석적 기법을 통해 획득되었던, 깨달음에 이르는 왕도라는 것이 참으로 쓸모가 없었다.

무력감과 홀로 된 느낌이 치료자를 지치게 했다. 치료자는 환자가 마비된 채 은둔해 있는 곳에 자신이 함께 있다는 느낌을 받았다. 하지만 동시에 아리즈멘디는 그 죽은 듯한 상태 속에서 더욱 활동적인 무언가를 감지했다. 이는 마치 환자가 트라우마를 동반한 어린 시절을 어떻게 느꼈는지에 대해 감각으로 소통하는 것처럼 보였다. 아리즈멘디는 자신이 느끼고 있는 마비를, 환자의 아버지가 늦은 밤 그녀의 침실로 들어와서 그녀를 혼돈으로 붕괴시키고 숨을 거둔 것처럼 생명이 없는 자세를 취하게 만든, 그 시절과 연관시켰다.

회기가 진행되면서 그녀는 성적으로 학대당해 왔다는 것에 대해 점점 두려워하게 되었다. 점차 종이와 펜이 그녀와 치료자 사이에서 중요한 의사소통의 매개체가 되었다. 환자는 미친 듯이 분노에 차서 아무 생각 없이 반사적으로 주먹에 펜을 쥐고서는, 오른손잡이임에도 왼손으로 근사하게 그림을 그렸는데, 아리즈멘디는 그림에 나타난 흥미로운 세부 묘사에 대해 많은 시간을 숙고했다.

그림이 그려져 가고 시간이 흐르면서 이런저런 것들이 치료에 등장했는데, 통찰도 역시 그러했다. 어떤 한 부분에서 환자는 L자 모양의 물건을 수도꼭지로 인식했다. 그 수도꼭지는 목욕할 때마다 주의 깊게 살펴보지 않으면 그녀의 등을 건드리곤 했다. 그러는 동안 아리즈멘디는 '인지적으로' 그림을 이해하려는 시도를 통해 환자가 소통하는 것이 무엇인지 보려 노력했지만, '미약할 뿐 아니라 효과도 없었다'고 묘사했다. 아리즈멘디가 이와 같은 의식적인 생각을 사용하여 작업할 때마다 환자와 치료자 사이의 단절 같은 것을 경험했고, 이는 마치 분리되고 평행한 수준에서 작업하는 것 같았으며, 이런 느낌은 지리멸렬한 언어적 의사소통을 통해 확인되었다.

그러던 어느 날 아리즈멘디가 그림을 이해하려는 모든 지적인 시도를 내려놓자 뭔가가 일어났다. 환자는 큰 양탄자처럼 보이는 것을 그렸는데, 환자 자신도 그림 속의 곤혹스러운 모양에 대해 잘 이해하지 못했다. 그녀는 왜 오른쪽 아래 모퉁이의 선들이 맞지 않는지 계속 궁금해했다(그림 2.3a). 아리즈멘디는 방안 전체를 물들이는, 음울하면서도 죽음의 느낌이 따라오는 감각을 알아차렸으며, 그는 자신의 경험에 그대로 몸을 맡겼다. 이런 분위기 속에서 그는 전기가 번쩍이듯이 한 이미지가 떠오르면서 몸속에서 가슴이 철렁하는 느낌이 났다. 아리즈멘디가 환자에게 말했다. "아마도 당신은 그 선들이 만나지 않게 하려는 것 같은데요. 왜냐하면 거기가 바로 재난이 있던 곳이니까요."

환자는 즉시 주먹에 펜을 쥐고 깨끗한 종이를 꺼냈다. 그녀는 분노에 차서 강하게 펜으로 종이를 누르며 혼란스러운 선으로 낙서를 하기 시작했는데, 종이의 오른쪽 모퉁이를 찔러대기도 했다(그림 2.3b의 오른쪽 아래 모퉁이 참조). 예상치 못한 충격은 그 회기 내에 다 담길 수 없었다. 다음 몇 주 동안 환자는 그 전에 해리되었던 화와 분노 등을 직접 경험했다. 그녀는 위 속에 불덩어리가 있다고 이야기했으며, 그것을 원초적 감정raw emotion으로 경험해왔다고 했다. 하지만 그녀는 여태껏 이러한 느낌이 자신의 실제적 개인사의 맥락에서 정서적 의미를 수행했음에도 그것이 완전한 자아의 일부임을 인식하지 못했다.

분명히 이 사례에서 비언어적 방법은 치료자가 비언어적 통찰에 도달하게끔 이끌었으며, 이를 통해 이전에 환자의 몸속에 꽉 잠긴 채

들어 있어 말로 풀어버리기에 충분하지 못했던 경험들이 비언어적으로 홍수처럼 쏟아져 나오게 되었다. 사실 말이란 것은 직접적인 경험을 나타낼 때나 유용하다. 이 사례는 어린 시절에 겪는 전형적인 트라우마와 학대이며, 말보다는 운동 행위와 신체감각의 징후, 격렬한 감정적 상태 등을 통해 환자는 치료자에게 고통스러운 경험(종종 언어 능력을 습득하기 전의 경험)에 대해 '정보를 제공해주었다'. 이런 비언어적 단서들을 통해 치료자는 이미지들을 떠올렸는데(전기가 번쩍이듯이) 이런 이미지들은 아리즈멘디의 반응을 끌어내는 은유로 작용했고, 결국 해리되었던 정서와 각성을 표출할 수 있게 했다. 시각적 이미지와 은유를 통한 직관의 영향은 6장에서 광범위하게 다루어질 주제다.

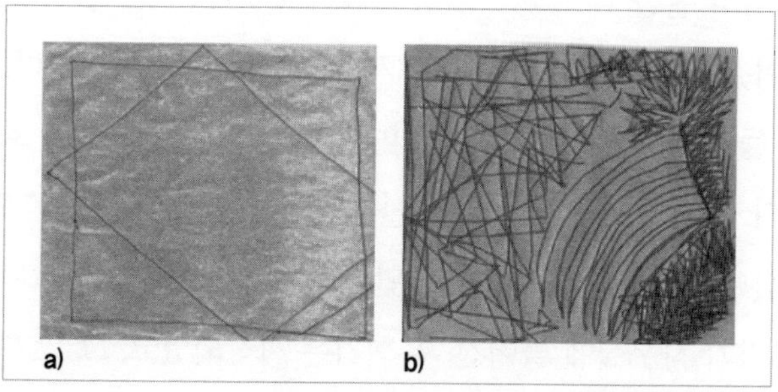

그림 2.3 a) 치료자가 '재난'을 언급하기 전에 환자가 그린 그림. b) 치료자가 '재난'을 언급한 후에 환자가 그린 그림. (Courtesy of Thomas Arizmendi)

불현듯 일어나는 깨달음

지금까지 많은 임상 사례는 불현듯 일어나는 깨달음emergent awareness을 묘사하는 것이기도 한데, 이는 아마도 불현듯 일어나는 깨달음이 정신치료에서 일어나는 비선형적 변화의 전형적 특징이기 때문일 것이다. 하지만 나는 이 책을 쓰기로 결정할 무렵 일어났던 일을 전달함으로써 한 단계 더 논의를 진척시킬 것이다. 임상적 직관이라는 주제를 선택한 후, 나는 특히 친구와 동료의 경험에 대해 호기심을 가지게 되었다. 이 책에 포함시키기 위해 나는 주변사람들에게 임상 이야기를 묻곤 했다. 다음은 2010년 시애틀의 신경정신분석학회에서 만난 여성 정신분석가에게 들은 이야기다.

이야기를 시작하면서 그 정신분석가는 자기 사무실의 구조를 묘사했는데, 사무실은 기다란 홀을 사이에 두고 대기실과 분리되어 있다고 했다. 어느 날 한 남성 환자를 대기실에서 데리고 나온 치료자는 그의 뒤를 따라 홀을 내려오고 있었다. 환자는 모퉁이를 돌아 사무실로 먼저 들어갔으며, 치료자는 시야에서 잠시 그를 볼 수 없었다. 치료자는 먼저 들어간 남성 환자가 앉으면서 내뱉는 길고도 높은 한숨소리를 들었다. 치료자는 즉각적으로 불길한 생각이 떠올랐다. "오 안돼! 그에게 심폐소생술을 하지 않았으면 해."

치료자가 사무실에 들어간 후 회기는 시작되었고, 그 남자는 즉시 그녀에게 한 주 동안 힘들었던 이야기를 했다. 그는 절친과 둘이서 농구를 하러 갔다고 했다. 경기를 하는 동안 그 친구는 갑작스레 바닥에 쓰러졌다. 그는 움직이지 않았고 의식을 잃었다. 환자는 친구를 구하기 위해 심폐소생술을 시도했지만 성공하지 못했다. 구급요원들도 도움이 되지 않았다. 환자의 친구는 전혀 질병의 과거력이나 낌새가 없었는데, 한창 나이에 죽고 말았다.

당연히 정신분석가는 크게 놀랐는데, 그 이야기 자체보다(물론 그 이야기 자체도 충분히 놀랍지만) 그 내용을 먼저 알아차린 자신의 능력에 더 놀랐다. 심폐소생술을 하는 이미지를 떠올리게 하는 환자의 한숨 소리는 무엇이었을까? 어떻게 이런 알아차림이 생겨났을까? 이 이야기는 어떤 사람에게는 소름 돋게 하며(이는 나에게도 일어난 일인데, 나는 팔에 닭살이 돋는 것을 느꼈다), 또 한편 어떤 사람에게는 낄낄거리고 웃게 하기도 한다(당연히 많은 연구자와 이론가는 임상적 직관의 주제를 피하며, 이와 같은 예에 대해서는 멀찍이 떨어지려고 한다!).

내가 이 프로젝트를 시작할 때, 임상적 직관은 과학적 흥미를 유발하는 합리적 주제 영역에서는 회피된다는 것을 너무나 잘 알고 있었다. 그리고 부분적으로는 마술과 같거나 신비주의 방식으로 작동하는 신화의 영역이라는 것도 알고 있었다. 나는 의학적 직관의 존재를 분명히 알고 있었고, 신체적 질환과 심리적 고통을 의학적 정보나 진단적 테스트 없이 오직 직관을 통해 진단하고 치료하는 사람도 알고 있었다. 나는 캐롤라인 미스Carolyn Myss(1997)의 치료 과정을 읽은 적이 있다. 그녀는 의학적 직관으로 유명하며, 수많은 사람이 그녀를 방문했고 그녀의 글을 읽었다. 나는 주디스 올로프Judith Orloff가 주최하는 강연에도 참석했다. 그녀는 서양에서 훈련받은 정신과 의사로, 직관의 예측과 정확성을 이용하여 궁극적으로는 전통적인 접근과 대안적인 치유의 접근을 혼합했다. 올로프(2010)는 일찍이, 서양과학의 관점과 기술에 의한 판단과 자신의 강한 내적 느낌인 직관적 지혜의 판단 사이에서, 이것이냐 저것이냐 선택의 고민을 했다고 기술했다.

개인적으로 흥미가 있음에도 나는 이 책에서 이런 주제와는 거리를 두려 한다. 왜냐하면 나는 골방에서 임상적 직관을 꺼내 구하고 싶었으며, 그 주제에 대한 과학적 합리성을 새롭게 세우고 싶었기 때문이다. 하지만 사람들은 위와 비슷한 이야기를 너무 많이 나누며, 그래서 나는 내 양심상 이 주제에서 완전히 벗어나지는 못할 것 같다. 게다가 나는 직관과 관련된 모든 행동에는 단단한 과학적 근거가 있다고 굳게 믿는다. 그런 직관적 행동들이 얼마나 놀랍게 보이든 말이다. 이런 신념은 부분적으로 나의 전작 『정신의 베일Psyche's Veil』에 반영되었는데, 이 책에서 나는 과학과 예술과 신화와 정신치료의 영성을 통합하는 틀로서 비선형 과학의 전체적 패러다임을 설명했다(Marks-Tarlow, 2008a).

전체적이고 통합적인 감수성

선형적 관점에서 볼 때와 비선형적 관점에서 볼 때 세상은 매우 다르게 보인다. 우리가 선형적 시각을 가지고 있을 때 복잡한 전체는 요소라는 부분들로 쪼개질 수 있다. 부분들은 연구되고 서로 독립적으로 이해된다. 그런 연후에 이렇게 나뉘어 이해되었던 것들이 다시 통합된 전체로 연결된다. 정신치료에서 선형적 접근법은 각각의 증상에 대한 치료를 순차적으로 해나가는 것으로 나타난다.

예를 들어 한 환자가 내원하여 비만과 우울감을 토로하며 정신과 의사에게 도움을 구하는 경우를 보자. 환자가 장기간의 정신치료에 흥미가 없다는 점을 고려하면 정신과 의사는 당연히 환자에게 식이요법을 처방할 것이며, 환자를 체중 관리 클럽에 보내고, 동시에 항우울제

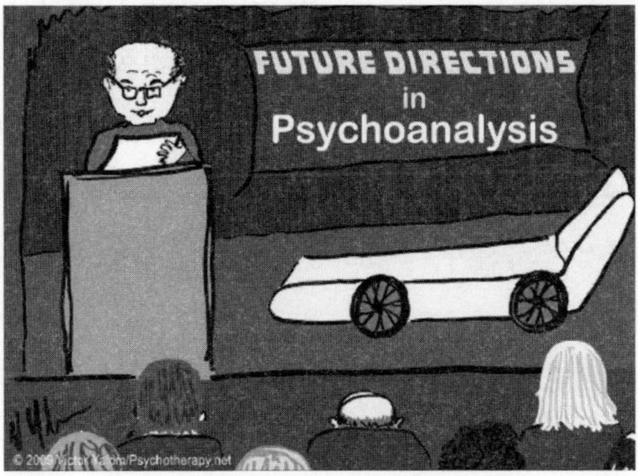

그렇다. 치료를 빠르게 할 수는 있다.
그렇지만 우리는 이렇게 물어야 한다. "전이는 어떤 영향을 줍니까?"

그림 2.4 치료자가 환자를 증상의 집합으로 보고 증상들을 하나씩 치료하게 되는 이유는 더 빠른 치료를 위한 압력 때문이다. 비용을 최소화하고 치료적 자원을 최대화하는 관점에서 보자면 이는 타당하다. 하지만 치료적 유대therapeutic bond가 표면의 증상 아래에서 이루어지는 깊고 정서적인 치유의 받침대가 된다는 증거는 점점 늘어나고 있다. 단지 마음뿐만이 아니라 몸속까지 스며드는 변화를 일으키기 위해서는 장기간의 정신치료 외에는 방도가 없다. (2011, Victor Yalom/Psychotherapy.net)

를 권유할 뿐만이 아니라 격렬한 운동을 하라고 할 것이다. 이런 문제들에 대해 개별적이고도 체계적으로 대처함으로써, 환자는 전체적으로 더 빨리 나아지리라는 느낌을 갖게 될 것이다(그림 2.4).

비선형적 시각에서 보자면, 이런 식으로 증상을 조각 내서 접근하는 치료는 터무니없어 보인다. 이는 마치 결합 조직connective tissue을 이해하기 위해 살아 있는 몸을 조각조각 가르는 것과 다름없다. 때때로 환원적 분석 과정은 이해하고자 하는 바로 그 현상을 바꿀 뿐더러 실제로 파괴하기도 한다. 이 장을 시작할 때 나는 부분적으로 이런 일이 어떻게 일어나는지 보여주기 위해 거스의 사례를 선택했다. 거스가 처음에 가졌던 진단에 대한 소망은, 그의 핵심 경험의 중요한 측면을 제거하기 바라는 마음과 같이 작동했다. 그가 바라는 이런 측면을 만족시켜주는 것은 실질적으로 그에게 도움이 되지 못했다. 그에게 더 도움이 되었던 것은 자신이 가지고 있는 강력한 충동의 파괴적 본성을 이해하는 것이었다.

다행스럽게도 임상가들은(그리고 대개의 사람들은) 저마다 분석적 측면을 하나하나 조각내는 스타일을 보완하기 위해 직관적 능력을 사용하는 종합적인 작업을 한다. 정신치료에서 직관에 의해 제공되는 전체적인 시각은 큰 그림을 인지할 수 있게 도와주며, 이를 통해 우리는 무슨 일이 일어나고 있는지에 대한 개요를 얻게 된다. 전체가 부분들의 요소로 이뤄졌다는 선형적인 시각과 달리, 비선형적 관점은 그것을 완전히 뒤바꾼다. 시스템이 극도로 복잡할 때, 그것의 부분들은 상호의존적이며 전체 작업에서 분리할 수 없다. 그 결과 고도로 복잡한 시스템(정신치료 내의 관계 역동과 같은) 속에서 전체는 부분들을 통해 확연히 드러난다. 생물학적 수준에서 우리 몸의 전체 유전적 정보genetic code가 각각의, 그리고 모든 신체 세포 내에 완전한 형태로 존재하는 데서 이런 현상을 쉽게 볼 수 있다. 심리학적 수준에서 이런 현상은 유명한 임상적 경구에서도 드러난다. 즉, 1회기 전체는 그 회기 동안 나누는 첫 대화에서 명확히 드러나며, 정신치료의 전체 과정은 첫 시간에 명확해진다는 것이다. 이런 예로서 다음의 임상적 삽화를 숙고해보자.

수제트Suzette가 처음 나의 사무실을 방문했을 때, 작고 발랄하고 젊은 이 숙녀는 대기실 문을 열고 걸어 들어오는 동안 좀 까불거리는 듯했다. 절반쯤은 초조해보였고, 절반쯤은 흥분한 채였다. 수제트는 카우치에 털썩 주저앉아 소리쳤다. "나는 이전에 이런 걸 해본 적이 없어요. 내가 왜 이리 불안해하는지 나도 모르겠어요. 나는 여기서 내가 원하는 모든 걸 말할 수 있다는 걸 알고 있어요. 비밀이 지켜진다는 것도 알아요. 그래서 거짓말할 이유도 없고, 다른 사람들이 어떻게 생각할지 걱정할 필요가 없다는 것도 알아요."

"나는 당신이 여기서 선택한 단어들에 놀랐어요, 수제트. 거짓말이라는 말을 하셨는데요. 거짓말을 자주 하시는 편인가요?"

"실은 지금도 전부 거짓말을 하고 있어요. 사실 내 삶 전체가 거짓말처럼 느껴져요. 내가 여기 온 것은 매춘을 하다가 체포됐기 때문이에요. 그리고 정말 미칠 것 같아요. 나는 큰 꿈을 안고 미드웨스트에서 로스앤젤레스로 왔어요. 고향에서 난 완전히 스타였어요. 내 재능과 결단력이 결합하면 아무도 나를 막지 못할 거라 확신했죠. 어떤 것도 이겨 나갈 수 있을 거라 생각했어요. 난 배우가 되길 원했죠. 1년 전 여기 왔을 때 내겐 영광스러운 날들이 펼쳐져 있었어요. 태양은 빛이 났고 모든 게 밝아보였죠. 내 미래도요. 하지만 여기 도착한 뒤로는 모든 게 틀어지기 시작했어요. 내가 할 수 있는 거라곤 줄서서 기다리는 것뿐이었어요. 나는 무리지어 몰려 있는 소떼 같은 기분이 들었어요. 얼마 안 가 돈도 다 써버렸어요. 자포자기하는 심정이 됐죠. 누군가 내게 마사지 업소를 소개시켜 주었어요. '마지막에 살짝 유사 성행위'를 해주는 마사지 업소였죠. 조금만 일했을 뿐인데도 많은 돈을 벌게 됐어요. 나는 옷을 벗을 필요도 없었어요. 결코 그게 매춘이라고 생각하지도 않았죠. 하지만 체포되어 법정에 서서 판사의 경멸어린 시선을 받으니 무척이나 굴욕적이었어요. 마치 어떤 해충이 된 기분이었죠.

그 충격은 여전히 남아 있어요. 내가 대체 여길 어떻게 왔을까? 만의 하나 부모님이 아시기라도 한다면? 하지만 실제론 아무도 이 일에 대해서 몰라요. 당신 빼고요. 당신을 만난 지 5분 만에 이런 이야기를 하게 되다니, 도저히 믿을 수가 없네요."

"그래서 기분이 좀 어떠세요?"

"완전히 긴장이 풀리네요. 그 비밀을 혼자서만 간직하기는 너무 힘들었거든요."

많은 눈물을 흘리면서 수제트는 겨우 틀어막고 있던 수치심을 드러냈고, 이로써 고통스러운 감정이 많이 경감되는 것을 경험했다. 그녀는 진정되었다. 나는 그녀에게 일어난 최근의 사건과 더불어 과거에 일어났던 일에 대한 이야기를 들었다. 이를 통해 그녀는 자신이 했던 것에 대한 부정과, 어떻게 자신의 거짓말에 붙들려 있었는지에 대한 거부를 극복해 나아갈 수 있었다. 다음 회기에 나는 이런 사실을 예로 들었고, 그녀는 자신에 대한 생각을 말해주었다. "당신은 내가 누구인지 한 조각 유리처럼 꿰뚫어 볼 수 있나요? 나는 내면이 흔들리기 시작했어요. 다른 사람들도 나를 꿰뚫어 볼 수 있는지 궁금해요. 나에 대한 이런 모든 것을 그들도 알까요?"

여러 회기 동안 우리는 많은 의논을 했다. 그녀는 주변 사람들이 자신의 마음을 꿰뚫어 보는 것을 소박하게 막기 시작했고, 이것들이 나중에는 대체 그녀가 어떻게 느끼는지 많은 사람이 모르겠다고 할 만큼 겉으로만 그런 척하는(특히 그녀가 화가 났을 때는) 하나의 완전한 습관으로 바뀌었는데, 이에 대한 것도 의논의 대상이었다.

"다른 사람으로부터 숨는 것과 나 자신으로부터 숨는 것을 구분하는 건 쉽지 않은 일이에요. 나는 자신에게, '난 마사지 제일 마지막에 약간의 유사 성행위를 더 하는 것일 뿐 진짜 나쁜 짓은 하지 않았어'라고 말하지만, 다른 사람이 그것을 달리 본다면 그때는 기분이 매우 더러워지는 거죠. 나도 종종 무시하고 싶은 것들이 내 속에서 질척거리는 느낌으로 느껴질 때가 있어요. 내가 혼자 있을 때는, '넌 괜찮아. 넌 이 사실을 다룰 필요는 없어'라고 많은 시간 스스로에게 되뇌이곤 해요. 하지만 내 속 어딘가에선 내가 꼭 이것을 다뤄야 한다는 것을 알고 있고, 실제로는 모든 일이 잘 돌아가고 있지 않다는 것도 알고 있죠."

비선형적 관점에서 보자면 어떤 것의 전체는 항상 부분과 경험의 조각 속에 있다. 거기에 마술 같은 것은 없다. 수제트의 전체적 진실은 얼굴 근육과 몸의 자세, 단어 선택 등 가장 작은 부분 속에 똬리를 틀고 있었다. 다른 사람으로부터 숨어버림으로써 수제트는 결국 자신으로부터 숨었으며, 자신의 직관적 진실을 무시했고, 대신에 자신이 믿고 싶은 것을 선택했다. 하지만 암묵적으로 그녀는 여전히 진실을 외부로 전파했다. 우리에게 필요한 것은 가장 작은 부분 속에서도 올바른 직관의 시선으로 여러 일의 전체를 간파해내는 것이다. 노벨 물리학상을 수상한 리처드 파인만은 이렇게 말했다. "자연은 패턴을 짜기 위해 가장 기다란 선을 사용할 뿐이다. 따라서 자연의 작은 직물 조각 하나하나가 태피스트리 전체의 조직을 나타낸다." 직물과 실의 방식은 저마다 흥미롭기는 하지만, 이 책에서는 전체로서의 태피스트리를 다루도록 하겠다.

요약

임상에서의 직관은, 우리가 어떻게 아는지도 모르는 채 알고 느끼고 감지하도록 이끌어주는 암묵적 과정을 내포한다. 아주 가까운 사람들에게 닥친 고통이나 비극적인 사건, 금방 닥쳐올 죽음 등을 직관적으로 느꼈다는 사람들의 이야기는 아주 많다. 슈퍼맨 같은 우리의 능력에 너무 잘난 척하지 않도록 하기 위해 한 마디 덧붙이자면, 이런 이야기는 단지 사람에게만 국한되지는 않는다. 지진 같은 대규모 자연재해가 일어나기 전, 집에서 기르는 애완동물들이 소파 아래나 모퉁이에서 겁을 먹고 웅크리고 있다든지, 쥐들이 집단적으로 공황 상태가 되어 도망을 쳤다든지 하는 이야기 역시 매우 많다. 이런 현상을 개인 상호간의 수준에서 일어나는 직관의 한 모습이라고 여길지 말지는 독자 개인의 몫이다. 하지만 만약 그런 일이 가능하다면, 이는 우리 몸의 분별력이 상황에 따라 민감해져 우주의 거대함을 아우르게 되기 때문일 것이다.

학습을 할 때 신체는 의식적 인지 아래에서 작동하고, 자동적이고 맥락 의존적으로 작동하며, 또한 기본적인 감정과 감각, 그리고 다른 몸의 경험으로부터 상위 뇌를 향해 신호가 올라가는bottom-up process 방식으로 작동한다. 암묵적인 학습과 기억, 그리고 통찰은 노력이 필요하지 않으며 즉각적이다. 신체는 그 자신의 마음을 가지고 있는 것처럼 보인다. 감정적으로 매우 고양된 환경에 처해지면, 암묵적 과정은 더욱 활발해진다.

면담이 힘들게 진행될 때도 치료자가 정신을 차리고 치료를 진행할 수 있는가 하는 것은, 그가 전문가인지 아닌지를 나타내는 하나의 표식이 될 수 있다. 힘든 순간을 맞닥뜨릴 때 우리는 직관에 의해 인도되는가, 아니면 충동에 내몰리는가? 아래에 제시된 방법을 통해 치료 작업을 함으로써 우리는 충동에 내몰리는 대신 직관의 도움을 받을 기회를 최대화할 수 있을 것이다. 우리가 직관에 의해 인도될 때 우리 몸의 내부와 외부는 열린 채로 남아 있고, 관계 짓게 되고, 전체 맥락에 은밀히 관련된다. 충동에 의해 내몰릴 때, 우리는 너무 어렵거나 참을 수 없는 고통을 피하기 위해 관계를 방어적으로 맺게 된다. 비록 종종 직관을 충동과 구분하기 어려울 때도 하지만, 직관은 안정 애착을 통한 안정성과 신뢰에 의해 부분적으로 동력을 얻는다.

암묵적 학습을 용이하게 하고 몸으로부터 직관적 메시지를 받기 위해, 그 바탕을 만들 수 있는 여섯 가지 방법을 소개한다.

- ★ 치료 작업의 조섬 : 하나에 집중하면서도 동시에 주의를 확산한다. 요가나 명상, 혹은 조용히 앉아 있는 것을 통해 신체를 고요히 하고 마음을 조용히 함으로써 우리는 내적 투쟁을 다스려야 한다.
- ★ 내적 감정, 감각, 그리고 신체에 기반한 단서에 대한 당신의 감수성을 열어젖혀라. 내적인 주관적 경험을 향해 다시 주의를 돌리는 훌륭한 방법으로서, 눈을 감고 깊은 숨쉬기에 빠져들어라.
- ★ 당신의 직관을 맑게 하고, 거기에 바탕을 두고 참조할 수 있는 의식儀式을 개발하라. 몇몇 치료자는 1) 외부적 방법을 사용하기도 한다(즉, 한 손 혹은 양손을 가슴에 대거나, 양초를 켜거나, 사무실에서 공기를 깨끗이 하기 위해 세이지(허브의 한 종류)를 태운다). 다른 치료자들은 2) 내적 방법을 사용하기도 하는데, 예를 들면 새로운 환자를 보기

전이나 어려운 사례를 다룰 때 그 자신에 근거를 둔 내적 가이드를 참조하는 것이다. 3) 세 번째 방법은 한가하고 몽롱한 상태에서 벗어나기 위해 창문 밖을 보거나 유쾌한 그림을 보는 것이다.

★ 당신 내부의 신호와 접촉하라.

a. 회기 동안에 만약 당신이 '급박하다'고 느끼면, 잘 살펴보기 위해 '멈춰라.'

b. 각 회기의 다양한 시간 중에 감각을 확인함으로써 당신의 신체에 주의를 기울여라. 당신이 알아차린 것을 회기 후에 노트에 적어라. 판단하거나 분석하지 말고 알아차리는 것에 익숙해져라.

c. 회기를 되돌아볼 때는, 다양한 부분이 어떤 방식으로 전체에 들어맞는지, 분석하지 않고 '바라보는' 연습을 하라. 다시 말하지만 이는 직관의 '근육'을 키워가는 것을 배우는 하나의 방법이다.

★ 치료자로서 당신의 가치를 명확히 하라. 당신의 치료에서 가장 큰 의미는 무엇인가? 당신만이 환자에게 제공할 수 있는 것은 무엇인가? 치료 과정에서 당신을 가장 충족시키는 것은 무엇인가?

★ 당신 자신을 위한 의도intentions를 가져라. 의도를 갖는 것은 목적을 갖는 것과는 다르다. 첫째, 의도를 갖는 것은 어떤 것에 접근해가는 과정에 초점을 맞추는 것이지 그것으로부터 무엇을 얻는지에 초점을 맞추는 것은 아니다. 둘째, 어떤 목적에 도달하기 위해 당신 자신을 압박하기보다 의도를 가지고 가능성의 공간을 열어젖히면 오히려 압력을 줄이게 된다. 의도는 한두 단어의 형태로 창조될 수 있다. 예를 들어 치유하기, 성장하기, 공감

하기, 충분히 존재하기, 진정성을 띠기 등이다. 의도는 짧은 구문의 형태를 띠기도 한다. 예를 들어 '나는 분명한 것을 찾을 때까지 참을성 있게 앉아 있고 싶다', '나는 환자에게 필요한 것과 의제를 분명히 하기 위해 나 자신에게 필요한 것과 의제를 한쪽으로 치워두려 노력할 것이다' 등이다.

다음 장에서는 포유류의 애착 시스템을 발달의 관점으로 탐색하고, 자녀와 유대하고 사랑하고 돌보는 부모로서의 본능(다른 동물에서도 관찰되는)과 임상적 직관을 통합해볼 것이다.

3장

공감의 뿌리

일순간 눈을 통해 서로를 이해하는 것보다 더 큰 기적이 있을까?

– 헨리 데이비드 소로

공감empathy은 서로의 입장을 이해하는 것이고, 연민sympathy은 그 입장이 되는 것이다. –출처 미상

누군가를 비판하기 전에 그들의 처지가 되어보라(walk a mile in their shoes). 그러고 나서 비판을 하면 당신은 1마일 떨어진 곳에서 그들의 신발을 소유하게 될 것이다. –잭 핸디(미국의 유머 작가 –역주)

우리는 타인을 도우려는 욕구 때문에 정신치료자가 되었다. 그 과정에서 우리는 종종 견디기 어려운 고통을 만나곤 한다. 왜

우리는 이러한 고통에 이끌리며 심지어 직업의 어려움을 즐기기까지 하는 것일까? 각 치료자는 각자의 유전적, 사회적, 문화적, 가족적 배경에 따른 자신만의 답이 있을 것이다. 나는 아버지의 고민을 들어주는 친구였다. 한 동료는 장애가 있는 형제의 대변인이었다. 다른 동료는 술 취한 부모의 보호자였다. 암묵적인 가족의 요구가 우리를 이 직업으로 이끌었다. 이렇듯 개인사는 다양하지만, 우리에게는 정신치료자가 된 공통의 이유가 있다. 근원적인 체화된 수준primary embodied level에서, 우리는 정신신경생물학적인 배선wiring에 연결되어 타인을 돌보려는 본능을 공유한다는 것이다.

진화론적 입장에서, 이러한 배선은 무려 3억 년 전 포유류가 탄생하던 시절에 생긴 것이다. 우리의 파충류 조상은 한 무더기의 알을 낳고는 자식들의 생존을 운에 맡기고, 포식자에 맞서며 알아서 살아가도록 내버려두었다. 포유류는 새로운 생존 기술을 개발했다. 그들은 소수의 아기를 자궁에서 키우고, 그 아기들은 미숙하고 무력한 상태로 태어난다. 이는 열린 배선과 경험에서 배울 수 있는 신경 가소성을 가능하게 한다.

사회적 본능의 두 가지 핵심 세트 – 아이에 대한 돌봄과 놀이 성향 – 는 포유류의 열린 배선을 파충류의 닫힌 배선과 구분한다. 다음 장에서 나는 놀이를 다루려고 하는데, 지금 이 장에서는 아기가 충분히 발달할 때까지 돌보는(그리고 전생애에 걸쳐 정서적으로 돌보는) 행동적 본능을 임상적 직관과 연결시키고자 한다. 흥분된 상태로 직관이 이끌어가는 이런 관계에 중심을 둔 본능은 정신치료에서 우리의 몸을 휘감고, 뇌를 자극하며, 마음을 고무시킨다.

이 장에서 나는 인간의 공감 안에 있는 임상적 직관의 뿌리와 포유류의 애착 시스템 안에 있는 인간의 공감의 뿌리를 탐색하려고 한다. 이러한 아주 오래된 본능이 얼마나 깊고 강력한지, 그리고 그 본능이 우리와 다른 포유류를 얼마나 이어주고 있는지 보여주기 위해 나는 동물의 직관에 관한 이야기에 의지하려 한다. 그리고 거기서부터 인간의 발달과 관련된 공감의 신경생물학을 자세히 설명할 것이다. 이러한 인간의 발달 과정을 보여주기 위해, 나는 어린 시절 신체적·성적으로 학대를 당해 자신의 아이와 공감적 유대가 막힌 한 여성의 사례를 들 것이다.

서로 다른 종들의 우정

우리는 사람이 동물과 다르다는 자부심이 있다. 우리는 다양한 언어를 말하는 유일한 종이며, 후손을 위해 책을 만들고 김퓨디로 시회적·정치적 무리들과 연결한다. 하지만 우리가 다른 종들의 유산 위에 쌓아 올린 급격한 팽창의 결과들을 무시한다면 이러한 영광은 파괴적인 힘을 가져올 것이다. 이런 차이가 좌뇌의 고차원적 사고가 주는 특별한 혜택이라고 생각하기 쉽지만, 사실 우리가 감정의 중요성을 더 많이 이해할수록 우리의 변연계 회로limbic circuitry는 인간을 다른 포유류와 더 많이 교감하게 해줄 것이다. 인간이 연민을 가질 수 있고 타인을 도울 수 있는 것은 포유류의 특징을 물려받은 덕분이다.

신화든 실제든 모든 문화권에서 영웅은 명성을 떨치고, 명예로우며, 대접을 받는다. 서양의 전통적 영웅 신화에서 빛나는, 갑옷을 입은 기사는 위기에 처한 처녀를 구하기 위해 사나운 용과 싸운다. 이러한 신화의 보편성은 포식자와 싸워 약한 자를 보호하는 원초적 본능을 보여준다. 이러한 보호 본능은 동물에서도 발견된다. 개를 키우는 사람들은 자신이 슬픔을 보일 때 반려견이 얼마나 자신을 따뜻하게 비벼주고 핥아주는지 증언한다. 스티븐 코틀러Steven Kotler라는 개 구조가는 오티스Otis라는 이름의, 나이들고 유난히 공격적인 불테리어 알파독의 공감 능력을 관찰했다.

> 오티스는 기제트Gidget보다 60파운드는 더 나간다. 하지만 싸움을 공평하게 하려고 오티스는 드러누워 한 발로만 싸운다. 이처럼 누움으로써 작은 동물이 '상위' 포지션에 있도록 해주는 것을 자기 불구화self handicapping라고 한다. 하지만 오티스는 거기서 더 나아간다. 오티스가 한 발로만 싸우는 동안 기제트는 자신이 가진 모든 것 – 심지어 이빨까지 – 을 사용한다. 때때로 기제트는 오티스의 얼굴을 물고 놓아주지 않는다. 이런 경우에 오티스가 일어나서 걷기 시작하면 기제트는 마치 오티스에게 매달린 모피 귀걸이 같아 보인다.

정신치료계는 얼마 전부터 동물의 공감을 활용하고 있는데, 예를 들면 외상후 스트레스 장애 환자를 위한 말馬 치료와 자폐증 아동을 위한 돌고래 치료 같은 프로그램이 있다.

자연 치유력과 공감 본능에 관한 이야기들 중에는 동물 구조 스토리가 많이 있다. 이 장을 위해 내가 고른 이야기는 2009년 물에 빠진 다이버의 생명을 구해 세상의 주목을 받은 밀라Mila라는 벨루가 고래에 관한 것이다. 이 사건은 중국에서 열린 자유 다이빙 대회의 영상에 포착되었다. 저수조의 물은 20피트 깊이에 북극해 온도로 냉각되어 있었다. 저수조에는 씨월드Seaworld 형태의 환경에서 온 고래들이 있었다. 다이버들은 그 속에서 다른 장비의 도움 없이 가능한 한 오랫동안 숨을 참아야 했다. 그런데 처음엔 괜찮아 보였던 양윤Yang Yun이라는 26세 여성 참가자가 다리에 쥐가 나면서 공황 상태에 빠져 가라앉기 시작했다. 인간 다이버들과 많은 경험이 있는 고래들은 무엇인가 잘못 되었다는 것을 깨달았다. 그녀를 구한 것은 밀라였다. 그림 3.1a에서 우리는 밀라가 그녀의 자세를 바르게 하기 위해 입을 이용하는 것을 볼 수 있다. 그림 3.1b를 보면, 밀라는 그녀를 물 밖으로 끌어올리려고 그녀를 물고 있다. 그녀는 이렇게 말했다. “나는 질식하기 시작했고

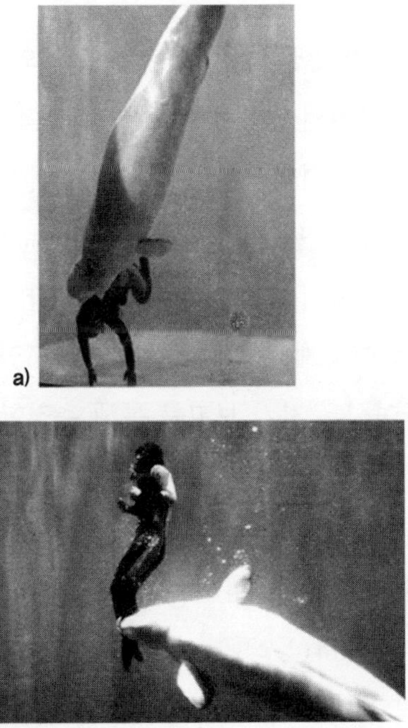

그림 3.1 a) 밀라가 다이버를 바로 세우고 있다. b) 밀라가 다이버를 익사의 위험에서 구하고 있다. (Courtesy of Europics)

더 깊이 가라앉았다. 나를 물 위로 끌어올리는 믿을 수 없는 힘을 느끼기 전까지 나는 이제 죽었다고 생각했다."

그녀의 곤경에 대한 밀라의 반응은 놀랍고, 그 행동은 영웅적이다. 이 고래의 이야기는 구약성경에 나오는 요나Jonah와 고래의 이야기를 연상시킨다. 요나가 신의 지시를 거부하고 니느웨로 가자, 신은 요나를 보트에 태워 바다로 보낸다. 거기서 그는 물에 빠지고 고래가 구해준다. 요나를 통째로 삼킨 고래는 그를 육지에 내려주고, 결국 요나는 신의 명령을 완수한다. 이 이야기가 퇴행적인 은신을 표현한 것이든 혹은 요나의 정서적 발달의 시작을 점진적으로 보여주는 것이든, 그 고래는 자궁을 상징한다.

사실 밀라의 이야기에서 놀라운 점은 고래와 다이버가 모두 여성이라는 사실이다. 우리의 문화에서, 여성의 도덕 발달은 인간의 요구, 공감, 상호의존성과 관련되며, 남성의 도덕 발달은 개인의 권리와 옳고 그름에 관한 관념적 원리와 연관된다(Gilligan, 1982). 그렇긴 하지만 공감에 대한 남녀간 차이는 논란의 여지가 있다. 이 모든 것은 공감을 어떻게 정의하고 어떻게 측정하느냐에 달려 있다(Eisenberg & Strayer, 1987). 예를 들면 여성은 자기 보고를 통해 측정할 때 공감이 더 크게 나타나지만, 생리학적 도구로 측정하면 줄어든다. 한 연구(Rueckert & Naybar, 2008)는 우반구의 활성화와 공감 사이의 연관성은 여성에서만 나타난다고 한다. 이는 공감에 대한 남녀간 차이가 신경학적 기반의 차이일 가능성을 시사하며, 이러한 사실은 여성이 남성에 비해 적이나 경쟁자에게 더 잘 공감할 수 있다는 것으로 뒷받침된다(Singer, Seymour, O' Doherty, Stephan, Dolan & Frith, 2006).

개별 감정회로

밀라가 영웅인 것은 분명하지만, 이 고래가 정말 물에 빠진 사람에게 공감을 한 것일까? 동물이 느낀 감정에 대한 주제 역시 논란거리다. 자크 판크세프Jaak Panksepp는 동물 행동학, 동물 비교연구를 정서적 발달의 관점에서 연구하는 신경생물학자다. 주관적인 보고를 이용해 증명할 수는 없지만, 근거 기반의 신경과학을 통해 판크세프는 동물도 사람처럼 감정을 느낀다고 확신했다(Panksepp, 2011, 그림 3.2). 그는 사람과 동물의 변연계 안에 상응하는(즉, 구조적으로 유사한) 영역에 대한 연구를 토대로 비교 감정 발달의 영역에서 획기적인 교과서를 저술했다

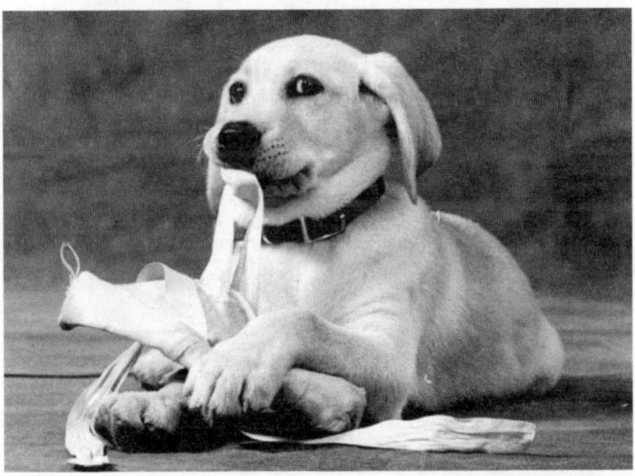

그림 3.2 개들이 사람들처럼 감정을 느끼는지 여부는 과학자들 사이에서 논란이 있다. 문제는 동물들은 사람들과 같은 방식으로는 주관적 경험을 보고할 수 없다는 것이다. 개를 키우는 사람들 중에서 자기 개가 감정이 없다고 말할 사람은 거의 없을 것이다. 럭키Lucky라는 이름의 이 개는 종종 주인의 발레화를 물고는 한다. 럭키가 신체와 표정으로 감정을 표현하는 것처럼 보이는가? 만일 그렇다면 당신은 이것이 어떤 감정인지 알아볼 수 있겠는가? (Courtesy of Benedicte Schoyen)

(Panksepp, 1998).

다윈(1872)의 업적에서 시작되어 폴 에크먼Paul Ekman(2003)의 연구에 이르기까지 감정의 신경생물학에 대한 연구자들의 관심은 그들로 하여금 뇌에 있는 개별 감정회로를 연구하도록 했다. 판크세프는 모든 포유류에 공통된 7개의 감정회로를 구분했다. 탐색Seeking, 돌봄Care, 성욕Lust, 놀이Play, 공황Panic, 분노Rage, 두려움Fear 등이 그것이다. 각각의 감정은 뇌에서 감각, 동기, 행동 등을 연결하는 개별적 신경 구조

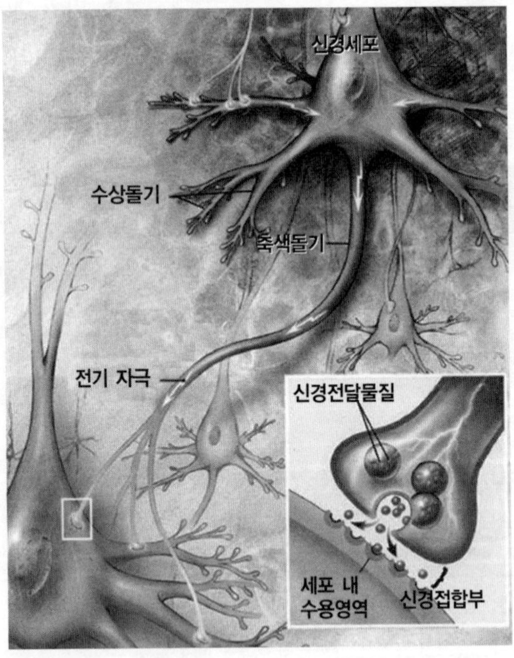

그림 3.3 이 그림은 시냅스 전달 경로를 그린 것이다. 뇌의 신경화학은 뇌가 가진 놀라운 복잡성을 푸는 열쇠 중 하나다. 동일한 신경회로를 통해 서로 다른 신경전달물질들이 순환한다. 이것이 잠재적으로 수많은 상태를 촉발시켜 뇌의 유연성을 증가시킨다. (Public domain, U.S. National Institutes of Health, National Institute on Aging)

를 통해 작동한다. 인접한 뉴런 사이의 시냅스 공간synaptic gap에 분비되는 흥분성과 억제성 신경전달물질 칵테일에는 겹쳐지는 부분이 있다(그림 3.3). 가장 광범위한 흥분성 신경전달물질인 글루타민산염glutamate은 그 전구체이자 가장 광범위한 억제성 신경전달물질인 GABA와 연계되어 작동한다. 또한 회로가 작동하는 방식에는 중복overlap이 존재한다. 예를 들어 성욕은 유혹적인 춤에서 놀이에 녹아 들고 성욕이 분노와 결합되면 강간으로 나타난다.

판크세프의 회로들은 폴 맥클린Paul MacLean이 발견한 삼위일체 뇌triune brain의 개념적인 층들을 연결한다(그림 3.4, MacLean, 1990). 반사신경

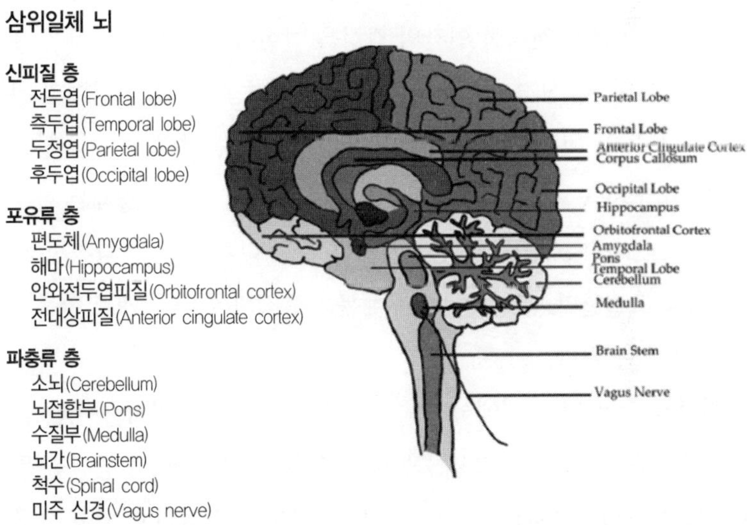

그림 3.4 폴 맥클린의 이 삼위일체 뇌 도식은 인간의 두뇌가 세 층으로 이루어져 있다는 것을 보여준다. 이는 진화적으로 파충류, 포유류, 인간의 출현과 대체로 일치한다. 각 층은 아래층의 위에 위치하여 새로운 기능을 더할 뿐만 아니라 아래층의 조절을 돕는다. 복잡한 생물학적 시스템들을 나눌 때처럼, 이 분명한 구분은 궁극적으로 분리할 수 없는 것을 쉽게 나누어버린다. 삼위일체 뇌는 기술적으로 정확한 묘사라기보다는 경험적 은유로 보는 것이 타당하다. (Courtesy of the author)

및 생존욕구와 연결된 파충류 층은 다른 층들의 토대가 된다. 파충류 층 위에 포유류의 변연계가 얹혀져, 기본 욕구를 조절하는 감정과 동기를 도입한다. 이 두 층 위에 인간의 신피질이 있고, 의식적 경험인 자아성찰, 계획, 상징적 표상 등을 가능하게 한다.

세 층 중에서 변연계가 상호 연결이 가장 많은 층이다. 각 회로는 아래로 파충류의 피질하 중심, 위로는 인간의 피질 영역까지 뻗어 있다. 신피질은 감정적 경험을 완전히 깨닫게 하는 데 필요하지만, 감정 상태를 만들어내는 곳은 아니다. 감정이 피질하에서 기원한다는 사실은, 동물도 감정이 있지만 그것에 완전히 몰입되어 성찰은 없는 상태임을 의미한다.

앞에서 언급한 것처럼 인간의 감정을 발현하고 감지하는 것은 우뇌의 역할이며, 이 신경 회로는 부분적으로 변연계와 자율신경계의 접점을 지나 몸의 내부 체계에까지 이른다. 음식물을 소화하는 위장관 영역을 따라 자율신경계는 두 개의 가지로 나뉜다. 교감신경계는 싸움 혹은 도피fight or flight, 공황, 강렬한 기쁨 등을 다루기 위해 감정적 각성을 상향 조절한다. 부교감신경계는 몸을 휴식과 이완 상태로 만들기 위해 하향 조절한다(그림 3.5).

파충류 층은 자궁 내에서 성숙되지만, 포유류의 사회적 정서는 출생 후 주양육자와의 상호작용을 통해 성숙된다. 생후 2년간 공감을 통해 부모와 자식의 우뇌간 소통은 부모로 하여금 영아의 정서적 요구를 감지하고 반응할 수 있게 한다(Shore 2003a, 2003b). 공감적인 소통은 표정, 목소리의 톤과 리듬, 자세와 움직임 같이 준언어적 특징을 사용하는 비언어적 피질하 경로를 통해 이루어진다.

번연계의 상위 영역이 관계를 통해 발달한다는 것은 일리가 있다.

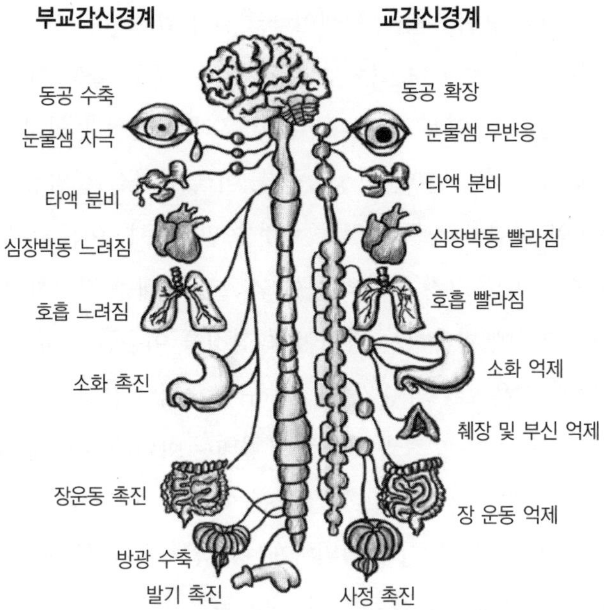

그림 3.5 이 그림은 자율신경계의 교감신경계와 부교감신경계 가지를 비교해 보여준다. 교감신경계는 동공을 확대시켜 멀리 볼 수 있게 하고, 혈압을 높이고, 심박과 호흡수를 증가시키며, 즉각적인 행동이 가능하도록 사지 근육으로 혈액 공급을 늘리는 방식으로 싸움-도피 반응을 촉진시킨다. 부교감신경계는 동공을 축소시켜 가까운 곳을 보게 하고, 심박과 호흡수를 떨어뜨리며, 혈류를 내장 장기로 공급하여 소화와 배설을 도움으로써 이완상태를 촉진한다. (Courtesy of the author)

감정의 기능은 넓게 보아 관계적이기 때문이다. 내적 그리고 외적인 환경에서 감지되는 변화에 부정적 혹은 긍정적 가중치를 부여함으로써, 감정은 우리로 하여금 관계에서 어떤 상태에 있는지 일차적 경험을 통해 깨닫도록 도와준다. 우리의 일차적 경험은 인지가 아니라는 것이 신경과학의 최신 경향이다. 다마지오, 포겔, 판크세프, 쇼어 같은 연구자들은 이제 이성이 아닌 감정이 창조성, 도덕, 의미, 관계 등과 같은 인간의 최상위 기능의 핵심이라고 믿고 있다.

임상적 직관에서 나오는 부모의 공감은 주로 돌봄 회로care circuit에서 기인한다. 변연계 회로 대부분이 우리가 언어와 의식적 생각을 가지기 전인 생후 2년 안에 성숙한다. 이러한 사실은 임상적 직관이 비언어적인 피질하 경로에 있다는 것을 말하는데, 이는 놀라운 일이 아니다. 이것이 우리가 환자의 몸에 기초한 상태를 감지하고, 이해하고, 보고, 거기에 반응하는 방식이다. 상징을 이용한 사고는 통찰 및 자기성찰과 같은 일부의 순간에 중요하다. 하지만 감정은 그것이 의식적이든 무의식적이든, 그리고 조절된 형태든 아니든 치료에 필수적 요소다. 감정은 환자의 고통의 핵심일 뿐 아니라 치료자의 이해에도 중요하다. 그래서 이제부터 광범위하게는 정신치료가, 특정하게는 임상적 직관이 판크세프의 정서적 회로 및 동기적 회로motivational circuit와 각각 어떻게 관계되는지 알아보고자 한다.

탐색

탐색seeking의 본능은 우리로 하여금 즐거움이나 보상을 경험하면서 주변을 탐색하도록 촉진하므로 다른 회로의 '할아버지'에 해당한다(판크세프의 개인적 언급, 2010년 7월). 흥분성 신경전달물질이자 중요한 각성의 원천인 도파민 뉴런이 있는 탐색 회로는, 뇌 깊숙한 곳에 있는 복부통합 영역ventral tegmental area과 중격핵nucleus accumbens을 중심부에 두고 있다(그림 3.6).

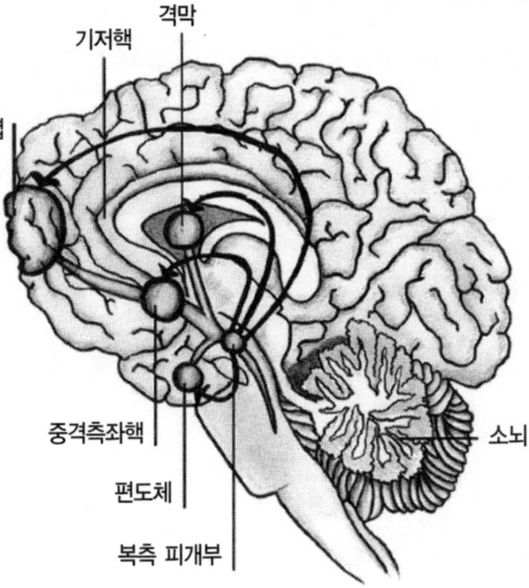

그림 3.6 음식, 쉼터, 짝을 찾는 것과 같은 생명체에 필수적인 기능을 수행하는 것에 대한 대가로, 탐색회로(보상회로라고도 불림)는 쾌감의 형태로 피드백을 제공한다. 보상을 의미하는 감각정보를 전달받고 처리함으로써, 복측 피개부ventral tegmental area가 활성화된다. 기본적 필요가 얼마나 잘 충족되었는지에 대한 정보는 중격측좌핵nucleus accumbens, 격막septum, 편도체amygdala, 전전두엽prefrontal cortex과 같이 다양한 영역에 도파민이라는 신경전달물질을 통해 전달된다. 중격측좌핵은 행동을 위해 소뇌와 기저핵의 운동기능을 활성화시키고, 전전두엽은 적절한 주의력을 제공한다. (Courtesy of the author)

많은 환자는 삶의 위기로 인해 '억지로' 정신치료를 받는다고 느낀다. 하지만 대부분의 정신치료자들은 자기 이해와 성장을 추구하여 내적 보상을 경험하는 탐색 회로를 직접적으로 이용한다. 내적 보상에 대한 기억과 약속은 정신치료 과정에서 우리에게 가장 어두운 순간에 맞설 용기와 에너지를 공급한다. 증상에 초점을 맞춘 단기 치료가, 끝을 알 수 없는 정신세계 자체를 추구하는 더 자유로운 장기 치료로 전환될 때, 환자 내부에서는 이 회로가 주로 작용하는 것으로 추정된다.

앨런·쇼어(2010년 4월의 개인적 소통)는 외부의 물리적·사회적 환경을 탐색하는 것은 교감신경에 의지하는 반면, 내적인 탐색에는 부교감신경이 더 많이 이용될 것으로 추측했다. 이 사실은 좀 더 공식화된 마음챙김 수련을 포함한 자기 성찰이 본질적으로 자기 위로의 가치가 있음을 설명하는 데 도움이 되는 것 같다(Siegel, 2007, 2010). 돌봄 회로와 더불어 탐색 회로는 임상가들이 사람들에 대한 폭넓은 관심(매력까지는 아니라 해도)을 갖는 이유가 된다.

돌봄

돌봄 회로는 부모가 아기를 보호하고, 돌보고, 사랑하고, 키우는 기본 욕구를 구성한다. 포유류의 수많은 종에서 돌봄 회로는 부모가 되기 위해 특정한 짝과 결합하는 것까지 확대된다. 인류학자인 헬렌 피셔Helen Fisher(1994)는 다양한 문화의 사람들에서 낭만적인 사랑은 자손을 양육하기 위해 한 명의 짝과 애착을 갖도록 하는 반면, 성욕lust은 유전자를 더 많이 퍼뜨리기 위해 수많은 짝과 바람을 피우도록 이끌어간다고 생각했다.

아기들은 만져주고, 껴안고, 애지중지하고, 걱정하고, 응시하고, 흠모하고, 노래해주고, 깊이 생각하고, 상상하고, 사과하는 등 모든 감정적 뉘앙스에 흠뻑 젖게 해줄 필요가 있다. 이러한 정서적 요소들은 아이들이 내적으로 안전하게 느끼고 외적으로 회복탄력성을 키우게 하는 것으로서, 물이나 공기, 음식 만큼이나 중요하다. 영국의 정신과 의사이자 정신분석가인 존 보울비John Bowlby는 자신의 애착 이론(1969,

1973)으로 아기는 태어나면서부터 주양육자와 안전한 정서적 유대를 추구한다는 것을 증명했다.

보울비는 개인적 경험을 통해 생애 초기에 어머니와 헤어지는 것의 아픔을 알았다. 예의범절을 가르치기 위해 보울비의 어머니는 아들과 하루에 단 한 시간만 차를 마시며 만났다. 일곱 살이 되었을 때 보울비는 당시의 관습대로 기숙학교에 보내졌다. 겨우 버텨낸 보울비는 나중에 "나 같으면 개가 일곱 살이 되어도 기숙학교로 보내지 않을 것이다" 라고 말했다(Schwartz, 1999, p. 225). 보울비는 이런 트라우마의 뿌리에서 벗어난 후에도 평생 어린이의 고통에 대한 공감을 유지했다. 보울비의 열정은 아들인 리처드 보울비에게로 이어지는데, 그는 조기 보육의 위험성을 홍보하는 것으로 아버지의 유산을 이어갔다.

보울비는 생태학자들과 협력해서 연구를 했다. 그들 중에는 원숭이에게서 모성을 박탈했을 때 미치는 영향을 연구한 미국 학자 해리 할로우Harry Harlow도 있었다. 친모에게서 양육된 일부의 붉은털원숭이rhesus monkey를 철사나 부드러운 직물로 만든 모형 엄마 곁에서 자란 다른 원숭이들과 비교함으로써, 할로우는 생리적 욕구 충족뿐만 아니라 정서적 보살핌과 동료애가 결정적으로 중요하다는 사실을 분명히 밝혀냈다(그림 3.7).

할로우의 연구는 가혹성으로 인해 논란이 되기도 했다. 예를 들어 그의 연구에는 짧은꼬리원숭이macaque monkey를 완전히 격리해서 키우는 것도 포함되어 있었다. 그의 연구는 모든 어린 포유류가 민감하고 반응적인 어른과의 근접성을 안정 기지로 추구한다는 사실을 확인함으로써, 공감이 인간의 범주를 넘어선다는 것을 널리 알렸다. 오늘날에는 결코 윤리 기준을 통과할 수 없을 이 연구 방법이 부분적으로나

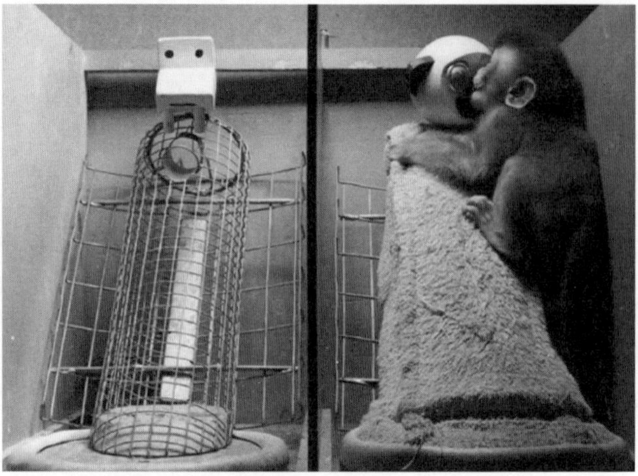

그림 3.7 이 아기 원숭이와 철사 및 천으로 만든 엄마 대체물은 모성 분리와 박탈에 관한 연구를 위해 해리 할로우가 이용한 것이다. (Courtesy of Harlow Primate Laboratory, University of Wisconsin, Madison)

마 실험 동물에게 정서적·육체적 잔인함을 금지하는 현재의 동물 권리 운동의 씨앗이 되었다는 사실은 아이러니다.

또 다른 미국인 동료인 메리 에인즈워스Mary Ainsworth는 보울비의 포유류적 돌봄 회로를 둘러싼 연구를 인간 유아에게로 확장시켰다. 그녀는 낯선 불안과 분리 고통, 재회 행동을 관찰할 수 있는 연구 규약인 낯선 상황 절차Strange Situation Procedure를 개발했다(Ainsworth & Bowlby, 1965). 이 규약은 서로 다른 애착방식을 분류하는, 좀 더 공식화된 체계를 만들 수 있게 했다. 그녀는 하나의 안정 애착과 두 가지의 불안정 애착 방식을 발견했다.

안정적으로 애착이 형성된 아기는 약 65%에 해당하는데(Prior &

Glaser, 2006), 이러한 아기는 엄마의 꾸준한 참여와 정서적 이해, 그리고 온전한 집중에 이상적으로 반응한다. 안전하고 안정적으로 느끼므로, 엄마가 있는 한 이런 아기들은 환경을 자유롭게 탐색하고 잘 논다. 낯선 상황 절차가 이루어지는 동안에는, 엄마가 방을 떠난 사이에 아기는 명백히 불안해 보이고 낯선 사람의 보호에 저항하더라도, 엄마가 돌아오면 쉽고 빠르게 진정되어 행복하고 편안한 상태로 돌아가며 다시 놀기 시작한다.

불안하고 불안정한 아기는, 아기의 필요보다는 엄마의 조건에 따르는 일관성 없는 정서적 참여를 경험하게 된다. 그 결과, 엄마는 때로는 정서적으로 반응하지만 때로는 아기로 하여금 이별에 직면하게 될 것이라는 두려움을 느끼도록 방치한다. 아기는 걱정에 사로잡히고 지나치게 경계하는 상태에서 엄마의 행방을 항상 예의주시해야 하며, 아기의 놀 사유는 봉쇄된다. 낯선 상황 절차에서 이런 아기는 엄마가 나가면 매우 불안해 하고, 엄마가 돌아와도 재결합에 저항하고 분노한다.

회피적이고 불안정한 아이는 엄마의 정서적 묵살과 거부를 반복적으로 경험한다. 처음에는 심한 고통과 저항이 발생한다. 하지만 지속적으로 관심을 끌려는 아기의 노력을 엄마가 무시하면, 아기는 엄마의 정서적 유용성에 대한 희망을 버리게 되고, 결국 폭넓게 놀이와 환경을 탐색하는 것에 대한 관심이 줄어든다. 낯선 상황 절차에서 회피하는 아기는 엄마가 떠나도 당황하지 않으며, 돌아와도 기뻐하지 않는다. 낯선 사람이 있어도 신경 쓰지 않는다. 그들은 단독 비행을 하는 성향을 가지게 되며, 자기 위로와 자극에 몰두하고 만족의 근원인 관계의 중요성은 무시한다.

보울비의 또 다른 동료인 메리 메인Mary Main은 불안정 애착의 세 번째 타입인, 더 심각한 불안정혼란 범주disorganized category를 추가했다(e.g., Main & Solomon, 1990). 이 범주는 일차 양육자가 지나치게 학대하거나, 변덕스럽거나, 혹은 어떤 식으로든 무서워서 아기의 적응적 대응 전략을 붕괴시키는 경우에 나타난다. 이러한 아기는 타인에게 기대든 자신에게 몰두하든 안전을 느낄 수 없어 극도의 혼돈을 경험하며, 마치 엄마에게 다가가면서도 회피하려는 행동을 동시에 하는 것처럼 보인다. 이런 아기는 엄마에게서 분리되는 경우 자해를 하거나 울 수 있으며, 엄마가 돌아와도 접촉을 피하려고 한다. 자신의 내적인 필요를 해결할 효과적 수단이 없으므로, 그들은 내면을 차단하고 견딜 수 없는 경험이나 감정에서 해리되는 것이 유일한 방법이 된다.

발달학적 관점에서 볼 때 애착 이론은 현저한 효과와 예측력이 입증되었다. 안정 애착이 있는 아이들은 자존감이 높고, 좋은 관계를 유지하며, 밝고 성공적인 미래를 기약할 수 있다. 그러나 불안정 애착이 있는 아이들은 종종 성인이 되어서까지도 학교에서 관계에 문제를 보이고, 정서적·신체적 증상을 겪게 되는 경향이 있다. 불안정혼란 애착disorganized attachment이 있는 아이는 장차 정신과적 문제나 다른 의학적 문제에 가장 취약하다(Mash & Barkley, 2003; Zeanah, 2009).

임상 연구에서 안정 애착을 가진 치료자들이 가장 우수한 임상적 전문성을 보인다는 일부 증거들이 있다(Eels, 2001). 그들 각 개인이 안정 기지를 가지고 삶을 시작했든, 자라서 이차적 애착대상이나 정신치료를 통해 안정 애착을 획득했든 그것은 중요하지 않다. 안정 애착을 가지는 능력은 정신치료자로 하여금 직관적 공감 반응을 하게 하는 효과적인 내적 작동 모델을 제공한다. 돌봄 회로는 치료자에게 공감을 가능하게 하고, 그것을 사용할 동기를 부여하는 신경회로를 제공한다. 우리의 몸은 피질하 자극에 의해 조율된 반응을 한다. 우리의 마음은 환자의 안녕을 바라는 주관적 경험으로 채워져 있다.

부모로서의 사랑과 애정이 돌봄 회로의 핵심을 이루므로, 아마 임상적 직관은 부분적으로나마 환자를 마치 자식처럼 사랑하게 만들 수 있다. 일부 임상 치료자들은(Hirsh & Kessl, 1985; Lewis, Amini, & Lannon, 2000; Natterson, 2003; Shaw, 2003) 정신치료에서 사랑은 치유의 흐름에서 숨어 있는 측면이라고 말한다. 치료자의 사랑 능력은 아마 모든 기법과 이론적 배경을 아우르는 비특이적 요소라고 할 수 있을 것이다. 정신분석의 역사에서 프로이트는 치료자와 사랑에 빠지는 능력을 전이 역동의 핵심이라고 했다. 환자와 치료자 간의 사랑은 우리 영역의 일부 초기 전문가들에게 양방향 도로two-way street가 있었음을 증명했다. 하지만 로맨틱한 감정과 환상을 행동에 옮기려는 충동은 근친상간의 금기를 떠올리게 하며, 그 파괴적인 잠재력은 권력 남용으로 간주되어 오늘날 환자와 치료자 간의 성관계는 법으로 금지되었다. 그래도 사랑이 치유의 핵심 요소라면, 치료자로서 우리는 역전이 내에서 성욕lust을 부모의 돌봄으로부터 분리시켜야 한다.

공감

정신치료에서 사랑의 중요성은 아직도 논쟁 중이며, 실증적으로 옳은지 결정되는 일이 남아 있다. 그러나 공감의 중요성은(이것 또한 돌봄 회로에서 나오는 것인데) 논의의 여지가 없다. 아직도 나는 대학원 수련시절 중에 어느 여성이 동료 인턴에게 소리지르는 것을 목격한 끔찍한 날을 기억한다.

"당신은 이해하지 못하는군요. 이해를 못한다고요!"

모든 치료자에게 공통적으로 필요한 한 가지 기술이 있다면, 그것은 이해하는 능력일 것이다. 인지 감각이나 정서 감각의 측면에서 우리 자신을 다른 사람의 입장에 놓는 능력은 직관과 마찬가지로 포유류의 돌봄 회로에서 나온다.

필요에 의해 공감하는 능력은, 부모에게 새로운 것을 인지하고 소화할 것을 요구한다는 점에서 부분적으로 직관을 포함한다. 아기들은 저마다 서로 다르다. 아기마다 고유의 유전자, 성격 성향, 문화적 배경, 가족의 역사, 시대적 역사, 지리적 위치 등이 다 다르다. 한 아기에게는 압도적으로 느껴지는 것이 다른 아기에게는 재미있게 느껴질 수 있다. 모든 나이의 아기들마다 다른 이러한 놀랄만한 다양성이 바로 부모가 아기를 양육하는 데 직관이 필요한 이유다. 시대를 막론하고 모든 아기에게 통하는 양육 매뉴얼은 없다. 좀 더 아기와 맞추기 위해 부모는 만지는 것, 냄새 맡는 것, 보는 것, 소리, 그리고 모든 신체와 감각을 사용하여 아기들의 내적 세계를 그들처럼 느껴야 한다.

아기의 느낌, 욕구, 동기, 그리고 다른 내적 상태까지 직관적으로 느낌으로써 그런 것들이 잘 이루어지면, 부모는(치료자도 마찬가지지만) 다음과 같은 기능을 위한 본능적인 능력을 사용하고 있는 것이다.

★ 부정적인 감정의 각성을 완화시켜 주는 것. 아기가 불쾌감을 느끼는 것을 잘 안심시켜 주는 것
★ 긍정적인 감정을 격려하는 것. 즉, 아기가 조용해지고 각성되고 놀기 위해 마음의 준비가 되어 있을 때 아기를 자극시키고 놀아

주는 것

- 아기의 변화하는 내적 욕구와 상태에 공감적 대응을 해줌으로써 그 자신을 발견하도록 도와주는 것
- 아기의 자아가 안전한 수용 하에서 잘 자라날 수 있도록 아기와 부모의 감정을 잘 소화하는 것
- 상호주관적 공간 안으로의 초대를 받아들이고 이를 넓히는 것 (상호주관적 공간이란 양쪽 사람이 상호적으로 인식하는 공간인데, 그 공간 안에서 그들의 느낌과 욕구와 내적 상태는 동시적으로 존재한다). 자신의 새로운 측면을 포함한 새로운 영역으로 두 사람을 이끌어 관계를 촉진시키는 것
- 아기의 경험을 채색하고 탐구와 놀이를 통해 더 큰 신체적·사회적 세계로 확장할 수 있도록 상호주관적 공간을 이용하는 것

임상적 직관은 위에서 말하는 각 기능을 위한 부모의 직관을 반영하며, 이 기능들에 대해서는 다음 장에서 임상 사례로 설명하려고 한다. 부모 노릇과 마찬가지로 정신치료에서도 잘 조율된 반응은 경직된, 혹은 미리 고안된 생각을 포함하지 않는다. 그 대신 공감은, 에너지와 동기 속에서 밀접하게 직관적으로 인도되는 정서적 변화와 변동에 시시각각으로 집중하는 것을 요구한다. 이러한 변화는 열거하기에는 미세하고, 미리 계획하거나 기억하기에는 더더욱 작다.

놀이

놀이는 앞의 두 장에서 유일하게 다룰 만큼 흥미로운 독립된 동기 회

로다. 이 장에서 나는, 부모의 경우와 마찬가지로 놀이의 정신은 돌봄 회로와 밀접하게 교차된다는 점을 강조하고 싶다. 한편, 아이들의 입장에서 놀이의 정신은 사회적 공간에서 방향을 정하고 탐색하는 능력과 더불어 발달하는 자아와 정확히 연결된다. 놀이는 좋은 진지한 기능이며 가볍게 볼 것이 아니다. 정신치료는 돌봄, 놀이, 자아 발달, 사회적 융통성 등을 잘 배합하는 것을 즐기는 것이다. 이 책의 주요 목적은 부모의 암묵적 이해의 이러한 영역들을 정신치료자들의 명시적 영역으로 도입하고자 하는 것이다.

분노

언뜻 치료자들은 분노가 임상적 직관에 중요한 역할을 하리라는 가능성을 의아하게 생각할 수도 있을 것이다. 그렇지만 인생에서와 마찬가지로 임상 작업에서도 감정은 언제 어디서나 일어날 수 있는 것이다. 분노가 임상에서 가지는 가치는, 놀랍도록 정직한 다음 임상 사례(Knox, 2010)에서 잘 보여준다. 이 예에서 치료자는 반응이 없는 환자와의 오랜 교착 상태에서 마침내 화를 낸다. 치료자는 환자에게 "나는 당신이 꼴 보기 싫어요. 그래서 정말로 당신이 이 치료를 그만두었으면 해요" 라고 화를 냈고, 환자는 "당신이 죽은 상태에서 생환한 것이 다행이네요" 라고 대꾸한다. 이러한 예는 다른 많은 예와 더불어 치료자가 환자와 같이 있는 공간에서 온전한 자신을(치료자의 모든 감정적인 반응을 포함하여) 유지하는 것이 얼마나 중요한지를 암시한다. 어떤 치료자들은(예를 들어 Kaslow, Cooper, & Linsenberg, 1979; Miller 외 1999; Rustin, 1970) 치료자가 갖추어야 할 자질 중 가장 중요한 덕목으로 진정성을 꼽기도 한다.

그러나 분노의 힘은 사랑의 힘과 마찬가지로 조심스럽게 써야 하는 양날의 칼이다. 나의 임상 경험에서, 표현되지 않은 분노가 환자를 치료로부터 내몰기에 충분한 이유가 됐던 경우와는 상반되는 예를 들어보겠다.

빌은 정신분열증이 재발해 몇 달 동안 입원 중이었다. 그는 같은 병동에 입원해 있던 환자와 만나 친구가 되었고, 사랑에 빠졌다. 이 젊은 숙녀는 최근 심각한 자살 시도로 입원해 있었다. 병동에서는 연애가 금지되어 있었기 때문에 빌은 하루빨리 퇴원하여 이 젊은 숙녀와 육체적 관계를 맺고 싶어 했다. 그러나 슬프게도 그녀는 우정 관계를 유지하자면서 그의 청을 거절했다.

더 깊이 사귀자는 청을 그 젊은 숙녀가 거부하고 난 뒤, 어느 날 빌은 나에게 다음과 같이 이야기했다. 그는 자신을 바라보며 서 있는 그녀 앞에서 자살하는 시늉을 했다는 것이다. 그는 그녀 앞에서 치사량의 약을 삼키는 척했고, 몇 분 후에 까무러치면서 땅에 쓰러지는 시늉을 했다.

나는 이야기를 들으면서 내 몸에서 아주 강렬한 부정적 감정—경멸감, 혐오감, 화—이 치밀어 오르는 것을 느꼈다. 나는 빌의 이야기에 공감하지 못함을 스스로 잘 자각하지 못했고, 그의 몸짓에 내포된 잔인함과 공감 부족을 간파하려고 더 애를 썼다. 나는 지적으로 빌이 최선을 다하고 있다는 것을 알고 있었다. 그러나 감정적으로는 내 몸속에서 나오는 느낌을 거부할 수 없었다. 나는 아무 말도 하지 않았지만, 얼굴에 그 느낌이 확연하게 드러났을 것이다. 그 후 얼마 지나지 않아 그 청년은 치료를 포기했다.

정신분석가인 해럴드 설스Harold Searls는 이러한 일에 대해 다음과 같이 말한다.

> 어떤 환자와의 핵심적인 작업 시기에, 두 참가자의 얼굴 표정은 어떤 의미에서 자기 자신뿐만 아니라 다른 사람에게도 각각 '속하는' 것이다. 심각하게 아픈 환자와의 작업에서 치료자는 환자에게 낯설 정도로 찡그린다거나 심하게 고통스러운 표현을 하는 자신을 발견할 때가 있다. 대부분 이는 환자의 해리된 감정에 대한 반응이다 (1984/1985, p. 60).

설스의 어머니는 정신분열병 환자였다. 이는 그를 원초적 표현에 아주 예민하게 해서 깊이 체화된 비해석적 스타일을 공고하게 했으며, 시대에 앞서 자신의 직관적 능력을 끌어올렸다(특히 정신증이 있는 환자와 작업할 때 그랬다). 설스는 이어서 다음과 같이 말한다. "두 참여자가 그러한 현상에 대한 책임감을 부분적으로 받아들일 수 있어야 심하게 해리되었던 환자의 정서emotionality는 진실로 자신의 것이 되고, 치료자의 얼굴도 다시 한 번 자신의(치료자의) 것으로 완전히 느껴지게 된다 (p. 60)."

환자와 치료자 사이의 상호주관적 공간에서 분노가 어떻게 공명되는가에 대한 멋진 묘사다. 앨런 쇼어 식으로 말하면 한쪽의 편도가 다른 편도에서 해리된 감정을 잡아서 반영해주는 것이다. 빠른 표정의 변화는 의식의 저 밑바닥에서 약 170밀리초milliseconds마다 일어난다 (Dawson, Webb, & McPartland, 2005).

내 몸과 얼굴에서 새어나오는 경멸감은 설스가 묘사했던 대로 철저히 소외된 채로 있었다. 나 자신이 아닌 듯이, 나는 내가 느끼는 방식을 싫어하면서 자신을 충격에 빠뜨렸다. 불행하게도 이 사건은 치료에서 너무 일찍 일어났다. 이러한 충격을 견뎌낼만한 관계의 접착제가 충분하지 않았던 것이다.

두려움

분노와 두려움은 같은 교감신경에 의해 촉진되는 것으로서 카테콜아민 경로catecholaminergic channels에 의해 유도되는데, 두 회로는 종종 서로 손을 맞잡고 간다. 분노는 쉽게 두려움을 동반한다. 두려움은 다시 분노를 일으킨다. 각성 상태에서 두 가지 모두 강렬한 흥분 상태와 연관된다. 이 모든 것은 자각하는 영역 밑에서 일어난다. 특별히 자신의 취약성을 위험한 것으로 경험하는 사람에게서 두려움은 쉽게 분노를 일으키는데, 분노가 더 안전하게 느껴지기 때문이다. 그러나 이러한 회로는 한 사람의 두려움이 다른 사람의 분노를 일으키는 것처럼 사람들 사이에서 짝지어지기도 한다. 이것은 왜 성적·육체적 학대의 피해자가 때때로 새로운 학대자를 유혹하는지를 설명하는 것이기도 하다. 두려움은 습관적으로 화를 내는 환자의 깊은 무의식에서 일어나며, 화는 습관적으로 두려워하는 사람들의 깊은 무의식에서 일어난다. 이는 치료 공동체 안에서 잘 알려진 정설이다.

환자와의 직관적인 순간에 두려움 회로fear circuit의 역할을 설명하기 위해 메이시Macy의 사례를 소개하려고 한다. 메이시는 원래 남자친구의 폭력 성향 때문에 정신치료를 찾게 되었는데, 세대로 내려오는 폭력을 중단시키고 싶은 강한 욕구를 가지고 있었다.

다음은 치료가 시작되고 약 1년이 지나서 이루어졌던 대화다.

"저 얼간이 같은 똥개 자식!" 메이시는 남자친구에 대해 말하기 시작했다.

"내가 온종일 일하고 오면 저 놈은 저 거지 같은 컴퓨터 앞에 앉아 있는 거예요." 그녀의 목소리는 점점 격앙되었고 톤도 점점 커져갔다.

"나는 죽도록 일하는 동안 저 놈은 집안이 엉망진창인 상태로 앉아 있는 거예요."

내가 대답했다. "당신이 얼마나 화가 나는지 알 것 같군요."

메이시는 상호 조절을 위한 나의 시도에 응하기에는 너무 격앙되어 있었다. 본능적으로 나는 목소리를 낮추고 천천히 이야기했다.

그렇지만 메이시는 내 말을 끊으며 말했다. "당신 말이 딱 맞아요! 세탁물은 마룻바닥에 쌓여 있고, 식탁은 차려져 있지도 않고, 그는 정말 머저리처럼 앉아 있다고요. 컴퓨터로 일을 하는 게 아니라고요. 그가 도대체 뭘 하는지 아세요? 어린아이처럼 게임을 한다고요. 거기에 앉아서 한다는 짓이 그 짓이란 말이예요. 철딱서니 없는 어린애처럼요."

"그를 존중하기가 정말 쉽지 않겠군요." 내가 겨우 끼어들면서 이야기했다.

"그런 사람을 누가 존중할 수 있죠?" 메이시는 받아쳤다. 그녀의 분노는 계속 격앙되어 침을 사방으로 튀기고 팔을 세차게 흔들면서 그녀가 할 수 있는 만큼 최대한 소리를 질렀다.

"그에게 존중은 당치도 않아요. 그는 남자도 아니에요. 불쌍하죠.

그는 찌질이예요. 그는 나를 쳐다보지도 않아요. 내가 겁나서 잔뜩 웅크리고 있는 고양이 같은 놈이에요."

"하지만 당신은 정말 무서워요!" 나는 부드럽게 대답했다.

메이시는 잠시 멈추는 듯하면서 목소리가 낮아졌고 천천히 말했다.

"뭐라고 하셨죠?"

"나는 당신이 무섭다고 말했어요. 당신이 지금 무섭게 화를 낼 때 나는 당신한테 겁이 났어요. 지금 단순히 무슨 일이 일어났는지 말했을 뿐인데 말이죠. 나는 당신 남자친구가 당신과 같이 그 상황에 있을 때 어떤 느낌이 들지 이해가 돼요."

메이시는 당황스러운 듯이 보였다. "지금 내가 무섭다고 말하는 거죠? 믿기가 어렵군요."

"왜요?"

"왜냐하면 당신은 지금 아무렇지도 않게 편안해 보이니까 말이죠. 당신은 언제나 모든 것을 잘 자제하는 것처럼 보이는군요."

"언제나 그렇지는 않아요. 당신이 방금 전에 소리칠 때 나는 심장이 쿵쿵 뛰는 것을 느꼈어요. 숨도 가빠졌고요. 당신이 더 심해지면 나는 속으로 더 부들부들 떨걸요."

메이시는 여전히 당황스러운 듯한 표정을 유지하면서 말했다. "그렇지만 무엇이 무섭다는 거죠? 내가 당신을 해칠까 봐?"

"아니요. 육체적으로 해치지 않는다는 건 잘 알지요. 그냥 두려워요. 그냥요. 잘 모르겠어요. 당신이 감정 조절이 안 되는 것처럼 보이면 나도 더 감정 조절이 잘 안 되는 것 같아요."

이는 내가 계획했던 것이 아니었다. 직관적인 순간이었다. 메이시와 함께 1년 남짓 작업한 후 나는 자발적으로 그녀의 분노 표현에 대한 나의 두려움을 표현하는 위험을 감수했다. 역효과를 낼 수도 있었다. 메이시는 그 순간 나에게 자신의 분노를 쏟아버릴 수 있었다. 그렇지만 그녀는 그렇게 하지 않았다. 그리고 이는 전환점이 되었다.

예전에는 메이시는 자신의 관계 문제에 자신이 기여하는 부분이 있다는 것을 지적으로 인정했지만, 어떻게 그렇게 되는지는 실제로 이해할 수 없었다. 그녀는 자신의 감정을 통제할 수 없는 것은 남자친구 때문이라고만 생각했다. 어쨌거나 그는 그녀가 분노를 터뜨리는 계기를 제공한 것은 사실이다. 그는 이러한 사실을 더 잘 알고 있어야 했다. 메이시는 사각지대에 있었다. 그녀는 그의 마음에 공감할 수 없는 결함이 있었던 것인데, 본인은 그것을 모르고 있었다. 이러한 치료의 전환점에서 메이시는 자신에 대한 나의 두려움을 이해했고 연민을 느꼈다. 결국 이는 남자친구가 보이는 비슷한 반응에 대해 커다란 존중과 공감을 일으켰다.

최근의 연구는 청소년과 아동이 다른 사람의 얼굴에 나타난 두려움과 분노에 덜 예민하다는 것을 보여준다. 왜냐하면 뇌신경의 토대가 아직 충분히 발달하지 않았기 때문이다(Thomas, Debilis, Graham, & LaBar, 1977). 메이시가 남자친구의 표정과 몸짓을 맥빠지게 하는 것으로 해석하거나 모욕적인 것으로 해석하게 된 것은 이러한 이유 때문일 수도 있다.

우리가 만나서 이루어낸 임상적 순간이 메이시로 하여금 폭력적인 말을 완전히 멈추게 하지는 못했지만, 그래도 그 빈도나 심각성을 줄이는 데 도움을 주었다. 감정을 자제하지 못하고 폭발시킬 때도 메이시는 더 이상 남자친구 탓이라고 생각하거나 자신이 그런 대접을 받는 것이 당연하다고는 생각하지 않았다.

무슨 일이 일어났는지 한 번 살펴보기로 하자. 강력한 유대와 상호 존중 안에서 나의 취약성을 기꺼이 나누려는 나의 의도는 나를 보호하려는 그녀의 보호 본능과 함께 그녀의 돌봄 회로를 활성화시켰다. 치료 회기에 메이시는 나에게 자신이 얼마나 보호받고 보살핌을 받는지에 대한 고마움을 항상 표현했다. 자살 시도 시늉을 했던 빌과 다르게 이 경우는 나의 분노와 경멸감이 문제가 아니었다. 나는 메이시가 얼마나 열심히 노력하고 있는지를 알고 있었기 때문에 그녀가 자제심을 잃는 것에 대해 경멸감이나 수치심을 느끼지 않도록 했다. 또한 그녀가 종종 자제심을 잃는 일로 버림받을지 모른다는 두려움을 계속 가지고는 있었지만, 나는 환자인 메이시를 버리겠다고 위협해본 적이 없다.

이러한 만남의 순간은 확장된 공감(처음은 나에게, 그리고 나서 남편이 된 남자친구에게)이라고 하는 것의 첫 번째 맛을 그녀에게 느끼게 해주었다. 돌봄의 입장에서 메이시는 내 입장의 취약성을 받아들였고, 그것을 존중해주었다. 이 책의 마지막 사례는 어떻게 메이시가 공감 능력을 자신의 아기에게 확장했는지를 보여준다.

공황

판크세프(1988)는 공황 회로panic circuit가 애착 체계의 중심에 있다고 말한다. 아기들과 어린아이들은 가깝고 익숙한 양육자에 의존하면서 완전하고도 실제적으로 살아가기 때문에 그들과 분리될 때 공황을 느낀다. 분리에 대한 공황과 상실에 대한 슬픔은, 유대를 맺고 사랑하는 타고난 능력으로 생존을 지향하는 측면이 아이들에게 있음을 보여주는 것이기도 하다. 아기의 울음소리는 분리 공황의 원형적 표현이다. 또한 부모의 내부에는 아기의 웃음소리와 마찬가지로 울음소리에 집중하는 변연계 회로의 특화된 영역이 존재한다(Swain, 신문기사). 편도와 더불어 이 회로에는 육체적·정신적 고통을 느끼도록 특화된 전대상피질anterior cingulate cortex과, 우리의 몸 상태뿐 아니라 다른 사람의 몸 상태까지도 모니터하는 섬insula을 포함한다. 처음부터, 그리고 발달 과정 전체를 통해 인간의 울음은 아주 중요하고 섬세해서 주디스 케이 넬슨Judith Kay Nelson(2005)은 이 울음소리의 다양함에 대해 책 한 권을 할애했을 정도다. 배가 고플 때나 피곤할 때나 신체적 불편함을 느낄 때 신생아가 우는 것은 자신의 필요 때문이 아니다. 그들은 자신의 중요한 양육자에게 자신의 필요를 알리도록 연결되어 있기 때문에 운다. 이러한 울음의 의미를 해독하고 그것에 따라 반응하는 것은 초기 발달에서 영아의 자아 주체성을 발달시키는 중요한 자원이다(Knox, 2010).

서로 다른 종인 고래Mila와 다이버Yun의 사례로 돌아가서, 다이버가 공황 상태가 되었을 때 바로 밀라가 구조하러 왔다는 사실을 기억해보자. 밀라의 편도는 윤의 스트레스를 알아챈 것 같다. 고래와 사람에게는 아주 커다랗고 잘 발달된 편도 체계가 있다(Perrin, Wuerstig, Thewissin, 2008). 진화 과정에서 이러한 체계는 후각 망울olfactory bulb(냄새 맡기)과 연결되어 생기며, 청각 체계(듣기)와도 연결되는 것 같다. 진화적 관점에서 냄새와 청각은 먹느냐 먹히느냐를 서로 알아내는 데 중요하다.

밀라의 이야기는 공황 회로와 질식할 것 같은 원초적 위험 사이에 있는 깊은 신경 연결을 말해준다. 이렇게 한 번 생각해보자. 아기가 엄마와 분리됐을 때 하는 첫 번째 행동은 문자 그대로 첫 숨을 쉬는 것이다. 안전한 탯줄에서 분리되어 아기가 숨을 쉬지 못하면 아기는 죽게 된다. 공황과 산소 부족 사이의 연관성은 왜 공황이 그렇게 쉽게 더욱 심해지는지를 설명해준다. 공황에 빠지면 빠질수록 더 빨리 더 얕게 숨을 쉬게 되고, 산소 부족을 초래하게 되며, 이는 다시 더 심한 공황을 유발한다. 공황을 느끼는 동안 산소를 많이 쓰는 고등 피질 중심부 higher cortical centers가 산소 부족을 겪게 된다. 이를 겪는 사람은 마치 머리가 없는 닭처럼 달릴 수 있다. 왜냐하면 피질하 변연계 영역은 자궁 내에 산소가 없는 상태에서도 성숙되며 충분히 기능하기 때문이다. 결론적으로 공황과 산소 부족은, 지난 장에서 다루었던 사비나의 예에서 왜 쓰나미가 분리 불안을 상징하는 원형적 꿈속에 반복적으로 나오는지를 설명해준다.

마음 읽기의 신경생물학

다른 사람의 마음과 신체와 삶에 공감하는 능력은 우리의 뇌와 몸 안에 깊이 연결된 양육과 사회적 유대라는 본능에서 나온다. 아기의 신경 체계는 다른 사람의 입력(그것이 좋은 것이든 나쁜 것이든)에 무력하고 취약하며, 개방적이고, 반응적이고, 미성숙하다. 부모로서 우리는 자식을 사랑하고 키우는 데 최선을 다한다. 신체적인 것뿐만 아니라 마음과 정신까지 아이의 느낌이나 요구에 집중하면서 돌본다. 이 개방적인 회로는 인간이 할 수 있는 것에 유연성, 학습, 복잡성을 더해주어 상상력, 언어, 사회, 문화 등 새로운 차원에 도달할 수 있게 한다.

부모와 자녀를 연결하는 신경망은 쌍방향으로 이루어진다. 부모는 본능적으로 아기의 상태, 욕구, 동기를 읽고, 반면에 아이는 생의 첫날부터 부모의 암묵적 소통에 반응한다. 이 모든 것이 순조롭게 진행되면 상호성이 발달된다. 욕구가 충족되면서 아기는 다른 사람의 모습을 알아보고 자신의 모습도 알아간다. 양쪽 다 정서적으로 존재하고 관계의 면에서 혼합된다. 각자는 상대의 존재로 인해 새로운 영역에 이르렀다고 느낀다. 치료자로서 우리는 준비해놓은 매뉴얼을 제쳐두고 '함께 있기 위해 무엇을 하는 것을 내려놓을 능력'이 있다. 이 능력은 유사하게 순간순간 변화하는 흐름에 맞추어 조율하도록 한다. 엄마와 아기 사이의 초기 탐색과 아주 비슷하게, 타인 안에 있는 자기와 자기 안에 있는 타인의 상호적인 상태는 새로운 경험을 계속 제공한다. 이는 치료자와 환자 모두가 직관적으로 반응할 풍부한 기회를 준다.

공감에 대한 방대한 연구에서 마음 읽기는, 타인의 행동을 이해하고 설명하고 예측하기 위해 타인의 정신 상태를 이해하는 능력이다(Goldman, 2008; Kalbe 외, 2010). 타인은 무엇을 느끼는가? 무엇을 믿는가? 무엇이 그를 행동하도록 하는가? 그의 의도는 무엇인가? 어떤 연구자들은 이것을 다른 사람의 입장이 되는 능력이라 하고, 어떤 연구자들은 정신화mentalizing라고 말한다(Fonagy, Gergely, Jurist, & Target, 2004). 발달학 문헌에서는 조망 수용perspektive taking이라고 한다(Burns & Brainerd, 1979). 우리가 이러한 능력을 무엇이라 부르든 공감 능력은 임상적 직관의 기초를 형성한다(그림 3.8).

마음 읽기는 일반적으로 우뇌의 기능임이 확인되었다. 이 기능은 사물의 상관성, 타인에 대한 관심, 타인과 어떻게 관계 맺는가에 대한 관심 등을 위한 우뇌의 개방성에서 유래한다.

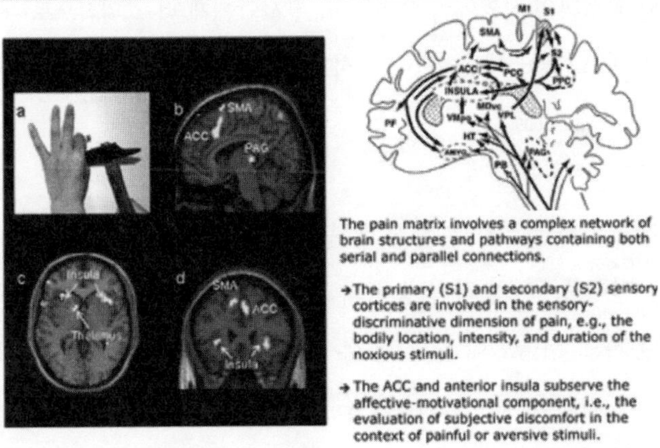

그림 3.8 우리가 몸이 다쳤을 때, 사회적인 배제를 당했을 때, 혹은 타인으로부터 부적절한 대우를 당했을 때 '아픔pain'이라는 동일한 단어를 사용하는 것은 우연의 일치가 아니다. 이러한 경우 모두 뇌에서 동일한 회로가 사용되기 때문이다. 또한 우리 자신의 아픔을 다루는 신경망은 타인의 아픔을 지각하는 회로와 많이 중복된다. 타인의 고통을 지각할 때 뇌는 정서와 동기를 처리하는 전대상피질ACC과 섬insula, 그리고 체감각피질, 회백색수도관 PAG을 사용한다. 전뇌섬엽anterior insula은 감각 코딩, 몸 상태 평가, 자율신경 조절, 감각적 사건에 정서적 가치를 배정하는 것 등을 돕는다. 대상피질은 고통에 대한 방어와 회피 반응을 포함한 정서 조절을 도와준다 (Courtesy of Jean Decety).

고통받고 있는 나 자신을 상상할 때 나는 양쪽 뇌를 사용하게 된다. 그러나 당신의 고통에 대해서는 나의 우뇌가 사용된다. 전대상피질의 동일한 뉴런(고통을 느끼는 것과 관련된 것으로 알려진)은 우리 자신이 다치든 다른 사람이 비슷한 고통을 느끼든 활성화된다. 우리를 다른 사람의 입장에 놓고 보았을 때, 우리는 우측 하위 두정엽right inferior parietal lobe과 자신의 견해를 지지하는 자동적 성향을 억제하는 데 작용하는 우측위 전전두엽피질right lateral prefrontal cortex을 사용하게 된다.

우뇌 활성화의 상황에서 우리는 다른 사람에게 더 호의적으로 대하게 되며, 그들이 예전에는 지지하지 않았던 입장을 더 쉽게 납득한다(McGilchrist, 2009, p. 57).

맥길크리스트는 마음을 읽는 능력이, 이와 밀접하게 연결된 기술인 자기 인식 능력 및 자각 능력과 함께 우리 선조들로부터 어떻게 진화해왔는가를 서술했다. 인간에게서 마음을 읽는 전조 단계는 전두엽이 성숙하기 시작하는 12-18개월쯤에 나타나기 시작한다. 이 기술은 4세에 이르러 완전히 발달하는데, 이러한 사실은 마음 읽기 능력을 알아내기 위한 다음과 같은 전통적인 연구에 의해 입증되었다. 아이들한테 스텔라Stella와 수Sue라는 두 인형이 공기놀이를 하고 있는 인형극을 보여준다. 인형들은 놀이를 끝내고 상자에 공기돌을 넣어두고 방을 떠난다. 잠시 후 스텔라가 방에 홀로 들어와 공기놀이를 한 후 공기돌을 다른 상자 안에 넣고 나간다. 여기에서 인형극을 보는 아이들에게 중요한 질문이 주어진다. '수가 돌아오면 어느 상자에서 공기돌을 찾을까?' 그러면 마음을 읽지 못하는 아이, 즉 자폐 아동은 자신이 실제로 들어 있다고 알고 있는 두 번째 상자를 선택한다. 마음 읽기의 능력이 있는 아이들은, 수가 처음으로 공기돌을 넣어두었던 첫 번째 상자를 선택한다.

위의 예는 명백히 공감에 대한 인지 테스트다. 이것이 공감을 분별할 수 있는 하나의 방법인 까닭은 이해관계가 낮기 때문이다. 이 테스트 자체에서는 아무도 고통을 받지 않는다. 즉, 누군가가 공기돌을 잘못 넣어두었는지는 중요하지 않다. 공감 능력은 고통에 대한 것이다. 한편, 동물이 본능적으로 주인에 조율되듯이 아기도 그러하다. 지난 10년 동안 아기와 유아에 관한 연구가 많이 있었다(Decety & Ickes, 2009). 예를 들어 의도적으로 책을 던졌을 때와 속상해서 책을 떨어뜨렸을 때 아주 어린 아동들이 보이는 반응은 차이가 있었다. 첫 번째 경우에 아이들은 아무런 반응이 없었지만, 후자의 경우에는 도와주러 가려는 행동을 보였다.

마음 읽기는 복잡한 신경회로, 즉 우내측 전두엽right medial prefrontal cortex(mPFC), 상위 측두 뇌구 영역superior temporal sulcus region, 측두엽극temporal pole, 편도amygdala를 포함한다(Adolphs, 2003; Siegel & Varley, 2002). 최

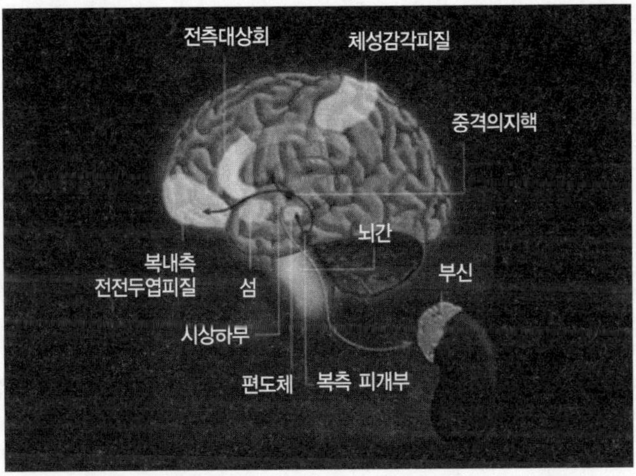

그림 3.9 포유류의 일반적인 신경회로 가운데 보상, 애착, 공감 등과 관련된 회로는 타자를 돌볼 수 있게 한다. 대뇌피질, 변연계, 중뇌, 뇌간 등 뇌의 많은 부분이 이에 참여한다. 자율신경계, HPA축, 내분기계 등을 조절하는 각성 또한 몸의 상태, 감정, 반응 등을 조절하여 공감을 일으키는 데 일조한다. 실행 기능, 언어, 정신화 등 고도의 인지적 능력은 계통발생에서 오래된 사회성과 정서 능력 위에 층을 이루게 된다. 이러한 진화에서 새로운 정보처리는 반응 영역을 확장한다. 또한 가까운 친척, 사회 그룹, 같은 종 등을 넘어 타자도 도와주는 유연성을 갖게 한다. (Courtesy of Jean Decety)

근의 증거는(Hynes, Baird, & Gafton, 2006; Kalbe, 2010) 입장 바꾸기를 위한, 분리할 수 있는 별개의 두 가지 측면을 제시한 바 있다. 첫 번째는 인지적인 것이고, 두 번째는 감정적인 것이다. 각각은 우측 전전두엽피질 안에 있는 독특한 신경회로를 가진다. 복내측 전전두엽피질 ventromedial prefrontal cortex(VMPFC)이 공감의 감정적 측면을 관장하는 영역이고, 반면에 배외측 전전두엽피질dorso lateral prefrontal cortex(DLPFC)은 인지적 측면을 관장한다고 생각된다(그림 3.9).

이러한 두 가지 영역은 입장 바꾸기에서 일어나는 서로 상이한 과정을 반영한다. 시뮬레이션 이론simulation theory은 우리가 타인의 내적 상태를 타인의 입장이 되어 흉내 내어 봄으로써 이해할 수 있다는 것을 제시한다. 악수를 위해 손을 내민다든지 할 때 활성화되는 전운동피질premotor cortex에 있는 거울 뉴런에 대한 최신의 연구 또한 타인의 내적 세계를 재현하는 것에 속한다. 시뮬레이션 이론은 공감의 정서적 측면을 반영한다.

'마음 이론theory theory(ToM)'은 우리가 우리의 정신세계 바깥에 존재하는 타인의 내적 세계를 지식 체계를 조정함으로써 알아내는 좀 더 이성적인 과정이다. 마음 이론은 입장 바꾸기의 인지적 측면을 반영한다. 어떤 연구자들(Shamay-Tsoory, Tomer, Berger, Goldsher, & Aharon-Perez, 2005)은 두 단계의 과정을 제안했는데, 이는 자동적이고 신속하게 행동하는 공감의 정서적 영역이 나중에 인지 과정과 의사결정 과정(내부 자원에 대한 더 많은 신진대사와 인지적 요구를 수반하는)의 기초가 된다고 보았다. 이러한 사실은 편도와 VMPFC의 변연계 부분이 비변연계인 DLPFC보다 일찍 발달한다는 발달학적 사실과 일치한다.

임상가로서 우리는 분명히 공감의 인지적 측면과 감정적 측면을 다 사용해야 한다. 사실 언제 순수하게 감정적 측면과 인지적 측면을 서로 바꾸어야 하느냐를 아는 것은 임상적 직관의 핵심적 측면이다. 어떤 때는 상호적인 느낌을 가지고 환자와 같이 느끼는 것이 중요할 때도 있다. 그런가 하면 어떤 때는 임상적 순간에서 자신을 자리매김하기 위해 다른 사람의 마음을 추리해야 할 필요도 있다. 이는 특별히 인지적 이해가 안전한 맥락을 제공함으로써 정서적 경험을 촉진시킬 때 중요하다.

메이시와의 임상 작업을 통해 나는 그녀에게 뇌가 어떻게 작동하는지 이해하게 함으로써 초기 외상의 폭력적 잔재를 판단하지도 않고 부끄럽게 느끼지도 않게 처리하도록 도왔다. 그러나 '다만 같이 있는 것'에 의한 감정적 공유로부터 좀 더 인지적 이해로 이행시키는 것은 경험의 흐름을 방해하는데, 특히 우리가 지나치게 빨리 기어를 바꿀수록 그러하다. 이러한 선택을 하기 위해 그 시기를 정할 때 우뇌 직관은 좌뇌보다 그 시기를 더 잘 알려줄 수 있다. 처음부터 인간은 다른 사람의 내적 세계를 몸으로 체화하도록 각인되었고, 이는 이전의 외상이나 신경학적 문제가 이러한 능력을 쓰지 못하도록 방해할 때를 제외하고는 항상 작동된다.

다른 사람의 입장과 바꾸어 생각하는 능력은 인지적으로나 감정적으로나 아기의 신경 발달, 부모의 본능, 그리고 임상적 직관에 핵심적인 것이다. 나는 이 장을 세 가지 측면이 모두 나타나는 한 가지 임상 사례로 마치고자 한다.

상호주관성의 탄생

메이시는 남자친구가 자신에게 프로포즈했던 바로 그 순간에 치료를 찾았다. 그녀는 자신이 아이를 원하고 있다는 것을 알았다. 그러나 자신의 폭력 성향 때문에 아이가 자신과 같은 외상을 이어받지 않기를 원했다. 학대가 또 다른 학대를 낳는 긴 줄에서 그녀만이 자신의 가족 중에 처음으로, 그리고 유일하게 치료를 찾았던 사람이다. 실제로 그녀는 모든 친척의 반대에도 불구하고 치료를 찾았다.

점점 차분해지고 나를 신뢰할수록 메이시는 다른 사람들을 모욕하고 지배하는 자신의 성향을 알게 되었다. 약 1년간의 결혼생활 후에 메이시는 건강한 여자아이를 출산했다. 그녀는 뛸 듯이 기뻐했다. 그녀는 자신과 남편의 작품인 아이가 이토록 아름다운 존재라는 것이 거의 믿을 수 없을 정도였다. 그녀는 진한 애정을 느꼈으며, 아이가 필요한 것을 알아내려는 노력에 그 애정을 쏟아부었다. 아이의 울음이 무엇을 의미하는지 ? 배가 고파서 우는 것인지 ? 혹은 기저귀가 더러워서인지 ? 모유의 맛이 너무 진한 건지 ? 메이시는 어머니가 자신을 방임하고 학대한 것을 보상이라도 하려는 듯이 세세한 것에 주의를 기울이는 일에 뿌듯해했다.

다시 직장으로 돌아가기 전, 메이시는 치료 시간에 아이를 데려와서 내가 아이를 예뻐하는 것을 바라보는 것을 즐겼다. 그녀는 아이를 돌보면서 잠도 못자고 스트레스를 받는다는 이야기를 하며 아이가 내 팔 안에서 편안해하는 것을 보고 기뻐했다. 나 자신도 그녀가 자연스럽게 엄마됨을 받아들이고 아이가 쉽게 내 팔에 안기는 것을 보며 안심하는 것을 느꼈다. 어느 회기에 나는 메이시의 어린 시절에는 결코 그녀가 경험할 수 없었던 무엇인가를 내가 아이에게 공급하면서 아이와 어머니를 달래주고 있다는 것을 알았다. 그때 나는 부드러움으로 가득했다.

아이가 4개월이 된 어느 날 메이시는 유모차를 끌고 들어왔다. 아이는 깨어 있었고 엄마를 쳐다보고 있었다. 그녀가 무심하게 말했다.

"아기가 이 사무실의 문틀을 엄청 좋아하네요."

"내 생각은 다른데요. 아이는 당신을 보고 있어요."

"글쎄요, 그런 것 같지는 않네요"라고 그녀가 되받았다.

"아이가 당신의 얼굴에 매혹되어 있는 모습이 안 보이나요?"

그녀는 "선생님 상상이겠죠"라고 빈정거렸다.

우리는 이 주제에 대해 두어 번 더 이러니 저러니 주고받았다. 내 안의 알람이 천천히 울리기 시작했다. 나는 메이시가 정말로 아이가 자신을 보고 있는 것을 보지 못한다는 사실을 깨닫고 공포를 느꼈다. 나는 또한 아기가 무언가를 보고 웃음으로 반응하는 것을 그녀가 알아채지 못한다는 것도 알게 되었다.

지금까지 나는 습관이 된 것처럼 메이시의 아기를 내 팔 안에 열렬히 안아주곤 했다. 그러나 오늘은 그녀에게 나의 충분한 관심을 주기 위해 아이를 그렇게 안는 대신에 좀 다른 행동을 했다. 나는 아이를 일부러 바라보기 시작했다. 머리를 흔들면서 괴물처럼 찡그렸다. 그리고 높은 톤으로 노래하듯이 '아이에게 하는 엄마의 말투'로 말했다. 나는 갈수록 목소리의 톤을 심술궂게 했다. 그리고 갑자기 내 머리를 아이의 부드러운 배에 대고 비벼대기 시작했다. 얼굴을 찌푸리고 빠르고 크게 말했다. 그러고 나서 나는 갑자기 얼굴을 떼고 아이의 반응을 관찰했다. 나는 이것을 계속 반복했다. 천천히 아기가 미소를 짓더니 웃기 시작했다. 낮은 피치의 아기 목소리가 높은 피치로 변했다. 결국 아기는 몸 전체로 웃었고, 이는 나의 높은 각성 상태에 대한 반응이었다.

메이시는 입을 반쯤 벌린 채 믿을 수 없다는 듯이 앉아 있었다. 그녀는 이러한 광경을 본 적이 없었다. 아기가 이렇게 웃는 것도 들은 적이 없었다. 나는 머리를 들어 그녀를 쳐다보았다. 그녀와 나는 웃음을 터뜨렸다. 취한 듯 황홀한 기쁨이 가라앉은 뒤 그녀와 나는 무엇이 일어났는지를 생각하기 시작했다.

이런 일이 있기 전까지 메이시는 다소 기계적으로 아기를 먹고 싸고 자는 작은 '물방울' 같은 존재라고 생각해왔다. 그녀는 아이가 그렇게 어린 나이에 자신과 관계를 맺을 수 있다는 것을 알지 못했다. 그녀는 지금까지 조심스럽게, 그리고 사랑으로 아이에게 필요한 것을 해주었으나, 이제는 아이도 자신과 정서적으로 연결되고 싶어하는 것을 깨달았다. 아이는 특히 엄마가 바라봐주어야 하고 자신의 정서 상태에 엄마가 반응해주어야 한다. 갑자기 그녀는 최근에 아이가 왜 초조해했는지를 이해했다. 아이는 엄마의 주의를 끌려고 강한 요구를 하며 초조해했지만 그녀는 이를 이해할 수 없었다.

잠시 후에 나는, 메이시가 사무실로 들어왔을 때 그녀가 아이의 시선을 알아채지 못했던 것이 떠올랐다. 이는 그녀가 어린 시절에 어머니한테서 그것을 받아보지 못했기 때문이었다. 그녀의 어머니는 작은 여자아이를 차별하는 가족의 전통을 따랐다. 그녀의 어머니 역시 남자아이 대신 여자아이를 낳았다고 자기 어머니한테 죽을 뻔했던 일을 겪은 학대의 피해자였다. 나는 메이시가 어머니의 따뜻한 사랑의 시선을 받은 적이 없다는 것을 알았다.

메이시와 나는 직관적으로 이러한 사실에 공감했다. 이를 증명할 방법은 없었다. 그러나 나중에 메이시의 어머니와 손녀의 관계를 관찰했을 때 이러한 직관이 맞을 수 있다는 것을 알았다. 메이시는 자신에게 본능적인 반응 능력이 전혀 없는 것으로 알고 있었다. 메이시의 어머니는 아이의 감정을 무시하거나 자신의 이론을 늘어놓았다. 메이시가 어머니에게서 안전감을 찾지 못한 것은 놀랄 일도 아니었다. 메이시는 애착을 통해 이러한 참여를 할 수 있었지만 이에 대한 자신의 신체 본능을 느끼지 못하도록 차단되었다. 이 점은 메이시가 자신의 아기 안에 있는 이러한 요구가 얼마나 자연스럽고 본능적인가를 깨달을 때마다 아주 절실하게 느꼈다.

이 회기는 메이시와 아기의 관계에 전환점이 되었다. 나에게 이 경험은 나의 인생에서 드문, 그리고 치료에서는 더 드문 기쁨을 선사했다. 이러한 소중한 순간은, 직관적으로 직조된 '상호주관성의 탄생'을 대표한다. 메이시가 나를 신뢰하고 나와 연결되어 있었으므로, 그녀는 내가 아기에게서 보는 것을 내 눈을 통해 볼 수 있었다. 나의 공감 능력과 관계성을 지켜보면서 그녀의 능력도 자연스럽게 확장되었다. '물방울' 같은 존재인 아기가 그녀의 눈앞에 실재하는 존재로 확장된 것이다. 나의 임상적 직관의 열매가 어떻게 그녀 안에 잠겨 있던 타고난 모성 직관의 능력을 열어젖혔는지를 지켜보는 것은 영광스러운 일이었다.

요약

임상적 직관은 쉬운 주제가 아니다. 임상적 직관은 당신이 그 안에 있으면서도 표현하기는 어려운 현상이다. 이 개념은, 살아 있는 순간에서 떼어내어 고정시키기에는 본질적으로 애매하고 어렵다. 이는 임상적 직관이 연구 결과에서 관심을 끌지 못한 이유이기도 하다. 그렇지만 내가 이미 언급했듯이, 임상적 직관이 없으면 치료 관계가 쉽게 질식될 만큼 이는 매우 가깝고 소중한 주제다.

이 장에서 나는 임상적 직관의 암시적, 비의식적, 비언어적 기원을 조명하려고 했다. 이러한 것들은 (새끼를 키우는 다른 포유동물에게도 있는) 사회적 감정, 동기, 애착 회로 안에 들어 있다. 이 회로들은 우리로 하여금 약한 사람을 돌보게 하며, 치료자로 하여금 환자를 돌보게 하는 것이다. 또한 이러한 회로는 타인의 감정과 상태에 공명하게 하며, 환자의 몸 상태, 마음의 고통, 마음의 내용을 느끼게 하는 수단이 된다. 이러한 공감 회로는 우리로 하여금 레이크Reik(1983)가 말한 '경청하는 제3의 귀, 치유의 길을 보는 내적 시선'을 갖게 한다.

나는 돌봄 회로가 초기의 외상 환자의 공감 능력을 방해한 사례를 이야기한 바 있다. 임상적 직관은 그럴 만한 가치가 있다고 여겨지는 감정적 위험을 감수하도록 촉진한다. 동일한 환자의 두 번째 사례에서는, 그녀의 확장된 공감 능력이 어떻게 아기와의 간주관성을 가질 수 있도록 도와주었는지를 보여준다. 내 눈을 빌려 그녀는 4개월짜리 아기를 물방울 같은 존재에서 (대니얼 시겔Daniel Siegel이 이야기했듯이) 자신을 느끼고 관심받고자 하는, 그녀 자신과 같은 정서적 존재로 변화시킬 수 있었다. 첫 번째 예는 분노와 두려움의 예이고, 두 번째는 흥분과 기쁨의 예이다. 나는 긍정적인 감정과 강렬한 각성을 동반하는 돌파구를 발견함으로써 치료를 끝마쳤다.

다음은 타인을 돌보는 자신의 공감이 더 민감해지도록 하는 데 유용한 질문이다.

- ★ 당신은 환자와의 흐름에서 무엇을 가져오는가? 당신은 당신의 흐름을 증진시키기 위해 어떻게 지식을 사용할 수 있는가?
- ★ 당신이 이 직업을 선택할 때 가족 내에서 암묵적으로 영향을 끼친 것은 무엇인가? 어떤 가족 역동(예를 들어 아픈 사람을 구한다든가, 누군가를 대변해주는 것)이 당신의 흥미에 기여했는가?
- ★ 자신의 역동이 어떻게 당신을 역전이 감각 내에서 상처받도록 하는가? 당신은 어떤 종류의 실행enactment에 가장 취약한가?
- ★ 어떤 모르는 '특성'이 당신의 공감을 어렵게 하는가? 정보가 너무 적어 애매모호하거나 정보가 너무 많아 역설이 되는 모순 때문인가?
- ★ 불안감을 느낄 때 어떤 사람은 행동하고 해결책을 찾는 반면에 어떤 사람은 불편을 피해 주의를 전환시키려 하고, 어떤 사람은 무기력해진다. 이런 상황에 처하면 당신은 어떨까? 공감의 두 가지 측면(타인의 고통과 감정 상태를 느끼는 정서적 측면, 혹은 타인의 상황을 이해하는 인지적 측면) 중 어떤 면이 당신에게는 더 적합한가?

다음 장에서는, 정신치료에서 놀이 회로가 얼마나 중요한지에 대해 살펴보려고 한다.

4장

놀이

필요는 발명의 어머니일 수 있다. 하지만 놀이가 발명의 아버지인 것은 확실하다. -로저 본 외흐

동물은 어리기 때문에 노는 것이 아니라 놀아야만 하기 때문에 어린 것이다. -칼 그루스

뇌의 가소성plasticity을 발견한 후, 인간 지식의 진보에서 그 다음으로 위대한 발전은 호기심이었다. 포유류는 파충류처럼 단지 선천적인 생존 욕구에 반응하는 데 그치지 않고, 놀이를 통해 주도적이고 모험적이고 탐구적인 모습이 되었다. 스펜서Spencer(1873)는 놀이가 마치 어린아이들과 어린 동물에게서 볼 수 있는, 시시하고 단지 '원기왕성한 에너지를 목적 없이 소비하는 것'이라고 보았다. 하지만

좀 더 현대에 와서 피아제Piaget(1962) 같은 발달심리학자들은 놀이가 인간 발달의 측면에서 목적이 있는 것일 뿐 아니라 필수적이기까지 하다고 여겼다. 발달의 관점에서 놀이는 정적이고 모방적인 묘사로 여겨지곤 했으며, 지금 존재하는 그대로의 사회를 반영하는 것이었다. 현대적 관점은 좀 더 역동적인 시각으로 옮겨왔는데, 즉 놀이가 개인과 사회 양쪽 모두를 변형시키는 창조적 잠재력이 있다고 본다(Linder, Roos, & Victor, 2001).

놀이라는 주제는, 사실 온전히 놀이만을 다루는 저널인 어메리칸

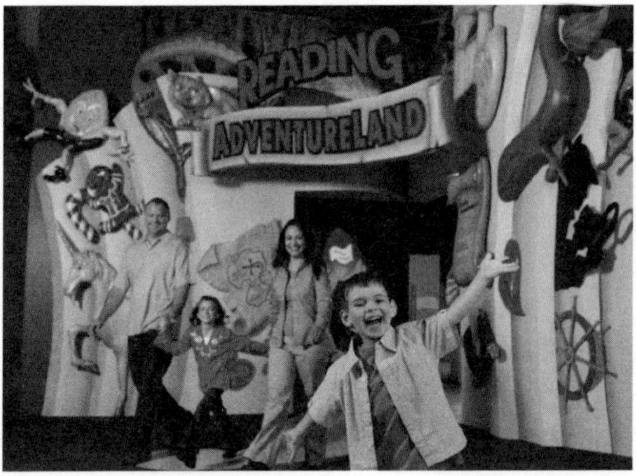

그림 4.1 많은 사람이 놀이를 가벼이 여기지만, 진화론적 관점과 발달적 관점에서 바라볼 때 놀이는 포유류의 발달과 인간의 발달에 핵심적 위치를 점하며, 학습과 창의성과 발견을 촉진한다. 놀이는 우리가 문화를 내면화하고 정체성을 확립하면서 즐거운 마음으로 움직일 수 있는 안전한 맥락을 제공한다. 두뇌 발달의 관점에서 보자면, 놀이는 신경의 유연성과 가소성에서 핵심적이다. 우리를 인간답게 만드는 것 중에 놀이가 핵심을 차지한다는 사실에 경의를 표하고자 뉴욕 로체스터에 설립된 스트롱 내셔널 놀이 박물관은 세계에서 유일하게 이 주제만을 다루는 수집품을 전시한다. (The Strong National Museum of Play 제공)

저널 오브 플레이American Journal of Play가 다학제적 관점에서 놀이에 대한 연구만을 다루는 위치로까지 격상되었다. 스트롱 내셔널 놀이 박물관The Strong National Museum of Play(그림 4.1) 또한 어린이와 가족이 놀이의 다중적 측면을 체험할 수 있는 시설로서, 뉴욕 로체스터에 설립되었다.

모든 서술적 수준, 즉 신경생물학적·심리학적·사회학적·문화인류학적인 연구는 아이들의 놀이에 동반하는 다양한 정서적·인지적·사회적·운동적 역량을 확인해왔다(Marks-Tarlow, 2010에서 요약 부분 참조).

이런 역량에는 다음의 것들이 포함된다.

- ★ 두뇌 성장
- ★ 행동과 정서에 대한 자기 조절
- ★ 상상과 상징적 표상의 발달
- ★ 의미 형성
- ★ 언어와 이야기의 발달
- ★ 초超커뮤니케이션meta-communication(의사소통에 대한 의사소통)
- ★ 창조성과 확산적 사고
- ★ 자기 변형
- ★ 사회적 유능성
- ★ 성 정체감
- ★ 공동체 의식
- ★ 문화에 대한 인식과 창조

이 장에서는 정신치료에서 놀이가 어떤 역할을 하는지 개관하려고 한다. 나는 이것이 놀이 치료와 혼동되지 않기를 바란다. 놀이 치료는 특히 어린아이들에게 널리, 그리고 좀 더 공식적으로 사용되는 치료다. 또한 융의 관점에서 보는 놀이, 즉 성인에게 모래놀이 상자의 사용을 권장하는 놀이와도 혼동되지 않기를 바란다. 내가 말하려는 놀이는 정신치료를 하는 동안 직관적으로 조직되는, 비공식적인 방식의 놀이를 지칭한다. 우리가 놀이의 사용을 의식하든 하지 않든 놀이는 사회적 영역 내에서 암묵적 학습의 주요 원천이기 때문에, 나는 놀이가 모든 치료 양식을 관통하는 치료 효과 면에서 비특이적 요인nonspecific factor이라고 제안한다. 더 나아가 나는 놀이가 창조성과 중요한 관계가 있다고 주장하는데, 특히 놀이가 '치료자와 환자의 상호주관적 영역에' 존재할 때는 더 그렇다고 생각한다.

임상가들은 놀이에 대한 본능이 표면화되는 것을 감지하곤 한다. 우리가 가벼운 마음으로 새로운 가능성을 의식적으로 찾아나설 때나, 환자와 함께 집이나 실내에서 해볼 만한 안전한 실험을 고안할 때가 그런 경우다. 그러나 놀이는 임상적 직관의 일차적 도구로 사용될 때 암묵적으로, 즉 자동적이고 상향식으로 나타나는 경우가 더 많다. 놀이가 얼마나 저절로, 그리고 상호주관적으로 발생하는지를 증명하기 위해 나는 한 가지 임상 사례로 시작하겠다. 그런 후에 나는 놀이의 신경생물학으로 옮겨가서 포유류 뇌에서의 놀이의 출현과 그것의 발달적 역할에 대해 조사할 것이다. 특히 나는 정서적 내성의 증가, 행동의 유연성 제공, 긍정적 정서의 확장, 내재적 동기의 형성, 사회적 기술과 유능성의 확장 등 놀이가 갖는 중요성을 부각시키고자 한다.

환자가 도착하면 빨간 불이 깜박인다. 나는 시계를 확인한다. 오후 3시 정각에 나는 대기실 문을 연다. 실비아Sylvia가 걸어들어오는 모습이 보인다. 20대 중반의 눈부시게 아름다운 젊은 여자다. 힘있게 말린 붉은 머릿결, 보헤미안 스타일의 옷차림, 너무 낡아서 강력접착 테이프로 고정된 작업 부츠. 실비아는 가볍게 팔을 흔들며 수줍은 미소를 띠고 미끄러지듯 슬쩍 들어와 나를 맞는다. 나는 그녀를 따라 사무실로 들어와 책상에 있는 시계를 집는 것을 잊지 않는다. 그녀는 카우치로 걸어가 그녀의 힐을 반 바퀴 선회한다. 그녀는 오토만ottoman을 번쩍 들고 와서 카우치와 의자 사이에 내려놓는다. 그런 후 마치 말 위에 걸터앉듯이 그 위에 앉는다. 나는 책상으로 걸어가 시계를 내려놓고는, 실비아 정면에 있는 내 의자로 간다. 나는 앉는다. 회기가 시작된다.

더 읽기 전에, 독자는 방금 무슨 일이 생겼고 왜 생겼는지 추측해보는 기회를 갖기 바란다. 이 모든 의식의 의미는 무엇인가? 무엇 때문에 실비아는 그 방을 둘러보았을까? 나는 왜 시계를 집어들고 내 책상으로 돌아간 것일까? 실비아는 왜 오토만을 옮겼을까? 이에 대한 시나리오를 만들어보는 몇 분간의 놀이를 해보고, 당신은 그럼직하거나 그럼직하지 않은 추측을 얼마나 만들어낼 수 있는지 살펴보기 바란다. 준비가 되면 임상적 배경에 대해 계속 읽어나가기 바란다.

실비아는 매우 잘 기능하는 중상류 가정의 4남매 중 3번째로 태어났고, 모든 남매는 서로 친밀하고 부모와도 친밀하다. 실비아의 부모는 공들여 엄격한 가정 문화를 구축한 사람들이었다. 별 문제 없이 자란 다른 남매들과는 달리 실비아는 그 가정에서 특이한 아이였다. 그녀는 애초부터 달랐다. 더 감정적이고, 예측 불가능하고, 반항적이고, 길들여지지 않는 아이였다. 그녀는 총명하고 재치있는 아이였지만, 고등학교 때 문제가 많았고 대학교 때는 첫 학기에 중퇴했다. 12학년 때 실비아는 사랑의 의미를 놓고 존재론적 위기의 형태를 띠는 '신경 쇠약nervous breakdown'으로 고생했다. 실비아의 자기 회의와 철학적 질문들은 말 그대로 그녀를 주저앉게 만들고, 자신의 세계를 완전히 뒤흔들어 기능적으로 마비되는 지경이 되고 말았다.

실비아의 부모는 심한 충격을 받았다. 그들은 딸을 깊이 염려했고 최선의 것만을 주려고 했다. 그러나 그들이 실비아의 상태에 더 놀랄수록, 그리고 딸의 요구에 맞춰주려고 노력할수록 어린 소녀는 더 괴로워지기만 했다. 몇 개월을 몸져누운 후, 실비아는 여러 약물에 절어 지내는 상태가 되었다. 그녀가 침대에서 일어났을 때 모두가 잘되기를 비는 마음이었고 최후까지 희망을 버리지 않았다. 그러나 그때까지도 무슨 일이 벌어지고 있는지 아무도 실마리를 찾을 수 없었다. 실비아도 마찬가지였다.

실비아는 중서부의 소도시에서 자라나서 남부 캘리포니아로 진출했는데, 거기서 그녀는 나를 찾아오게 된 것이다. 내 속에 있는 거칠고 반항적인 아이는 처음부터 이 젊은 여성과 연결되었다. 나의 아버지는 영원한 아이 같은 사람이었고, 전에 말했듯이 나는 아버지의 막역한 친구였다. 아버지의 첫 번째 암묵적 메시지는 삶을 최대한 즐기고 덫에 갇혀 살지 말라는 것이었다. 즉, 한 직업에 머물지도 말고, 결혼생활에 묶여 살지도 말고, 특히 아무짝에도 소용없는 관습에 갇혀 지내지 말라는 것이었다. 직관적으로 나는 처음부터 실비아를 '알아봤다'. 나는 틀을 깨부수려는 그녀의 욕구를 이해했고, 기이한 이상주의를 추구하는 성향, 웃기는 사람을 숭배하는 마음, 누가 소외되는지는 관심 없이 필사적으로 창조적이 되기만을 바라는 마음을 갖고 있는 동시에 누구든, 심지어 자신과 무관한 사람조차도 소외시키는 것을 두려워하는 마음을 갖고 있는 그녀를 이해했다.

실비아의 관점에서 보면 나는 그녀에게 엄청난 역할 모델이 즉각적으로 되어준 것이었다. 나는 그녀가 아는 어른 중 유일하게 자유로움을 느끼고, 자신의 일을 사랑하고, 멋지게 나부끼는 옷을 입고, 가벼운 발걸음으로 움직이고, 요란한 소리를 내며 웃는 사람이었던 것이다. 처음부터 실비아는 내가 탄복해주기를 원했고, 눈가에 스쳐지나가는 내 마음을 쉽사리 훔쳤다. 이 젊은 여성을 쳐다볼 때마다 나는 잠재력을 격렬하게 톡톡 튀어내는, 진흙 속의 빛나는 보석을 발견했다. 실비아가 무언가 재치있는 말을 하면 나는 맞장구를 쳐주었다. 그녀가 공처럼 몸을 말면 나는 조용히 봐주었다. 그녀가 바닥으로 가라앉으면 나는 머리를 옆으로 기울였다. 그녀가 무언가 우스운 이야기를 하면 나는 박장대소했다.

나는 내가 웃었다는 사실이 치료자의 가치를 평가하는 리트머스 시험이라는 것을 거의 의심하지 않았다. 실비아는 이전에 한 번 치료를 받아본 적이 있다. 그녀의 이전 치료자는 의자에 꼿꼿이 앉아서 이 젊은 여성의 한마디 한마디를 근엄하게 받아들이기만 했다. 그 치료자는 탈출하고 싶어 하는 실비아의 충동에 대해 믿어주거나 고통을 재치있게 진정시키기는커녕, 그녀의 유머를 방어로 해석했다. 이러한 반응은 내 직감적 반응과는 달랐다. 나는 우리 사이에 유머가 짙게 흐르는 것을 느낄 수 있었기 때문이고, 이 짙은 유머는 우리 사이의 유대감을 단단히 만들어 실비아의 고립감과 모난 구석들을 달래줄 수 있었던 것이다.

상담실에서 재치를 뿜어대는 모습과는 대조적으로, 실비아는 대개의 경우 너무나 경직되어 있어 숨쉬기조차 어려운 모습이었다. 나는 그녀에게, 이완을 하고 자신의 신체 안에 좀 더 완전히 안착할 수 있도록 요가를 제안했다. 그러면서 1주에 2차례씩 치료 회기에 올 때마다, 나는 그녀가 확실히 자유로움을 느끼도록 노력했다. 실비아는 나의 판단을 받지 않고 무엇이든 얘기할 수 있었다. 예를 들어 다른 사람을 압도하게 될까 하는 두려움이라든가, 안정을 얻으려고 섹스하는 것, 약점을 하나의 휘장처럼 걸친 희극배우에 대한 질투 등이 그런 것이다. 때때로 실비아는 커다란 문제에 집중했고, 때로는 작은 문제에 골몰했다. 회기마다 놀이의 요소, 장난스러운 구석이 있었다. 그녀가 어떤 화제를 꺼내놓든 나는 열정적으로 따라갔다. 그러나 그녀가 무슨 이야기를 해도 나는 깊은 의미를 찾아내고자 했다. 때로는 그 의미를 드러내기도 하고, 때로는 혼자 속으로만 알고 있기도 했다. 그러는 동안 실비아는 다양한 감정을 뿜어냈다.

여기서 나는 독자들에게, 이 회기의 시작 부분에서 일어났던 일이 무엇인지 추측할 수 있는 두 번째 기회를 주고 싶다.

나에게 각 환자는 유일무이한 존재다. 나는 불안한 사람을 수없이 보아 왔지만 똑같아 보이는 사람은 없었다. 모든 환자는 완벽하고, 자신이 직면한 정서적, 사회적, 신체적 도전에 대해 완벽한 적응 방식을 발견하고 살아간다. 모든 환자는 영리하다. 때로는 자기 자신을 위해서는 너무나 영리해서, 자의식을 회피할 때도 그 영리함을 이용한다. 이윽고 환자들은 다음과 같이 애매모호한 질문을 던진다. 고통은 어디에 있단 말인가요? 무엇이 증상이란 말인가요? 현재의 환경과 이전의 개인력에 비춰볼 때 이러한 적응력은 어떻게 이해할 수 있을까요? 변화, 치유, 그리고 성장에 이르는 핵심은 무엇인가요? 직관 놀이를 통해 나는 처음에 제시되는 이러한 질문들에 대한 실마리를 찾아 나서는 탐정이 되는데, 이때 환자에게도 그 과정을 함께하도록 유도한다.

실비아가 보인 애매모호함은 특이했다. 그녀는 지독히 심각한 증상들을 보였지만, 정말로 사랑이 많은 온전한 가정 출신이었고 어떤 뚜렷한 스트레스 요인도 보이지 않았다. 이제 내가 발달 관점에서 종합적으로 이해한 내용을 제시해보겠다. 그녀는 남매들과는 달리 다루기 힘든 아기였다. 부모는 너무나 요란스럽게 감정을 표현하는 그녀를 잘 돌볼 수 없었다. 엄마는 딸의 울부짖는 소리에 낙심해 그녀를 아빠에게 넘겨주곤 했다. 아빠는 아이의 자아도취적 슬픔의 분출을 더 잘 견뎠으나, 마침내 그의 트릭이 먹히지 않게 되면 부부는 겁을 먹고 압도당했다. 그들이 잘못한 것은 무엇일까? 실비아에게 정말 어떤 문제가 있는 것일까? 왜 그들은 아기가 기분이 나아지도록 할 수 없었을까?

실비아는 자라면서 부모의 한결같은 눈길을 자신의 신체 내부로 안착시키고 자신의 잇따른 감정들에 편안해졌다. 대신에 그녀는 어머니의 질려하는 감정과 아버지의 취약성을 너무나 잘 알아차렸다. 실비아는 자신을 비난했다. 그녀는 모든 사람에게 감당하기 어려운 벅찬 아이였고 자기 자신도 자신이 벅찼다. 그녀는 자신이 느끼는 것, 특히 자신이 타인에게 영향을 미치는 것이 견디기 어려웠고, 자신이 타인과 다르게 느낀다는 것은 상상조차 할 수 없었다. 그 압력은 너무나 벅찼다. 내적 경험의 그 강렬한 기복은 너무나 압도적이어서 그녀는 자신의 외부 세계를 단조롭고 평평하게 만듦으로써 상쇄시켰다. 어느 순간에 이르러 실비아는 자신이 낮은 상태를 유지하면서 땅바닥에 아주 조용히 엎드려 있으면, 아무 데로도 추락하지 않으리라는 결론을 내렸다.

위니코트Winnicott의 감수성으로부터 안내를 받아 정신치료를 시작하도록 하자.

> 정신치료는 놀이의 두 영역 – 환자의 영역과 치료자의 영역 – 이 중첩되는 지점에서 일어난다. 정신치료는 함께 놀이를 하는 두 사람과 관련된다. 따라서 놀이가 불가능한 지점에서 출발한 치료자의 작업은 환자가 놀이를 할 수 없는 상태에서 놀이를 할 수 있는 상태로 옮겨주는 방향으로 향한다(1971, p.44).

처음부터 나는, 실비아에게는 놀이가 치유로 가는 통로라는 것을 직관적으로 알아차렸다. 그동안 모든 것이 두려웠다. 너무나 위험했다. 모든 사회적 만남은 너무나 심각한 일이었다. 그런 위험들은 맞닥뜨릴 가치가 없었다. 실비아가 한 순간만 잘해낸다면, 다음 순간에 모든 것이 변화될 수 있었다. 격앙되는 감정과 변덕을 담아낼 관계적 측면에서의 어떤 틀이 있지 않으면, 실비아는 자신의 본성에 온전히 깃들일 수 없었다. 암묵적으로 나는 실비아가 자신의 성격에 깊이 자리잡고 있는 장난기어린 본성과 조화를 이루지 못하고 있음을 감지했다. 그녀는 엄청난 격렬함을 견딜 수 있는 다른 놀이친구가 필요한 것이었다. 우리는 궁합이 아주 잘 맞았다.

정신치료를 시작한 지 몇 달이 되지 않았을 때 실비아는 요가를 시작했다. 그녀는 정신과 의사의 안내를 받아 서서히 모든 약물치료를 중단했다. 1년 내에 실비아는 지역 대학에 입학했다. 2년 내에 그녀는 높은 학점을 받아 4년제 유명 대학으로 편입했다. 3년 내에 그녀는 자신이 이전에 꿈꾸었지만 자신을 통제할 수 없어 감히 시도하지 못했던, 창의적 글쓰기 과정을 시도했다.

이제 회기를 시작할 때의 장난에 대해 추측해볼 마지막 기회다….

지금까지 나는 놀이가 실비아를 치유하는 과정에서 얼마나 중요한지를 보여주려고 그녀의 배경에 대한 많은 정보를 제시했다. 우리가 서로를 알아감에 따라 실비아와 나는 독특한 하나의 비언어적 의식ritual을 만들어냈다. 각 회기를 시작할 때 나는 실비아가 어디에 어떻게 앉을지에 대해 어떤 추정도 하지 않았다. 그녀는 자유롭게 자신이 원하는 방식으로 내 집기들을 배치할 수 있었다. 나는 그에 따라 대응했다. 하나의 예외는 내 의자였다. 나는 내 의자에 앉을 권리를 유지했는데, 그 규칙도 결국엔 걷어차버렸다. 실비아는 카우치에 앉기도 하고, 내 의자와 마주하는 의자에 앉기도 했다. 경우에 따라 실비아는 바닥에 몸을 쭉 뻗고 눕거나 다양한 집기들 '사이의 공간에서' 이상한 자세로 몸을 웅크리고 있곤 했다. 앞에서 말한 것처럼 이것이 그녀가 오트만을 배치하는 방식이다. 우리 사이의 놀이는 모두 이런 식이었다. 회기마다 실비아가 상담실에 들어올 때 나는 탁상시계를 쳐다볼 수 없는 위치에 있게 될 경우를 대비해 책상 위에 있는 내 손목시계를 움켜쥐었다. 그러고는 그 시계를 손목에 차거나, 내가 탁상시계를 볼 수 있게 될 경우에는 손목시계를 책상에 다시 놓아두었다(나는 꼭 필요하지 않은 경우라면 손목시계 차는 것을 싫어한다).

실비아의 선택에 일관성이 있을 때도 있었다. 처음에 카우치는 취약성을 나타내는 것으로, 그리고 의자는 자기 지지를 나타내는 것으로 시작되었다. 그러다가 카우치는 진실성을 나타내는 것으로 변화되었

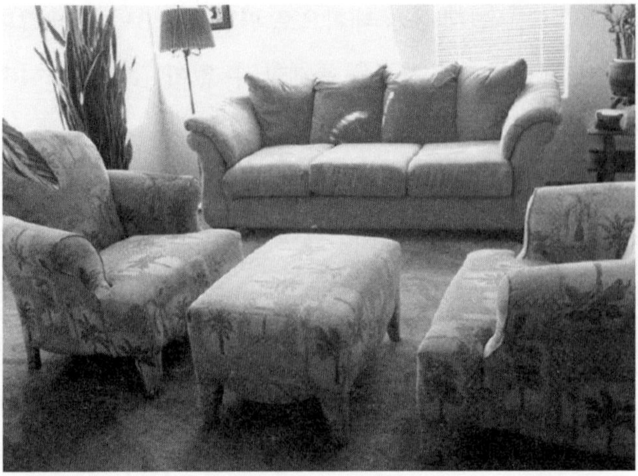

그림 4.2 치료실의 분위기는 치료자의 성격에 대해 많은 것을 말해준다. 전통적 정신분석 치료실은 어두운 편인데, 적어도 고정관념상으로는 그렇다(어두운 갈색 가죽 카우치, 어두운 나무 책상과 바닥, 그리고 내면의 여행을 촉진하고자 당겨 내린 차양). 독자들이 이 그림에서 볼 수 있듯이 내 치료실은 꽤 밝은데, 색깔도 밝고 창문을 통해 다량의 햇빛이 흘러들어온다는 점에서도 그렇다. 아마도 지리적 요소도 있을 것이다. 어쨌든 나는 햇볕이 강렬한 남부 캘리포니아에 살고 있다. 게다가 밝음lightness에는 은유적 요인이 존재한다. 왜냐하면 나는 치료자로서 환자가 자신의 짐을 가볍게 만들 수 있도록lighten 돕는 것을 포함한다고 믿기 때문이다. (Courtesy of the author)

고 의자는 상호의존성을 나타내게 되었다. 암묵적으로 출현하는 우리의 게임 규칙들 중 일부에는 실비아의 내적 세계를 따라 규칙이 변화할 수 있다는 유연성이 포함된다. 그녀의 정신 세계의 불가피한 위험성과는 대조적으로, 상담실(그림 4.2)에서의 물리적/상호주관적 공간은 훨씬 더 밝고(가볍고) 유동적인 장소가 되었다.

발달적 관점에서 러시아 심리학자 레프 비고츠키Lev Vygotsky(1978)는 놀이가 근접발달영역zone of proximal development 내에서 일어나는 것으로 보았다. 이는 새로운 존재방식과 행동방식을 시험해볼 수 있는 안전장소이자 최첨단의 지점이다. 놀이를 하는 동안 아이들은 새로운 것을 숙달한다. 실제로 아이들은 놀이가 아닌 상황에서보다 놀이를 하는 동안 새로운 인지적, 정서적, 사회적, 행동적 능력을 더 잘 보여준다(Marks-Tarlow, 2010). 이는 바로 실비아에게 딱 들어맞는 사실이었다. 집기를 유연하게 재배치하는 것은 우리의 관계를 외현적으로 구체화시켜 증명하는 것으로서, 우리 내부의 바퀴에 기름칠을 하도록 도왔다. 시간이 지남에 따라 실비아는 더 유연한 자기상을 받아들이게 되었고, 그러면서 더 강해지는 느낌을 갖게 되었다.

자연스럽게 즉각적으로 일어나는 기분에 따라 방의 집기를 재배치함으로써, 그리고 내가 그에 따라 맞춰주는 것을 지켜봄으로써 실비아는 가장 원초적 수준에서 자기 주도적이 되는 것의 맛을 보았다. 장 녹스Jean Knox(2010)는 행위 주체로서 유아의 첫 번째 행위는 자신의 내적 필요에 따라 부모를 움직이는 역량이라고 썼다. 발달적으로 유아는 이 세상에 너무나 무력하고 의존적이어서 자신의 신체 외에는 어떤 것에도 직접적으로 영향을 줄 수 없는 상태로 태어난다. 자기 주도self-agency의 첫 번째 불꽃은 돌보는 사람을 움직이는 아기의 잠재력에 있다. 이것이 있게 되면 유아가 외부 세계에서 더 직접적으로 숙달을 추구해나갈 안전한 공간이 확립되는 것이다.

야성이 부르는 소리

거의 모든 부모는 신생아가 자신을 모방하기를 바라면서 혀를 내밀거나, 아기가 킥킥대며 웃기를 바라면서 아기의 배를 간질이려는 충동을 느낀다. 내가 전에 썼듯이(Marks-Tarlow, 2010), 부모는 놀이로의 초대장을 발행함으로써 대부분의 포유류들, 심지어는 여러 새들과 곤충들까지 신경계 내에 깊이 자리잡고 있는 보편적 본능을 따르는 것이다. 이런 놀이에 대한 본능은 진화하는 동안 여러 차례 독립적으로 발생하는데, 애착 체계 및 돌봄 회로와 함께 진행된다. 이에 대해서는 마지막 장에서 논의할 것이다. 놀이는 동물의 세계 전체에 존재하는 부모와 자녀 간 결합의 주요 형태일 뿐만 아니라, 포유류 뇌의 열린 배선open wiring 및 경험 의존적 성숙과 함께 진행된다(Panksepp, 1998).

대부분의 종들에서, 놀이에 대한 충동은 아동기의 결정적 시기

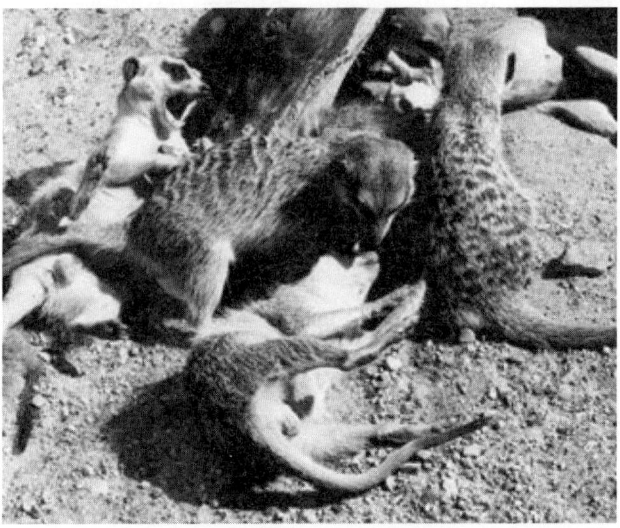

그림 4.3 모든 사회적 동물은 이 그림의 미어캣처럼 놀이를 하고, 그 놀이는 대부분 엎치락뒤치락하는 거친 신체 놀이rough-and-tumble play의 형태를 띠는 싸움 놀이다. 이런 놀이는 나중에 일어날 실제 싸움을 위해 기술을 익히는 연습을 하는 것이라고 가정하기 쉽다. 그러나 이는 너무 단순한 생각이다. 놀이에는 숨겨진 여러 기능, 특히 정서 조절과 관련된 기능이 있다. 예를 들어 쥐의 경우 초기의 싸움 놀이는 이후의 성적 관계를 준비하는 의미가 있다.

critical window에 발생한다(Beatty et al., 1982). 예를 들어 미어캣(그림 4.3)은 젖을 떼기 직전에 싸움 놀이를 하는 충동이 시작되고, 25일에서 45일이 되는 시기에 절정에 달한다. 이는 정상적인 사회성 발달 및 성적 발달과 관계된다.

인간의 놀이 역시 결정적인 정상적 발달 시기를 갖다는 점에서 다른 포유류의 놀이와 닮아 있다. 많은 다른 포유류 종에서와 같이 초기 아동기의 거친 신체 놀이rough-and-tumble play는 특히, 전념할 수 있고 집중력을 발휘할 수 있는 인지적 역량과 관련된다. 이에 따라 신경 연구자인 자크 판크세프(2008)는 모든 초등학교 수업을 매일 놀이터에서 시작하자고 제안했다. 판크세프는 달리기, 떠들며 뛰어놀기, 몸으로 싸우며 놀기 등이, 체육 교육에 대한 관심과 기금이 줄어드는 가운데 증가하는 주의력 결핍장애 진단에 대한 예방 조치가 된다고 보았다.

동물들이 놀이를 하려고 하는데 그러지 않을 경우, 그 이유가 무엇이든 결과는 심각할 수 있다(그림 4.4). 동물들은 결국 행동, 인지, 정서 등이 심각하게 결핍될 수 있다. 앞장에서 기술했듯이, 해리 할로우는 원숭이들을 고립된 상태로 길렀고 놀이도 못하게 했다. 많은 원숭이가 분리 불안에 대한 반응으로 몸을 흔들어대거나, 엄지손가락을 빨거나, 자기 위로의 다른 징후들을 보였다. 성장한 후에 그들은 정상적인 사회적 관계와 성적 관계를 발달시키는 데 실패했다.

도로시 에이넌Dorothy Einon(1980)에 따르면, 놀이를 박탈당한 고립된 개들은 성장한 후에 실제로 불로 걸어들어가기도 하고 여러가지 심각한 학습 결핍을 보였다. 에이넌이 행한 실험에는 놀이를 하지 못한 채 고립되어 길러진 쥐들에 대한 실험도 포함되었다. 아동기 때 쥐들은 놀이를 너무나 좋아하여 놀이 그 자체로 보상이 된다. 이러한 사

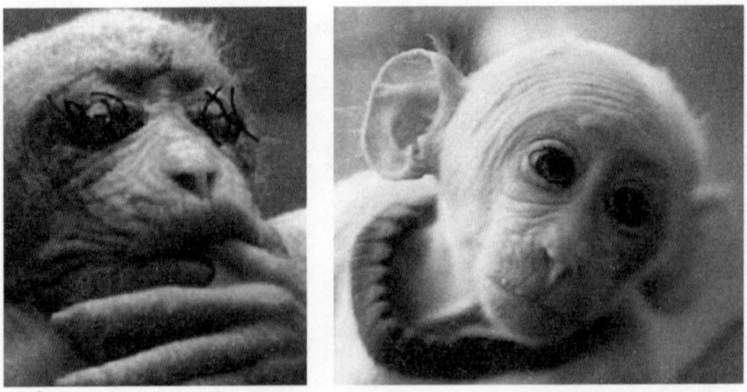

그림 4.4 1985년 짧은꼬리원숭이 브리치즈Britches가 미국해방전선American Liberation Front에 의해 캘리포니아 리버사이드 대학 연구실에서 구조되었다. 이 아기 원숭이는 연구 실험 때문에 눈이 봉합되어 앞을 볼 수 없었고, 이로 인해 외상을 당한 것이 명백했다. 우리는 브리치즈가 치료를 받기 전에 자신의 손가락을 빨면서 자기 위로를 하는 장면을 목격했다. 사진은 치료를 받은 브리치즈가 훨씬 더 이완되고 개방적인 자세를 취하고 있는 모습이다.

실은 쥐들이 나중에 놀 수 있도록 허용될 때 미로를 열렬히 학습하려는 모습에서도 증명된다. 놀이를 박탈당한 쥐들은, 미쳐 날뛰는 정도까지는 아니더라도 너무 활동적이다. 그러나 먹이 보상을 얻기 위해 터널에 있는 공을 밀거나 끌어당겨 장애물을 제거하지 못한다. 효과적인 행동을 하지 못하는 것이다. 놀이를 박탈당한 쥐들은 새로운 환경에 익숙해지는 데 시간이 오래 걸린다. 이런 쥐들은 기억 과제들에서 고생하는 일이 잦다. 이런 쥐들의 행동 양식은 유연하지 못하고, 효과가 없는 행위 순서를 멈추거나 그 순서를 바꾸는 것을 잘 하지 못한다. 에이넌은 이렇게 결론지었다. "나는 놀이의 기능이 무엇일까에 대한 의문으로 출발했다. 이제 나는 놀이가 단순히 나중의 사회적 상호작용을 위한 연습이 아니라, 성장한 후의 행동에서 보이는 다양한 재능과 학습 능력에 영향을 준다고 믿는다. 어린 쥐는 놀이를 통해 더 영리해진다."(p. 936).

스탠포드 대학의 정신과 의사인 스튜어트 브라운Stuart Brown(1998)은 놀이의 중요성에 관한 오싹한 사례를 발견한 후 놀이에 대해 전문가적 초점을 갖게 된 우리 시대의 연구자다. 정신과 레지던트로 있던 1969년에 브라운은 공통의 발달 인자를 발견해내려는 희망으로 교도소 환경에서 일하면서, 수감된 26명의 젊은 살인자에게 임상 면접을 실시했다. 처음에 브라운은 이 중범죄자들의 배경이 너무나 다양하다는 것에 놀랐다. 그들은 매우 다양한 사회 계층, 민족에 속했을 뿐 아니라 외상과 결핍의 수준, 삶의 기회도 천차만별이었다. 면접을 하던 브라운은 이 대단히 폭력적이고 반사회적인 사람들이 공통적으로 갖고 있는 것으로 보이는 단일한 요인을 발견하게 되었다. 즉, 아동기 때 정상적인 놀이를 하지 못했다는 것이다.

상상 놀이

우리 인간들은, 결정적 시기를 넘어서면 대체로 놀이를 멈추는 다른 종들과는 다르다. 사람들은 종종 성인기까지 놀이를 줄곧 지속한다. 테니스나 스쿼시 같은 스포츠, 브리지(카드놀이의 일종)나 도박, 그리고 월드 오브 워크래프트World of Warcraft나 위Wii 같은 가상모험 게임은 모두 성인을 위한 놀이터에 해당한다. 놀이와 창의성 간에는 강력한 관련성이 있기 때문에 많은 사업가가 농구 링이나 여러 가지 상상의 소도구 장난감 사업을 한다. 놀이, 스트레스 감소, 그리고 신체적 회복 탄력성 간에도 연관성이 있기 때문에 전인적 관점을 가진 많은 의사가 성인 환자에게 즐거운 활동을 처방하기도 한다(그림 4.5). 한편, 십자말 풀이는 노년기 기억 문제를 예방하기 위한 최신의 치료법으로 사용된다(Walker, 2005).

전생애 동안 지속되는 것 외에, 또 다른 중요한 측면에서도 인간의 놀이는 다른 종들의 놀이와 차이가 있다. 다른 포유류들에게 흔하게 보이는 엎치락뒤치락 싸우는 놀이 rough-and-tumble play의 다양한 모습을 넘어서서, 인간의 놀이는 상징적 영역과 상상적 상황으로까지 뻗어간다. 상상 놀이는 아이들에게 발달적으로 너무나 중요한 것이어서, 결정적 기간 – 대략 3세에서 6세까지 – 에 이것이 없다는 것은 특정한 발달지체부터 심한 자폐증까지 포괄하는, 다양한 문제에 대한 진단 준거가 된다(Brown, 2009).

아이들의 초기 창의적 놀이는 언어를 통한 상징 사용의 발달과 동시에 일어난다. 어린아이에게 세상은 하나의 빛나는 마술적 장소이고, 언어는 종종 어른들의 역할에 대한 모방을 함으로써, 상상 놀이에 대한 기회를 확장시켜준다(그림 4.6). 처음에는 어린아이들이 자신이 개념적으로 이해한 것을 물리적 형태로 실행한다. 타미Tommy가 엄마의 안경집을 손에 쥐고 한 순간은 마이크로 사용하다가 다음 순간 휴대폰으로 상상하면서 노는 것은, 그 아이가 이런 물건들에 대해 자신이 알고 있는 것을 구현하여 소통(전달)하는 것이다. 이런 실행들이 처음에 연속적인 언어적 표현을 동반하든 그렇지 않든, 타미는 자라나면서 극적인(상상적인) 놀이를 할 때 말이 특별한 위치를 차지하게 될 것이다.

피아제Piaget에 따르면, 어린아이가 초기 감각운동 놀이로 시작해, 숙련 놀이를 거치고, 상징적 놀이로, 그리고 마침내 규칙이 있는 게임으로 옮겨가면서, 어린아이의 환상은 점진적으로 현실적 제약의 지배를 받게 된다. 스밀란스키 Smilansky(1990)는 피아제의 체계를 다음과 같이 사회적 영역으로 확장시켰다. 1) 기능적 또는 탐색적 놀이 : 물리적 세계와 사회 세계에 대해 배워나가기 위한 감각운동의 기초가 되는 것. 2) 구성적 놀이 : 세계에 대해 좀 더 적극적인, 신체에 기초한 참여이며, 이때가 아이들은 블록과 같은 구성요소들을 결합하는 때임. 3)

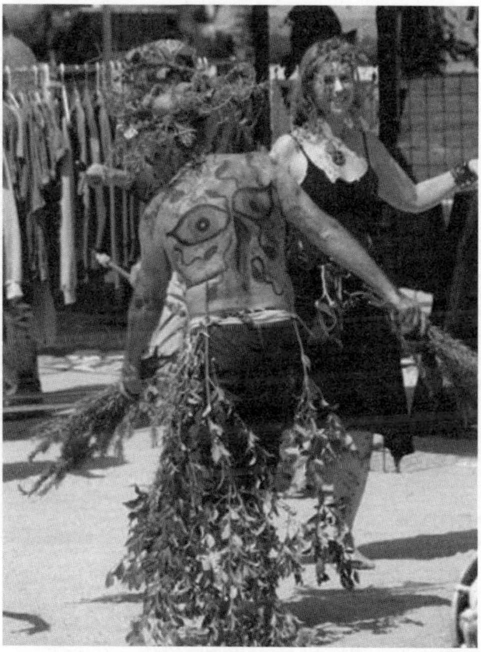

그림 4.5 아이들의 놀이가 종종 너무 심각한 일이 되는 것처럼, 어른들의 놀이도 때로는 여흥이나 오락의 수준을 넘어서기도 한다. 여기 이 남자는 2011년 4월 22일 캘리포니아 토팡가에서 열린 지구의 날 행사에 치유력을 가진 무용수들로 구성된 공연단의 구성원으로 참여해, 자연과 일치되는 차림새를 하고서 다른 사람들에게 영감을 주는 역할을 하고 있다. 이 성인들의 놀이는 땅의 욕구에 주의를 기울이라는 중요한 메시지를 전달하고 있다. (Photo by Gene Blevins/LA Daily News)

극적인 놀이 : 현실은 상상으로 가득 채워지고 물건은 은유적 기능을 갖는다(예를 들어 막대는 칼이 된다). 4) 사회극적인 놀이 : 암묵적 규칙이 있고 하나의 공통적 놀이 주제에 따라 여러 놀이 참가자들이 조직화되는, 더 복잡한 형태의 극적인 놀이. 5) 규칙이 있는 게임, 명시적으로 규정된 규칙이 특징인, 가장 고도로 조직화된 형태의 협력적 놀이.

생후 2년차에 언어, 논리, 이야기, 그리고 개념적 자기 의식과 같은 좌뇌의 역량은 초기의 애착 체계를 통해 자리잡고, 정서적 처리와

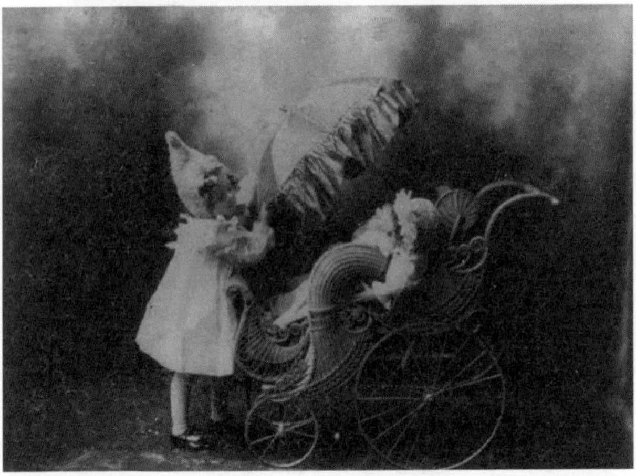

그림 4.6 '아기의 여행'라는 제목이 붙은 이 사진은 1900년에 찍은 것이다. 아기 마차에 있는 인형들을 갖고 놀면서, 이 어린아이는 어른의 역할과 활동을 흉내낸다. 역사를 통틀어서 그리고 전 세계에 걸쳐서, 아이들은 이런 형태의 놀이를 좋아한다. 이는 그들이 문화적 가치와 관습을 흡수하는 하나의 주요한 방식이다. (Photo copyrighted by S. Ford, Johnson & Co., Chicago)

자기 의식을 구현해내는 우뇌적 토대와 결합되기 위해 발달하는데, 이에 따라 위의 범주들은 복잡성이 증폭되는 모습을 반영한다. 놀이가 점차 상징적·사회적·상상적인 방향으로 발전하면서 암묵적·전의식적·비언어적인 토대로부터 출발하여 더 명시적·의식적·언어적 요소를 포함하는 쪽으로 옮겨가는 것이다. 여전히 안전 애착과 일차적 양육자의 관여에 의해 촉진되는 점이 있긴 하지만, 아이들의 놀이는 동시에 반대되는 방향으로 발달한다. 즉, 더 자율성이 커나가는 쪽으로뿐만 아니라 다른 사람들과 더 협력하는 방향으로도 발달한다.

우리는 상징화하려는 쪽으로 유혹을 받는다. 이 때문에 놀이가 고차적 대뇌피질의 역량들로부터 놀이가 출현하는 것으로 잘못된 인상을 갖기 쉽다. 판크세프(1998)의 충격적인 실험에 의해 증명되었듯이 진상은 그렇지 않다. 판크세프는 연구실에서 정상적인 쥐들의 놀이와 대뇌피질을 수술로 제거한 쥐들의 놀이를 비교해 보았다. 대학생들에게 두 집단의 행동을 관찰하여 기록하도록 요구했고, 어느 집단의 쥐들이 정상이고 어느 쪽이 수술받은 쥐들인지 추측해보도록 했다. 예외없이 학생들은 틀리게 추측했다. 활기넘치고, 잠시도 가만히 있지 못하는 수술받은 쥐들의 위험한 행동을 정상적인 것으로 보고, 반면에 뇌가 온전한 쥐들의 억제된 행동이 덜 건강한 것으로 일관되게 잘못 보았다. 최첨단 기술이 종종 이런 식으로 보인다. 최첨단 기술의 밝은 면은 흥분되는 가상적인 놀이가 되겠고, 이것의 어두운 면에는 영화 '매트릭스The Matrix'나 '인셉션Inception'처럼 악몽 환상이 포함된다. 여기서는 놀이가 치명적인 것으로 변한다. 기술은 우리의 세계를 자유롭게 해주거나 확장시키기보다는 오히려 옭아맨다. 그러나 다른 모든 정서 회로나 동기 회로와 마찬가지로, 놀이의 추동은 뇌간과 피질하 영역에서 시작되는 일차적 대뇌 구조에서 생겨나는 것이다. 대조적으로, 피질 수준은 깊은 추동을 만들어낸다기보다는 등록하고 수정하고 변형하는 역할을 할 뿐이다.

만약 놀이 추동이 두뇌에서 그토록 오래되고 깊이 자리잡은 것이라면, 그리고 어떤 상징적 내용보다 훨씬 아래 부분에서부터 시작하는 것이라면, 그것의 일차적인 목적은 무엇일까? 이 문제를 좀 더 자세히 다루기 위해 또 하나의 동물 이야기를 해보겠다.

원숭이가 보다, 원숭이가 하다

세 마리의 어린 파타스patas 원숭이가 정글에서 놀고 있다. 세 마리는 모두 나무 위로 뛰어오르고 줄기를 타고 올라가서 길고 수평으로 놓인 하나의 가지에 도달한다. 원숭이들은 차례대로 조금씩 가지 끝으로 가서는 뛰어내린다. 잠시 공중에 떠있다가 넓은 풀밭 위로 착지하고, 재빨리 일어나서는 다시 그 나무로 돌진하고, 또다시 기어 올라가서 뛰어내린다. 원숭이들은 적어도 10차례 이상 똑같은 절차를 반복한다.

이 원숭이들은 왜 이런 짓을 하는 것일까? 한 가지 알기 쉬운 설명은 원숭이들이 성장한 후에 정글에서 살아남고 번성하는 데 필요한 운동 기술들을 연습하고 있을 가능성이다. 우리는 이런 것을 의사나 우주인, 엄마 또는 군인인 것처럼 노는 어린아이들의 상상 놀이에서도 볼 수 있다. 브라이언 서튼스미스Brian Sutton-Smith(1979, 1997)는 어른의 입장과 역할을 흉내내는 사회적 상상 놀이에 특히 관심을 보인다. 아마도 원숭이들은 장차 음식을 찾고 맹수를 피할 은신처와 피난처를 찾는 훗날의 생활에 유용할, 기어오르기와 뛰어오르는 기술을 연습하는 것일 수 있다.

그러나 펠리스와 펠리스Pellis and Pellis(2010)가 이 원숭이 놀이 장면을 보고한 이유는 하나의 다른 기능을 예시하기 위함이었다. 그들은 이 어린 원숭이들이 단지 운동기술을 연습하는 것이었다면 공중에서 낙하산 자세를 취함으로써 가장 안전하게 착지할 수 있었을 것이라고 주장했다. 자신의 몸통을 아치 모양으로 만들고 다리를 아래로 뻗으면 확실히 더 부드럽게 착지할 수가 있었을 것이다. 이것이 펠리스와 펠리스가 '제정신인' 원숭이라면 마땅히 취했을 것이라고 주장한 자세다. 그러나 이 어린 파타스 원숭이들은 다른 자세를 취했다. 점프 후 정점에서 각 원숭이는 사지를 측면으로 평평하게 들어, 날개를 편 독수리 자세를 취하고 약한 배 부분으로 착지했는데, 이 저자들은 이것을 '끔찍한 추락소리(쿵 소리)sickening thump'라고 묘사했다.

이 원숭이들은 왜 이렇게 정신나간 행동을 했을까? 펠리스와 펠리스는 배로 착지하는 것(동체 착륙)을 통해 재미있는 것이 고통을 수반할 수 있다는 것을, 동시에 역으로 고통을 경험하는 것이 때로는 재미있게 느껴진다는 것을 원숭이들이 배운 것이라고 추측했다. 운동, 인지, 사회적 기술 등의 개선은 이런 종류의 놀이를 통해 간접적으로 일어난다. 그러나 그것의 일차적 기능은 정서 조율emotional regulation—정서 반응의 생성에 더하여 원숭이의 인내력 역치의 확장—인 것처럼 보인다. 안전과 안락함을 약간 벗어나는 범위에 있는, 조율의 경계 지점에서 놀이를 함으로써, 이 동물들은 세상의 불편한 사건들을 마주하는 데 익숙해지는 것이다. 이를 통해 원숭이들은 불확실한 환경을 다루는 탄력, 그리고 모험심과 진취성을 가지고 새로운 것과 위험을 대할 수 있는 유연성을 구축한다.

원숭이들에게 떨어지지 않고 기어오를 수 있는 자신감을 갖게 하고 끔찍한 일이 생기지 않게 떨어지는 경험을 제공함으로써, 놀이는 무섭거나 잠재적으로 고통스러운 상황에 대한 정서적 반응을 약화시키는 데 도움을 준다(그림 4.7). 변연계가 중추신경계에 반드시 포함되는 것과 마찬가지로, 정서적 조절 또한 모든 종류의 행동적, 사회적, 인지적 발달에 필수적으로 포함된다. 실비아Sylvia 사례에서 의식ritual으로 표현된 것, 즉 내 상담실에서 우리 자신과 가구의 위치를 정하고 또 다시 정하는 것은, 이 젊은 여성으로 하여금 '동체 착륙'을 견뎌내도록 도와주었고, 다시 일어설 수 있는 동기가 유발되도록 도움을 주었다. 요컨대 실비아와 나는 놀이를 통해 삶의 경험에 대해 탄력적으로 회복할 토대를 구축하려고 했던 것이다. 그렇게 하지 않으면 그 고통을 감내할 수 없었기 때문이다.

조절 영역의 경계에서 놀기

양육자와 아기 사이의 초기 놀이 역시 조절 영역의 가장자리에서 일어난다(Marks-Tarlow, 2010). 발달단계 초기에 나타나는 부모/영아 놀이의 하나인 간지럼을 생각해보라(그림 4.8). 이러한 형태의 촉각은 엄마의 존재감으로 아기를 감싸 안으며 아기를 자극한다. 아기의 사적인 공간으로 갑자기 들어갔다가 나오는 움직임(내가 메이시 아기의 배에 머리를 들이밀었던 것과 같은)을 통해 부모는 갑자기 공격하는 포식자의 행동을 흉내낸다. 이와 같은 게임이 활성화하는 고도의 상호 각성 상태(공포와 흥분 사이를 빠르게 오가는)는 뇌의 보상 회로를 자극하며, 평생에 걸쳐 일어날 즐거운 몰입의 기초를 제공한다.

간지럼은 공포가 쾌락 속으로 녹아 없어지는 바로 그 유쾌한 경계에 위치한다. 아기는 초기의 놀이에 의해 고도로 자극되는데, 부모가 각성을 견딜 수 있는 아기의 한도에 둔감하다면 과자극의 위험성이 존재한다. 쾌락과 통증 사이에 존재하는 선은 아주 가느다랗다. 만약 게임이 더는 상호적인 것이 아니게 되면, 놀이는 쉽게 학대의 영역으로 미끄러져 들어간다. 사람들은 한번쯤 자기가 왜 자기를 간지럽힐 수 없는지 궁금한 적이 있을 텐데, 간지럼은 타인의 존재를 필요로 하

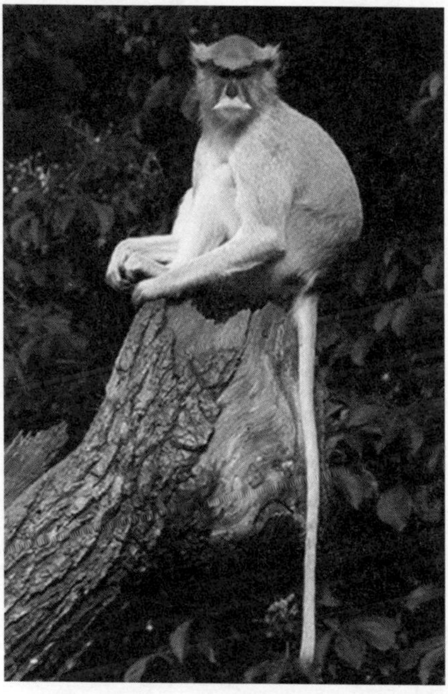

그림 4.7 파타스 원숭이들은 사회적 동물이다. 최대 15마리의 암컷과 함께 사는 수컷은 감시자 역할을 한다. 그들은 펼쳐진 초원에 살며, 생존에 위협을 느낄 때 빠른 도주에 의존한다. 그들은 나무에 쉽게 기어오르며, 나무 위에서 자는 경향이 있다. 포식자로부터 보호하기 위해 한 그루의 나무에 한 마리씩 잔다.

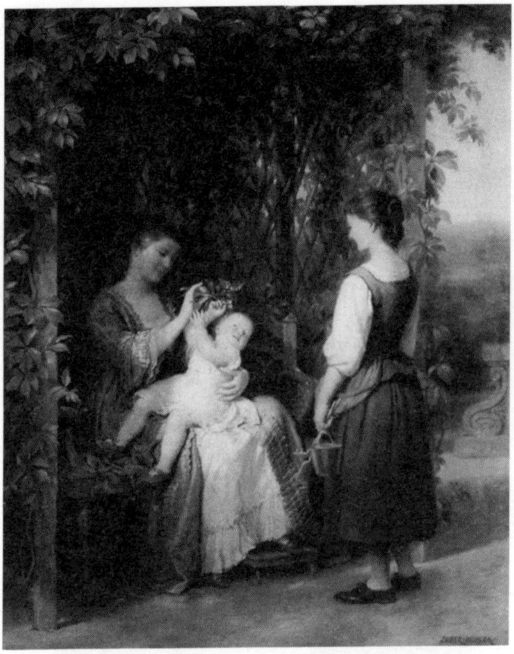

그림 4.8 '아기 간지럽히기'(Fritz Zuber-Buhler, 1822-1896). 약 200년 된 이 그림은 간지럽히는 현상이 어느 시대에나 있는 보편적인 것을 암묵적으로 보여준다.

기 때문이다(Blakemore, Wolpert, & Frith, 2000). 모든 초기의 게임처럼 이것도 상호주관적 공간에서 일어난다.

쾌락과 고통 사이의 미묘한 경계에서 협상을 할 때 중요한 것은 타이밍이다. 상호간의 협조와 순서 바꾸기의 타이밍은 부모의 직관이 들어오는 시점이다. 동조entrainment[1)]는 물리학자들이 공명resonance(진동하는 두 개의 입자가 위상이 같아지고 조화를 이루어 떨리는 것)이라고 하는 시간의 동시성을 기술할 때 쓰는 용어다. 동조를 통해 뇌의 여러 부위에서 생성되는 정보가 조화를 이루며, 심지어 공간적으로 연결된 회로가 없는 경우에도 가능하다(Buzsáki, 2006). 이러한 방식으로 시간의 차원은 새로운 신경의 상호연결성을 구축하는 일차적 수단이 된다.

놀이는 뇌의 파동과 함께 신체를 동조한다(Marks-Tarlow, 2010; VanderVen, 1998). 우리는 엄마의 자궁 안에서 엄마와 아기의 생리적 과정이 어떻게 자연적으로 연결되는지 쉽게 이해할 수 있다. 그들의 심장, 뇌, 소화기관, 심지어 내적 세계까지도 불가분의 상태로 연결되어 있다. 출생 후에도 아기는 정서 조절과 생리 조절(수면-각성 사이클, 소화 등) 측면에서 엄마에게 의존한다. 엄마와 아기 사이의 초기 놀이는 조율된 반응(Beebe & Sloate, 1982; Schore, 1994)을 통해 안전, 신뢰, 각성 상태의 증가, 그리고 긍정적 정서 상태의 완전한 참여를 기초로 하여 사람 사이의 복잡한 리듬을 조화롭게 한다. 엄마와 아기의 초기 놀이는 흥분, 기쁨, 관심, 욕구, 호기심 등 스턴Stern(1985)의 '활력 정서vitality affects'로 상호 몰입을 촉진한다.

원형적 게임

보편적으로 나타나는 부모와 아이 사이의 놀이 중에서 사회적 협동과 대화의 시작을 포착하는 하나의 게임이 있다면 그것은 아마도 까꿍놀이peek-a-boo일 것이다. '아가 있다~ 아가 없다~'에 대한 아기의 환희는 대상 항상성의 리듬을 설정한다. 나타나기, 사라지기, 그리고

1) 동조Entrainment : 내인적인 생물 리듬이 다른 리듬의 영향을 받아 그것과 동조하는 현상. 독립적인 리듬이 서로 동조하는 것을 특히 상호동조(mutual entrainment)라고 한다. 동조할 때 위상을 다시 맞추게reset 된다. 양자의 리듬 주기가 서로 떨어져 있지 않은 경우에 동조가 성립한다(네이버 지식백과. 생명과학대사전). – 역주

다시 나타나기 행위를 통해 아기는 긍정적 참여와 철수의 시간적 순서를 내면화하며, 순서대로 하기와 위니코트가 아름답게 묘사한 '타인의 존재 하에 혼자되기'의 무대를 구축한다. 까꿍놀이는 아기가 성장하고 더 움직일 수 있게 되면 발전된 버전인 숨바꼭질로 변화한다 (그림 4.9).

치료자와 환자 사이에 보편적으로 행해지는 하나의 게임이 있다면, 내 의견으로는 숨바꼭질이 원형적 게임일 것 같다. 왜냐하면 숨바꼭질은 참여와 철수의 리듬을 통해 접촉의 흐름을 포착하기 때문이다.

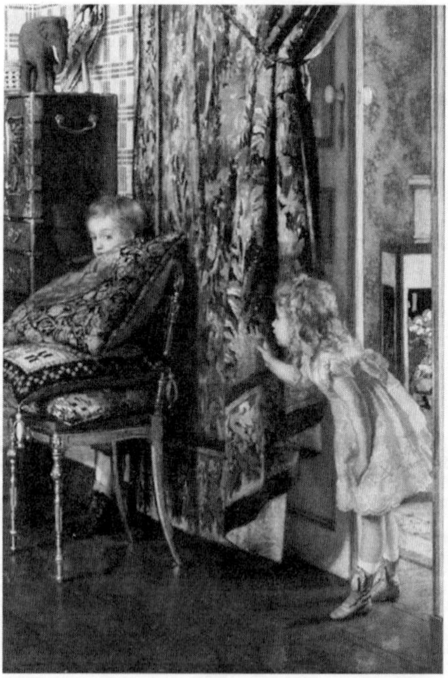

그림 4.9 '숨바꼭질' (by Jan Verhas).

환자는 여러 가지 이유 - 모두 정서적인 이유 - 로 숨는다. 환자들은 공포, 수치심 혹은 죄책감으로 인해 암묵적으로 숨고, 그리고는 희망하고 두려워하며 치료자가 자신을 찾아내기를 기대한다. 중독자들이 거짓말을 하고 정신병 환자들이 정보를 숨기듯이, 환자들 역시 의식적이거나 의도적으로 숨을 수 있다. 환자들은 죄책감이나 수치심으로 심하게 쪼그라들고 위축되어 숨기도 한다. 2장에서 소개한 수제트는 매춘의 나락으로 떨어진 후 자신이 "거짓말로 살고 있다"고 말했다. 수제트는 자신의 인생 패턴을 살펴보고 그것을 깨뜨리고 나오기 위해 정신치료를 찾았다. 그러나 그녀에게는 진실을 숨기는 것이 너무나도 습관이 되어 있었기 때문에, 내가 그렇게 빨리 그녀의 공포, 수치심, 부정 등의 베일을 뚫고 들어가지 않았다면 자신이 처한 상황을 이야기하지 않았을 수도 있다. 이는 의식적인 숨기의 예지만, 더 흔히 환자들은 해리된 정동 때문에 숨는 것 같다. 이런 일이 일어나면 환자들은 치료자와 주변 사람들로부터 숨는 것처럼 자신으로부터도 숨는다. 환자가 자신의 방어 장벽을 깨고 나오려면 우리의 도움이 필요하다.

숨바꼭질의 충동은 환자에 국한된 것이 아니다. 그것은 치료자로부터도 나오는데, 숨바꼭질 게임의 성질 자체가 상호적인 게임인 까닭이다. 모든 임상가는 얼마나 많이 드러내고 숨길 것인지에 대한 딜레마에 처하게 되며, 이에 대해 타협을 해야 한다. 이 질문에 대한 고정된 답은 없으며, 끊임없이 변화하는 경계는 순간의 역동에 민감하게 반응할 것이다. 환자의 판단 착오에 대해 내가 느끼는 경악을 말해야 할까? 얼굴 표정과 신체 언어로 나타나는 암묵적인 나의 정동을 그냥 환자가 알아채도록 해야 할까? 또 환자가 아주 미묘한 불찬성의 신호에도 자극될 만큼 수치심을 잘 느끼는지 알기 때문에, 내 정동을 느끼지 못하도록 적극적으로 숨기기 위해 환자에게 한발짝 더 나아가야 할까? 자살 시도에서 벗어난 젊은 여성 앞에서 자살 시도를 흉내 낸 빌Bill의 사례(2장)를 기억해보라. 나는 혐오와 경멸을 숨길 수 있었다면 그렇게 했을 것이다. 얼굴과 몸에 드러난 나의 감정을 읽을 수 있었기 때문에 그가 조기에 치료를 중단했다고 나는 확신하게 되었고, 이는 그에게 도움이 되지 않았다.

정신치료에서 자기 노출의 역할은 처음부터 논란의 여지가 많았다. 모든 정신치료 학파는 숨바꼭질의 '찾기' 부분에 동의한다. 사실상 모든 치료자는 환자가 이해받는다고 느끼도록, 그리고 자신을 좀 더 완전히 이해하도록 하기 위한 방법을 찾아내려고 한다. 나는 12단계 모델12-step model 기법에 기초한 부부관계 상담자가 커플에게 다음과 같이 말한다는 것을 최근 알게 되었다. "나는 당신들의 이야기에는 관심이 없어요. 모든 사람이 존중과 흠모를 원하지요. 당신들이 원하는 것을 얘기하면, 무엇을 해야 할지 알려드리겠습니다." 하지만 이는 예외적인 경우이고, 우리 대부분은 환자가 하는 말에 지대한 관심을 기울인다. 우리 중 일부는 찾기 추구에 좀 더 적극적이다. 나도 그 중 한 사람으로서, 탐색 관찰을 할 때 자주 질문을 한다. 다른 이들은 덜 적극적인 자세를 취하면서 환자가 좀 더 리드를 하도록 놔둔다. 우리 대부분은 환자가 누구이고, 그 상황에 무엇이 일어나고 있는지에 따라 환자와의 관계에서 적극적일지 수동적일지를 선택할 것이다.

환자가 찾아내야 하고 온전히 연결되어야 한다는 것을 대부분 동의하는 것과는 대조적으로, 숨바꼭질의 '숨기' 부분은 좀 더 논란의 여지가 있다. 치료자가 얼마나 숨어야 하고 자신 전체를 드러내야 하는지는 학파마다 의견이 분분하다. 사실 이에 대한 의견은 각 학파 사이에 가장 큰 차이를 보이는 부분일 것이다. 전통적 프로이트 이론을 따르는 분석가는 환자가 투사할 공간을 충분히 제공하기 위해 자신을 숨긴다. 게슈탈트 치료자들은 반대쪽 극단에 있으며, 진정한 피드백과 완전한 접촉을 위해 자신을 드러낼 준비가 되어 있다. 자기심리학자들은 치료자의 참자기real-self가 어떻게 환자가 원하는 정서적 요구의 충족을 촉진하고 방해하는지를 추적한다. 인지 중심의 치료자들에게 치료자의 자기self는 보이지 않으며, 치료에서 아무 요소도 아니다. 다른 극단에 있는 관계 중심의 치료자들은 자기 노출의 중요성을 강조하며, 환자와 진정한 정동을 교환하는 데 관심을 둔다.

여러 이론의 차이에도 불구하고, 궁극적으로 순간순간에 우리가 얼마나 많이 드러내고 숨길 것인지 알려주는 것은 임상적 직관이다. 대부분의 치료자가 자신의 생활에 대해 많은 사실을 드러내는 것이 현명하지 않다고 생각하지만, 때로는 시기적절하게 전달된 아주 개인적인 노출이 전환점을 만들어내기도 한다. 성공적인 의사이며 자기 의심과 무망감으로 우울 붕괴에 취약한 대프니Daphne의 사례를 생각해 보라. 대프니는 사람들과 친밀한 관계를 이루기 전에 자신의 경력을 쌓아나갔다. 30대 후반이 되어갈 무렵 대프니는 자신이 결혼을 하거나 아이를 가질 수 없을지도 모른다는 생각에 공황을 느끼기 시작했다. 동시에 대프니는 수년 간 정신치료를 받으면서 짝을 찾는 데 좀 더 개방적이 되었다. 데이트를 시작하면서 대프니는 친구의 친구인 필립Philip을 만났다. 대프니는 39세였고, 필립은 40세였다. 둘 다 이전에 결혼한 적은 없었다. 대프니를 처음 본 순간부터 필립은 그녀에게 빠져들었다.

필립과 몇 차례 데이트를 한 후 대프니는 정신치료 중에 이렇게 말했다. "나는 정말로 우리 둘이 잘될 것 같지 않아요. 필립은 우리 관계가 아주 확실하다는 듯이 행동해요. 그는 우리가 함께할 가능성에 대해 너무 긍정적이에요. 하지만 너무 일러요. 잘 되어갈지 그가 어떻게 알죠? 특히 내가 그렇게 불확실하게 느끼는데요? 필립은 아직 나를 잘 몰라요. 그가 나를 원하는지에 대해서도 확신하지 못하겠어요. 그는 허풍을 떠는 거예요. 그는 내가 어떤 사람인지보다 자신이 내가 어떤 사람이기를 원하는지에 따라 행동해요. 나는 그를 다시 보고 싶지 않아요."

"내 개인적인 이야기를 해도 될까요?"

"그럼요."

"남편이 처음으로 내가 사는 곳으로 찾아왔을 때였죠. 그는 아파트 안으로 들어오자마자 나의 예술 감각을 사랑한다고 선언했어요. 그는 자신의 취향이 나와 똑같다고 말했어요. 그의 강렬한 감정에 나는 약간 뒤로 물러났지만, 그 순간부터 나에 대한 그의 관심은 한 번도 약해진 적이 없어요. 거의 20년 전의 일이고 그 후 두 명의 아이가 태어났죠. 많은 남자가 여자를 보고 첫눈에 감탄해요. 그들은 직관에 따르죠. 그들이 우리를 더 깊이 알고 싶지 않아서가 아니에요. 때로 그것이 의미하는 것은, 그들이 헌신할 준비가 되어 있고 처음부터 가슴이 활짝 열렸다는 뜻이지요."

대프니는 나의 개인적인 노출을 관심과 우쭐함을 갖고 들었다. 다음 주 그녀는 선언했다. "지난주에 크게 깨달았어요. 나는 우울하지 않은 남자에게 매력을 느껴본 적이 없어요. 그게 무슨 느낌인지 몰랐죠. 나는, 고통과 복잡한 문제에 매몰되어 자기 자신에게만 관심이 있고 다른 사람들을 만날 줄 모르는 남자들과 함께하는 데만 익숙했어요. 이러한 남자들을 이해하고 그들의 고통에 공명해주는 능력이 늘 나의 주된 연결점이었어요. 필립은 매우 낙천적이에요. 타고난 외향적 성격이죠. 그는 내가 이전에 만났던 남자들과는 완전히 달라요. 그는 내 기준에 너무 벗어나 있어요. 당연히 나는 자동적으로 저항과 불신을 느꼈던 거예요! 이걸 깨닫자마자 나는 긴장을 풀었어요. 이제 나는 헤어지기 위해 서두르지 않아요."

실제로 대프니와 필립은 최근 결혼 3주년을 맞았고, 건강하고 아름다운 남자 아기를 출산했다.

정신치료에서 이와 같은 숨바꼭질은 아주 원초적이다. 나는 많은 치료자가 숨바꼭질 모티프의 좀 더 복잡한 변형인 추리 작업과 스파이 게임에 대한 사랑으로 치료자가 되었다고 생각한다. 상상력을 발전시키는 데 아이들의 놀이가 얼마나 중요한가에 대해 말하고 있는 책, 『가상의 집The House of Make-Believe』(Singer & Singer, 1990)에 드러난 제롬 싱어Jerome Singer의 어린 시절을 생각해보자. 싱어는 1930년대 초기에 뉴욕에서 성장했는데, 그때 소년들은 거리에서 '갱gang'으로 뭉치는 것을 좋아했다. 한 갱에서 싱어는 경쟁 갱을 정찰할 척후병으로 지목되었다. 시간이 흐른 후 2차 세계대전이 일어났을 때 싱어는 훈련을 받고 군 정보부 특별 공작원으로 척후병 임무를 부과받았다. 이때 그는 자신의 아동기 놀이와 공명되는 느낌을 받았다. 후에 정신분석가와 연구자가 되면서 싱어는 외부에서 내부 영역으로 바뀌긴 했지만, 조사하는 일을 계속한다고 생각했다. 그리고 이러한 관점에서 그는 군에서의 경험을 통해 풍부한 은유를 구사한 프로이트와 동일시했다. 이는 정신내적인 갈등, 방어, 억압, 동맹, 저항 등과 같은 프로이트의 중심 개념에서 드러난다(Berkower, 1970).

최근의 논문(Marks-Tarlow, 2011)에서 밝혔듯이, 나는 싱어의 이야기가 나의 어린 시절 놀이와 공명하는 바 있어 그의 이야기에 사로잡혔다. 나는 뉴저지에서 자랐는데 나 역시 스파이 놀이에 빠졌었다. 두 개의 TV 쇼 'U.N.C.L.E에서 온 남자The Man from U.N.C.L.E.'와 '아이 스파이I Spy'는 나와 친구가 수많은 시간 동안 상상 놀이를 할 수 있는 영감을 주었다. 『스파이 해리엇Harriet the Spy』은 내가 좋아하는 책이었다. 싱어의 어린 시절 이야기를 읽은 후 나는 갑자기 나의 아동기 역사와 유사하다는 것을 알아차렸고, 내가 환자에게 신체적이 아니라 정서적으로 가까이 갈 수 있을 만큼 '다가가는' 측면에서는 어느 정도 관음증적 상태에 머물러 있다는 것을 알게 되었다. 나는 여전히 사람들이 가진 문제의 미스터리를 푸는 데 사로잡혀 있다. 이는 내 전문 분야인 창의적 블록들(조각, 구역, 장애물)의 구속으로부터 사람들을 '해방'시키는 것을 돕는 일에서 정점을 이룬다.

놀이를 통해 정서적 회복탄력성 기르기

이제 말할 임상 사례는 정신치료 중에 나타난 심각한 놀이로서, 간접적으로 숨바꼭질과 연관된다. 리타는 우울한 어머니의 딸이었고, 그녀가 3세였을 때 어머니는 침대에만 누워 있었다. 어머니는 정서적으로 신체적으로 천천히 쇠퇴하여 리타가 6세 되던 해 사망했다. 리타와 10세 연상의 의붓오빠(어머니는 같고 아버지는 다르다)는, 선하지만 얼굴을 보기 힘들었던 아버지에 의해 양육되었는데, 아버지는 돈을 버느라 바빴고 집에는 거의 없었다. 남매는 '열쇠를 목에 건 아이들'(latchkey kids, 집에 혼자 있는 아이들)이 되어 자기들끼리 생활을 해야 했다. 어머니가 사망한 지 얼마 되지 않아 오빠는 섹스를 위해 리타에게 접근했다. 큰 나이 차이와 리타의 절박한 외로움을 이용해 의붓오빠는 작은 여동생을 쉽게 조정하여 신체적 관계를 지속하는 사이로 만들었고, 대개는 오럴 섹스였지만 어느 순간에는 완전한 삽입도 했다. 그들의 성적 관계는 완벽한 상호 비밀리에 행해졌으며 수년간 지속되었다.

나와 정신치료를 시작했을 때 리타는 신체와 완전히 해리되어 있었다. 이 때문에 수년간 그녀는 자신을 지칭하기 위해 3인칭으로 '그녀' 혹은 이름을 사용했고, '나'라는 단어는 버려진 듯했다. 내가 리타의 오빠로 인한 성적 학대에 대해 알게 된 과정은 다음과 같다. 어느날 내가 대기실로 향하는 문을 열었을 때 리타는 바닥에 흐뜨러뜨린 인형들 사이에 앉아 있었다. 인형들은 전쟁을 하고 있는 것 같았다. 나는 리타에게 인형들을 진료실로 가져와 다시 해보면 어떻겠느냐고 제안했다. 그리고 인형들을 통한 묘사가 시작되었는데, 처음에는 상징적인 것에서 나중에는 사실적으로 학대를 묘사하기까지 6개월 동안 천천히 진행되었다(그림 4.10은 피규어를 이용한 모래상자 치료의 예를 보여준다). 캐릭터들을 이용한 이 놀이에서 리타는 안전감을 느낄 수 있는 정서적 거리를 시킬 수 있었고, 문자 그대로나 비유적으로 표현하지 못했던 사건들을 묘사하고 기술할 수 있었다.

방어의 본질

1943년 어빙 매슬로우Irving Maslow가 제안한 욕구 단계에 따르면, 주거지, 음식, 편안함 등에 대한 신체적, 정서적 욕구는 성장과 자기 만족을 향한 고차원적 욕구에 앞서 만족되어야 한다. 매슬로우는 이 개념

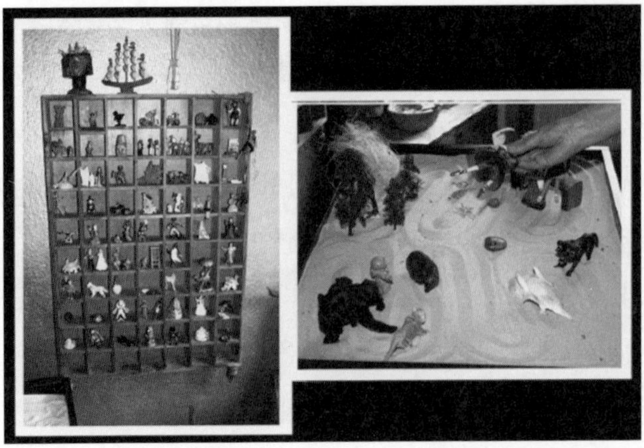

그림 4.10 융학파 정신분석가들에 의해 처음 시작된 모래놀이는 치료를 하는 동안 상징과 은유를 동반하는 역동적이고 표현적인 놀이 방법이다. 환자들은 자신의 내적 치료과정과 연관된 장면을 만들기 위해 여러 개의 작은 장난감 중에서 필요한 것을 선택한다. 가끔 이 여행은 신화적인 면이 있고, 과거의 사건을 재연하거나, 지금 여기서의 경험을 맨 앞으로 가져오기도 한다. (Photos by Kristina Walter, public domain)

을 실존적 관점에서 제안했지만, 기저의 신경생물학에 의해서도 지지된다. 놀란 상태의 굶주린 고양이는 먹지 않고, 두렵고 배고프고 추운 동물은 놀지 않는다(Panksepp, 1998). 스트레스 상태의 동물은 생존 욕구에 너무 많은 에너지를 빼앗긴다. 이로 인해 정서적, 인지적, 행동적인 잠재능력이 충만하게 열매 맺을 수 없다.

치료자들은 대인관계 신경생물학(예를 들어 Badenoch, 2008; Cozolino, 2005; Schore, 1994; Siegel, 2010)의 도움을 받아 심리적 방어 특성을 받아들이는 방식을 변화시킨다. 방어에 관한 프로이트 초기의 정신분석적 개념의 기초는 억압이었다. 3–5세의 아동은 정신성적 발달단계의 오이

디푸스 시기에 이성의 부모와 성교하기 위해 동성의 부모를 살해하려는 숨겨진 욕구를 차단하는 억압의 방어막을 세우는 것으로 생각되었다. 이 금지된 충동은 이드의 영역 안에서 형성되고, 그 지하 배경에 더 높은 수준의 방어가 초자아에 의해 세워지고, 자아에 의해 중개된다. 현대의 저술가들은 억압이 아닌 해리를 일차적인 심리적 방어로 보고 있다(Schore, 2009b). 이 개념은 트라우마 연구와 함께 자율신경계 내에서 각성의 역동에 대한 지식이 증가되면서 대두되었다. 억압이 무언가를 아는knowing 것을 방어한다면, 해리는 견디기엔 너무나 압도적인 무언가를 느끼는 것feeling을 방어한다.

앨런 쇼어는 억압과 해리의 차이를 정신신경생물학적 관점에서 개념화한다. 이에 대해 생각하는 방식은 이렇다. 억압이 좌측 반구의 언어적·의식적 작업과 우측 반구의 정서적이고 체화된, 경험적 기초를 가르는 수직의 장벽vertical split이라면, 해리는 파충류 뇌의 피질하부 영역과 포유류와 신포유류 뇌의 상위 수준인 변연계와 피질 영역을 수평으로 나누는 horizontal split 더 심각한 장벽이다. 앞의 장에서 분노와 공포가 기본적 생존 욕구를 만족시키기 위해 진화된 파충류 뇌의 측면이라고 말한 것을 기억할 것이다. 이는 이 원초적 정서 회로가 포식자와 환경의 위협에 대항하여 내재적으로 방어하는 목적에 쓰이는 것을 의미한다. 영아가 반복적 관계 외상으로 고통받는 경우나, 성인이 만성적 업무 스트레스 혹은 전쟁 시의 신체적 위협으로 고통받는 경우처럼 공포와 분노 회로가 습관적으로 자극되는 경우에는, 수평의 장벽이 생겨나서 합리화나 지식화 같은 고차원적인 사회적 정서나 방어로의 접근이 차단된다.

이 가설은 포지스(Porges, 2011)가 다미주신경 이론polyvagal theory에서 제안한, 자율신경계에 대한 계통발생적 관점과 같이한다. 포지스는 세 가지 수준의 신경지각(신경지)(neuroception, 신경계를 통해 외부 환경을 암묵적으로 지각하는 것)을 인식했다. 1) 안전, 2) 약간의 위험, 3) 심한 위험이 그것이다. 각각은 삼위일체 뇌triune brain의 진화 과정에서 발달한 우리의 생리학적 측면과 상응한다. 우리는 1) 안전의 초록색 영역 안에서는 이완과 놀이 같은 사회적 참여와 연관된 포유류의 회로를 이용한다. 이 회로는 심장, 폐, 뇌간 등을 얼굴, 얼굴의 가로무늬근, 특히 입 주위에 분포하여 소리의 제스처와 언어를 생산하는 근육에 연결시킨다. 2) 포지스가 말한 위험의 황색 영역yellow zone of danger은 교감신경계를 자극하여 주변 환경을 좀 더 경계하고 투쟁이나 적극적 회피, 도망 등을 준비하여 사회적으로 관여하지 않게 한다. 마지막으로 3) 극심한 위험의 적색 영역은 진화학적으로 가장 오래된 파충류 뇌의 회로와 관련된다. 이 회로는 뇌간을 내장의 하부 센터에 연결하여, 죽은 척하거나 모든 작동을 멈추는 식의 원초적 수단을 통해, 생명을 위협하는 주변환경에 대응하도록 한다. 해리는 모든 능동적 경로가 폐쇄되었을 때 이용하는 수동적 회피 형태이고, '퇴로가 없을 때 가능한 유일한 출구'는 경험 그 자체에서 안으로 향하는 것이 된다.

포지스가 말하는 각성과 반응의 위계 순서는, 포유류에서 돌봄 회로와 놀이 회로가 같이 작동하는 방식이라는 힌트를 준다. 위험과 생명을 위협하는 상황 영역은 둘 다 방어적 전략을 유발하는 반면, 안전 영역은 눈맞춤, 얼굴 표정, 음성 운율, 자세, 타인과 연결하려는 탐색 행동, 특히 놀이를 통해 자발적인 사회적 관여를 유발한다. 양육 본능을 통해 부모는 자식을 위험에서 보호하는 동시에 안전한 영역을 제공함으로써, 그곳에서 놀이가 사회적 성장과 자기 발달의 수단이 될 수 있도록 한다. 포지스의 말을 인용하면 이러하다.

> 우리의 생리 기능은 양방향이어서 주변부에서 뇌로 가고, 우리의 뇌도 주변부가 작동하는 데 영향을 줄 수 있다. 대부분의 치료는 생리적 상태를 조절하기 위해 인지를 얻으려고 노력한다. 그리고 때로 그것은 매우 매우 어렵다. 그보다 생리 작용이 인지 구조에 접근할 수 있도록 해주는 것이 더 낫거나 쉬운 경우도 자주 있다. 이와 함께 나는 당신이 놀이 혹은 집단의 놀이가 생리적 상태를 전환시키는 데 매우 중요한 어떤 것이라고 생각할 수 있기를 바란다(2008).

비교 동물 연구에서 가장 좋은 위치를 점한 판크세프는, 긍정적 정서와 놀이에 대한 주도적 동기를 이용하는 새로운 치료적 접근이 치료 성과를 상당히 개선시킬 수 있고, 이에 더하여 우울과 우울에 관련된 여러 상황에 대해 장기적으로 보호 효과가 있다고 했다(Panksepp & Watts, 2011). 리타Rita의 예는 위험 영역에서 더 큰 안전 영역으로 전환된 경계를 보여준다. 위험에 대한 신경지각은 자기 보호와 방어적 위축으로 이끌고, 안전에 대한 신경지각은 자기 표현과 확장으로 이끈다. 리타는 공포 상태에서 숨고 해리로 문을 닫는, 순전히 방어적인 입장에서 치료를 시작했다. 이러한 방어를 기반으로, 숨고자 하는 리타의 본능은 찾아지기를 원하는 초대가 아니었으며, 힘, 통제, 우위 등을 중심으로 펼쳐지는 '게임'에서 굶주린 포식자에게 잡아먹히는 것을 피하려는 시도였다. 시간이 지나면서 리타는 우리의 관계에서 제공되는 안전감을 느꼈고, 놀이를 통해 자기 표현의 영역으로 옮겨갔다. 리타는 이전까지는 절대 하지 못했던 놀이를 인형을 통해 비로소 할 수 있었다.

긍정적 정서의 놀이

아동의 놀이는 넘쳐나는 흥미, 새로운 것의 발견, 배우려는 열정, 다른 사람과 관계 맺으려는 내재적 동기, 그리고 순간에 존재하는 순수한 즐거움으로 채워져 있다. 존재에 내재하는 고통, 위험, 모호함, 불확실함 모두가 놀이를 통해 쉽고 유연하게 심각한 내적 파괴를 동반하지 않고 경험 안으로 들어온다. 우리는 파타스 원숭이에서 놀이가 어떻게 내적 탄력성을 외부의 경험과 강력하게 통합시키는 역할을 하는지 관찰했다. 놀이는 유기체와 맥락, 자기와 타인, 과거와 미래(영원한 현재를 통한), 내부와 외부 과정, 생리 과정의 수용적 측면과 능동적 측면, 확장적 능력과 반향적 능력의 상호연결성을 최대화한다.

놀이는 자기 조직적이고 활기로 가득찬 순간으로의 상향식 몰입을 포함한다. 놀이는 새로운 규칙과 역할, 관계를 연습하고 내면화하도록 한다. 사회적 놀이는 공유된 상상, 상호성, 주도성, 창의성, 순서대로 하기, 주고 받기, 사회적 위계, 리더십을 가르친다. 정신치료에 적용되면, 놀이 모델은 부정적인 정서를 통합할 수 있는 긍정적인 정서, 동기, 경험 등의 스펙트럼을 제공함으로써 부분적으로 정서적 내성affect tolerance의 범위를 넓힌다.

사람들의 긍정적 정서가 부정적 감정보다 3:1로 수적인 우세를 차지하고 분기점에 이르러 그것을 넘어서면 삶과 사랑에서 좀 더 유연하고 탄력적이 된다(Fredrickson, 1998, 2001). 프레드릭슨은 부정적 정서가 시야를 좁히고 눈앞에 닥친 특정 문제에만 집착하게 하는 데 반해,

긍정적 정서는 가능한 생각과 행동의 레퍼토리를 넓힌다고 주장한다. 이와 같은 방법으로 긍정적 정서는 행동의 융통성을 증가시켜 우리의 지적, 심리적 자원을 쌓아가도록 허용한다.

나는 직관의 중심 기능이 치료에서 부정적 순간과 긍정적 순간의 균형을 생산적으로 잘 맞추는 것이라고 믿는다. 정신치료의 핵심인 정서 조절의 문제와 함께(Schore, 1994), 환자가 압도당하고 경험에서 안전하지 않다고 느끼거나 부정적 정서가 단절되어 있다면 치료자는 회기 중에 부정적 정서를 온전히 표현하도록 조심스레 허용할 수 있다. 그러나 고통의 표현이 반복되고, 생기가 없어지고, 쓸데없이 트라우마화하거나, 치료를 교착 상태로 끌고 갈 때 치료자는 직관적으로 새롭고 좀 더 긍정적인 경험으로 환자를 이끌어야 한다.

이는 치료의 일상적 마술이라 불릴 수 있는 것으로, 정신치료는 때로 정서적으로 '날랜 손재주'를 부려 명백한 것에서 뭔가 새로운 것을 만들어내도록 환자의 주의를 이동시킬 수 있다. 때로 이 주의의 전환은 하향식으로서 의도적이다. 때로 이는 감각 포착sensory capture이라 불리는 상향식이 되어, 환경 속의 무언가가 아주 매혹적일 때 우리는 주목하지 않을 수 없게 된다. 트레바던Trevarthan(2001)은 발달 과정에서 상호주관성의 전구체로서 공동 주시joint attention의 중요성을 기술했다. 학습의 일차적인 방법으로 아기는 환경에서 두드러진 사물로 향하는 양육자의 눈길을 따라간다.

치료자들은 특히 은유적 수준에서 공동 주시로 작업하는 대가들이다. 우리는 우리가 보는 것을 환자가 같이 보도록 끌어낸다. 환자들은 우리가 그들을 바라보는 것을 보며, 그들 자신을 보기 위해 우리의 눈을 빌린다. 이는 의도적으로 주의를 조작하는 것과는 다르다. 왜냐하면 이 과정에서는 대부분 작업이 내재적이고 자동적으로 일어나며, 공유된 상호주관적 공간에서 임상적 직관의 안내를 받아 전인적이고 유기적으로 흘러간다.

우리가 인식하든 인식하지 않든 공동 주시의 '놀이'를 통해 우리는 환자가 가게로 들어가 새로운 옷을 골라보는 것처럼 새로운 내적 관점을 시도해보도록 돕는다. 놀이를 통해 우리는 생존 수준의 과정에 연결되어 있는 일상적 방어(예를 들어 공포와 자기 보호, 혹은 분노와 밀어내기)를 우회한다. 놀이는 안전한 영역에서 일어나 우리가 숨어 있는 곳에서 나오며, 그래서 타인 및 환경과 관계 맺는 것으로 나아갈 수 있도록 부추긴다. 입체 현미경을 이용하는 것처럼 우리의 눈을 빌려 우세한 위치에서 오래된 주제를 바라보는 것이 환자 자신의 깊이를 가져올 가능성을 제공한다.

요약

정신치료에서 놀이는 임상적 직관이 순간순간 발현되는 중요한 부분이다. 치료자가 환자와 노는 방법과 동기는 회기의 분위기를 만들고 상호주관적 과정의 느낌을 결정한다. 놀이는 포유류 뇌의 하드웨어에 내장된 주요 본능이다. 이 장에서 우리는 놀이를 통해 자기self가 어떻게 성장하고 드러나고 새로운 구조를 건설하는지 이해하기 위해 애착에 대한 대인관계 신경생물학을 살펴보았다. 방해와 위축이 없는 자유로운 놀이는 미래에 인생의 즐거움, 흥미, 열정, 생동감 등을 가져오는 가장 중요한 요소다. 아동들이 놀이를 하는 동안 성장의 끝단edge을 드러내는 것처럼, 치료자도 그렇다. 놀이는 인지, 정서, 행동, 사회적 융통성과 복잡성 등을 얻는 데 발달적으로 매우 중요하기 때문에 임상적 직관 목록에서 주요 부분을 차지한다.

때로 치료자들은 분위기를 띄우기 위해 놀이를 하려는 본능에 굴복할 수 있다. 다른 한편으로, 놀이를 하려는 직관적 욕구는 우리 자신과 타인을 향한 방어적이지 않은 개방적 태도를 모방한다. 치료자가 시작했든 환자가 시작했든, 놀이 본능은 새로운 가능성을 실험하는 동안 재미를 느끼는 경험을 촉진한다. 놀이에 초대하는 것은, 협력과 순서대로 하기를 허용하는 연결에 대한 명령이다. 놀이를 할 수 있는 능력은 방안에 있는 것 같은 안전감을 알려주는 역할을 하며, 안전감은 새로운 표현과 새로운 대처 방식이 생겨나는 데 필수적이다.

놀이에서 우리는 임상적 직관을 이용해 각각의 개인에게 다가가는 독특한 경로를 감지한다. 언어 놀이를 통해 우리는 각각의 환자에게 저장된 특정한 개념을 발견한다. 얼굴에 나타난 서로 다른 표현과 특별한 인사 방법, 독특한 의례 등을 새롭게 고안한 놀이를 통해 우리는 오로지 이 특정 관계에서만 전달되는 의미를 공동으로 창조한다. 암묵적 수준에서 우리는 우리의 초점을 활용해 환자의 초점이 새로운 방향으로 향하도록 부드럽게 이끈다. 명시적 수준에서는 환자의 이야기의 틀을 짜고 의미를 부여하는 방식의 놀이를 통해 새로운 희망과 치유와 성장으로 이끈다.

이 장의 주제를 당신의 진료에 활용하고 싶다면 다음을 고려하라.

- ★ 당신 자신의 정신치료와 숨바꼭질은 서로 어떤 관련이 있는가? 어느 환자가 숨는가? 당신은 어떻게 찾는가? 당신은 어떻게 숨는가?

* 넓은 범위에서 당신의 자기 노출 입장은 무엇인가? 당신은 치료자가 자신의 정신세계의 내용과 삶을 환자에게 드러내야 한다고 생각하는가? 당신은 일반적 입장을 고수하는가, 아니면 사례마다 다른 결정을 하는가? 당신의 자기 노출이 사례에 따라 다르다면, 언제 드러내고 언제 숨길지를 어떻게 구별하는가?
* 환자에 의해 '발견되는' 것이 괜찮다고 믿는다면, 당신은 무엇을 드러내는가? 관계 역동에 국한된 내적 상태인가? 이 상태와 역동에서 떠오른 자신의 애착과 발달의 역사는 어떤가? 자신의 인생의 상황이나 경험을 드러낸 적이 있는가? 그렇다면 그것이 어떻게 작용했는가?
* 숨바꼭질 변이 외에, 당신과 환자가 정신치료를 하는 동안에 행하는 놀이와 방식은 무엇인가?
* 여기 내가 특별히 좋아하는 게임이 하나 있다. '치료 면허'라고 부르는 것인데, 작가들의 시詩 면허와 비슷하다. 나의 마술 치료봉을 휘두르면 현실의 어떤 측면이 변화한다. 이는 아인슈타인처럼 빛의 속도를 따라가거나 엘리베이터에서 중력으로 떨어지기와 같은 과학에서의 사고 실험thought experiment과 다르지 않다. 어떤 실존적 진실을 정지시키면 표면 안으로 들어가기가 쉬워진다. 예를 들어 환자가 경제적 이유로 치료를 그만두려 한다고 하자. 이러한 상황이라면 나는 치료 면허를 가지고 돈 문제를 마술적으로 제거한다. 그리고 환자에게 그래도 치료를 그만두고 싶은지 물으면, 표면적 상황과 논리와 변명 밑에 무엇이 있는지 찾아낼 수 있다.
* 당신도 치료 자격증을 이용하는 어떤 방법이 있는가? 더 광범

위하게 말하자면, 새로운 모험을 위해 당신은 치료 작업에서 어떻게 좀 더 자유롭게 놀 수 있는가?

독자들은 이 시점에서 유머에 대한 나의 애정을 알아챘을 것이다. 다음 장은 정신치료에서 유머가 어떤 역할을 하는지 좀 더 직접적으로 고찰하겠다.

5장

가장 재기 넘치는 자가 살아남는다

유머가 없는 사람은 완충장치 없는 마차와 같다. 길 위의 자갈을 지날 때마다 덜컹거리게 된다. –헨리 워드 비처

상상력은 인간에게 자신이 갖지 못한 것을 보완하기 위해 주어진 것이다. 반면에 유머 감각은 있는 그대로의 인간을 위로해주는 것이다.
–프랜시스 베이컨

작고한 심리학자인 아서 쾨슬러Arthur Koestler(1964)는 예술 및 과학과 함께 유머를 창조성의 세 요소 중 하나로 간주했다. 농담을 만들려면 이질적인 것을 새로운 방식으로 묶어야 한다. 농담을 이해하려면 약간의 문제를 푸는 순수한 즐거움을 결부시켜야 한다. 프랭크 하워드 클락Frank Howard Clark은 "문제를 해결하는 차선책은 그 안에서

유머를 찾는 것이다" 라고 말했다. 암묵적으로 유머는 놀이와 개방성의 감각으로 소중한 관계를 맺게 한다. 정신치료에서 우리는 임상적 직관을 통해 유머의 리듬을 탐색한다. 환자에 의해 시작되었든 치료자에 의해 시작되었든, 유머는 상호주관적 현실에서 놀이로 이끌며 치료적 관계 자체의 양상에 대한 암묵적 의사소통이 된다.

치료자들이 각자 가지고 있는 독특한 유머 감각은 직관적으로 치료가 행하는 중재의 한 부분을 이끈다. 정신치료 안에서 유머를 나누는 것은 애착관계 안에서 신뢰와 긍정적 경험을 하도록 도울 수 있다. 유머를 이용하고 수용하기 위해서는 우뇌의 고위 기능을 이용하는 언어의 특이한 사용이 필요하다. 임상적 직관이 언제, 그리고 어떻게 치료자로 하여금 강력한 도구로서 유머를 유도하는지가 이 장의 주제다.

유머는 삶의 초기부터 어린 시절의 놀이에서 중요한 부분이기 때문에, 치료 과정에서 나타나는 것은 자연스러운 일이다. 이전 장에서 논의했듯이, 엄마가 아기의 배를 간지럽힐 때 엄마는 아기의 개인적 경계를 침범하는 가짜 침입자 역할을 하지만, 진짜 의도는 재미와 즐거움을 전달하는 것이다. 이 유머러스한 상상의 행동에 따라오는 웃음(소리)은 우리 뇌의 피질하부에 깊게 각인된다. 웃음은 안전 대 위험의 결정권자이고 유머의 중요한 처리자인 편도체 부위에 자리 잡는다 (Watson, Matthews, & Allman, 2007).

이 장에서는 이 주제를 진지하게 받아들이는 임상가의 필요성을 보완하기 위해 웃음과 유머의 진화론적 뿌리에 대한 논의로 시작하겠다. 그 후에는 정신치료에서 유머가 어떤 역할을 하는지 살펴볼 것이다. 유머는 견딜 만한 수준으로 고통을 완화하고, 수치스러운 주제에 접근하는 데 안전성을 제공하고, 폭력적인 수준의 공격성을 낮추게 한다. 나는 임상 사례들을 충분히 보여주려고 한다. 다른 방법들과 마찬가지로 유머는 치료에서 좋게도 나쁘게도 쓰일 수 있다. 따라서 유머의 긍정적 측면을 덮어버리는 유머의 오용과 남용에 대해서도 탐구하려고 한다. 정신치료에서 유머가 회피나 무감각, 해리, 모욕 등으로 쓰이면 남용이 될 수 있다.

무엇이 그리 우스운가?

프란치니Franzini(2001, p. 171)는 치료적 유머를 "의뢰자의 자기 이해와 행동을 향상시키는, 의도적이고도 자발적인 기법"이라고 설명했다. 유머의 발생에서 자발성의 중요함을 인정한 것이다. 이를 다르게 보면, 인지적 정의는 두 가지 면에서 제한점을 갖는다. 첫째, 유머란 그 정의상 환자를 반영하거나 변화시키기 위해 치료자에 의해 만들어지는 중재임을 의미한다. 그러나 우리가 살펴보듯이 정신치료를 하는 동안 유머는 직관적 놀이의 하나로서 종종 환자에 의해 시작된다. 둘째, 프란치니의 정의는 유머가 의도적으로 발생하든 자연적으로 발생하든 환자에게 의식적인 영향력을 미친다고 보는 점이다. 나는 다르게 제안한다. 정신치료를 하는 동안 유머의 사용은 의식적으로 만들어질 필요가 없거나 의식적으로 인식될 필요도 없다. 대신 정신치료에서의 유머는 기본적으로 명시적이지 않은 암묵적 의사소통이며, 이는 가까운 관계의 웃음도 해당된다. 특히 회기 동안의 유머는 치료적 관계의 현재 상태를 반영하는 의사소통이다.

환자에 의해 시작되었든 치료자에 의해 시작되었든, 나는 유머가 관계의 무의식으로부터 상호주관적으로 발생한다고 본다. 더 중요한 것은, 유머의 일차적 기능인 실행enactment을 통해 관계 그 자체의 질(안정이든 위험이든, 진행이든 교착이든, 위기든 돌파든)을 둘러싼 측면에 대해 감정적으로 적절한 신호를 보내는 것이다. 예를 들어 주제를 회피하고 농담으로 피해가려는 환자는 위험을 지각하고 있음을 암시하는 것일 수 있다. 반대로, 고통스러운 주제일지라도 공유된 유머를 둘러싼 애정 넘치는 친근함은 연결을 위한 욕망이나 안정을 반영하는 것일 수 있다. 이 장에서는 다른 예들을 상세히 보여주는 임상적 사례들을 제공하려고 한다.

웃음 측정기

로버트 프로빈Robert Provine은 유머와 연관된 행위의 사회적·생물학적 기능에 관심을 둔 연구자다. 『웃음Laughter』(Provine, 2000)이라는 책의 서문에서 그는 많은 동료가 이 주제를 진지하게 받아들이려 하지 않는다고 통탄했다. 그러나 포유류 뇌의 근간에 웃음이 내재되어 있다는 것이 생태학자들의 연구를 통해 밝혀지고 있다. 웃음은 재채기나 기침과 같이 폐쇄된 회로로 존재하며, 환경적인 요소에 의해 자극되고, 그 형태는 개인마다 특이적이며, 경험에 의존하지 않는다(Panksepp, 1998). 웃음은 많은 사회적 포유류에 의해 공유되며, 가끔 놀라운 것들도 있다(그림 5.1). 더 자세한 것은 이 장의 후반에서 다루겠다.

재치와 즐거움을 하루 동안 측정할 수 있는 웃음 측정기 같은 것이 있다면, 나는 우리 각자가 독특한 패턴의 유머와 즐거움을 나타내게 되리라 짐작한다. 유머를 만들거나 반응하는 사건들 사이의 멈춤을 연속으로 측정한다면, 분, 시간, 일, 주 가운데 어떤 단위로 보든 그 변

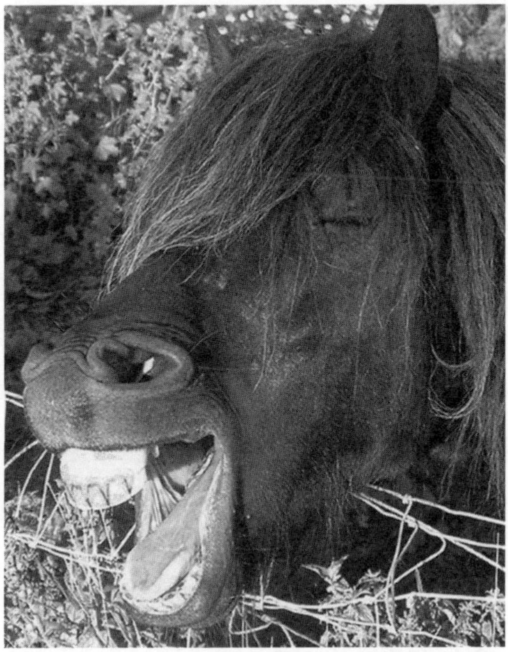

그림 5.1 사진작가는 "나는 이 말을 처음 봤지만 내가 카메라를 들자 이런 반응을 보였어요" 라고 했다. 이 사진의 모든 것이 즐거워하는 말을 암시하지만 진짜로 말이 그 감정을 느꼈을까, 아니면 보는 사람의 즐거움이 투사된 것일까 ? (Public domain, courtesy of Rachel C)

동은 비일관성의 양상을 지속적으로 보일 것이다. 그렇다면 이는 인간성을 포함한 자연에서 전반적으로 발견되는, 전형적인 힘의 법칙인 비선형적 통계 분산에 해당된다(Marks-Tarlow, 2004, 2008a). 힘의 법칙은 감춰진 정수를 드러내는 방식으로, 그리고 지속적이면서도 종종 예측 불가능하게 표면의 변화를 일으키는 방식으로 그 정체성을 암시한다. 만약 유머에 대한 우리의 신뢰가 힘의 법칙을 따른다면, 개인의 정체성 측면의 하나로서 각 개인의 유머의 변동과 고유한 지수는, 우리 몸에 대한 느낌과 스스로 평가했던 자존감을 측정하는 힘의 법칙의 지수와 유사할 것이다(Delignières, Fortes, & Ninot, 2004).

개인의 정체성 측면에서 유머의 중요성을 감안할 때, 나는 임상적 작업 속에서 각 치료자가 고유의 방식으로 유머를 임상적 도구로 사용하리라 추측한다. 더욱이 나는 우리 각자가 다른 사람보다 특정 환자에게 혹은 특정 치료단계에서 더 많은 위트나 웃음을 보인다고 추측한다. 나의 추측이 맞다면 각 임상 시간에 끼어드는 이러한 유머의 리듬은 직관적으로 탐색될 것이다. 우리가 상호주관적 공간과 시간의 윤곽을 통해 자신의 방식을 느끼듯이 말이다.

웃음을 위해, 어쩌면 의사소통을 위해

유머 감각이 있는 환자가 유머를 사용하든 남용하든, 이는 진단적으로 의미 있다. 유머는 사회적 상상 놀이에 관여한다. 어린아이에게 상상 놀이가 없다면 자폐증을 암시하며, 성인이 유머의 사회적 상호성에 참여하지 못한다면 자폐증이나 아스퍼거 증후군을 암시한다(Neihart, 2000). 정상적인 사회적 패턴에서 벗어나 사는 것이 어떤 것인지를 자서전 『그림으로 생각하기Thinking in Pictures』에서 호소력 있게 밝힌 유명한 고기능 자폐인인 템플 그랜딘Temple Grandin의 글을 살펴보자.

> 여러 사람이 함께 있으면서 좋은 시간을 보낼 때, 그들의 말과 웃음은 리듬을 따른다. 그들은 함께 웃고 다음 웃음 사이클이 올 때까지 조용히 이야기한다. 나는 항상 이 리듬에 맞추는 것이 힘들었고, 흔

히 나의 실수를 깨닫지도 못한 채 대화를 방해했다. 문제는 내가 그 리듬을 따라갈 수 없다는 점이었다(Provine, 2000, p. 35에서 인용).

앨런 쇼어에 따르면 상징적 유머는 우반구의 고위 기능에 의해 만들어지고 인식된다. 우반구는 유머에 반응하는 미소나 웃음소리 같은 자발적인 얼굴 표현을 매개한다(McGilchrist, 2009). 농담의 포인트를 이해하는 것은 우반구이다(Coulson & Wu, 2005). 반면에, 유머 없는 환자들은 좌반구가 과활성되었음을 의미한다. 이는 우반구 신경이 손상된 환자들이 종종 농담을 문자 그대로만 해석한다는 사실을 밝힌 연구에서

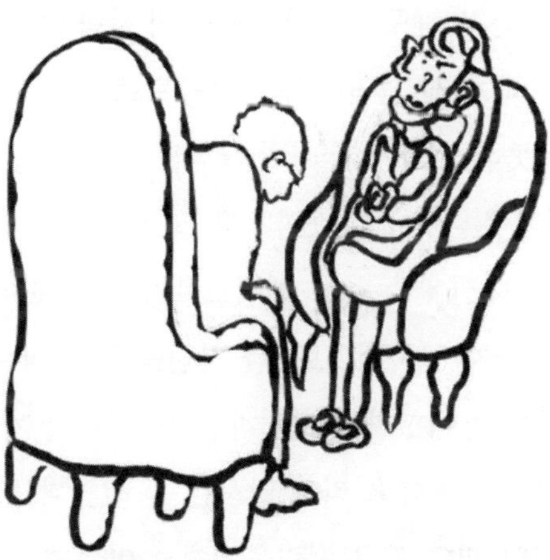

"계속 말해봐요… 난 들을 준비가 됐어요 !"

그림 5.2 이 삽화를 보고 독자는 추측할 수 있다시피, 나는 유머를 잘 이해하지 못한다. 나는 남편의 건조한 보스턴식 재치로 농담을 할 때 처음에는 이해하려고 애를 썼다. 남편의 유머를 알아차리기 위해 나는 매우 성실하게 그의 문화와 표정 신호에 대한 감수성을 길러야 했다. (Courtesy of the author)

이미 확증되었다(그림 5.2; McGilchrist, 2009; Tucker, Watson, & Heilman, 1984).

나의 임상 경험에서 볼 때, 중등도 불안 수준의 환자들은 때로 유머가 없는 것처럼 보인다. 유능하고 생산적이고 일 중독인 A형 성격의 토드Todd가 좋은 예이다. 토드는 언제 일을 멈춰야 하는지 모르는 문제가 있었다. 나이 들어 보이는 이 젊은 친구는 사회적인 모임이나 개인적인 대화 중에도 끊임없이 일을 하려고 했다. 토드는 계속 턱을 꽉 다무는 듯한 행동을 하고 늘 긴장한 얼굴이었다. 토드는 실없는 농담에 낭비할 시간이 없다는 듯이 코를 맷돌처럼 돌리고 치아를 끊임없이 갈아대는 '좋은 그라인드'였다. 그러나 유머 없는 토드의 스타일은 불안 그 자체라기보다는 미래를 위한 경주에 대한 큰 압박과 교감신경계의 자극에 의한 것으로 보였다.

나는 반대되는 방식으로 불안한 타입의 사람을 알고 있다. 자신의 내부 상태에 의해 쉽게 산만해지는 사람으로, 이런 사람들의 신체는 쉽게 안절부절 못하게 되는데, 마치 끊임없이 웃는 병에 걸린 것 같다. 예전에 치료했던 질다Gilda라는 환자가 그 예이다. 불안해질수록 그녀는 땀을 흘리는 대신에 농담을 해댐으로써 대화 중에 무의식적으로 긴장을 풀었다. 마치 암묵적으로 '나 자신을 웃게 할 수 있다면, 그리고 당신이 거기에 참여했다고 확신하면, 적어도 한 가지는 잘된 거고 이 세상에서 안전한 거예요'라고 말하는 것 같았다. 불안정하고 불안한 애착 스타일인 질다 같은 사람들에게 유머는 상호 감정조절에 중요하다.

환자가 우리에게 참여할 것을 요청하든, 우리가 그들을 따라 웃든 이는 치료적 관계의 양상을 말해주는 것이다. 블레어Blair라는 환자는 회기를 시작하기 전, 내가 대기실 문을 열 때마다 크게 웃음을 터뜨렸다. 블레어는 사무실에 들어와서 나를 지나쳐 카우치에 앉을 때까지 어김없이 그 불안한 웃음을 지속했다. 이때 나는 하나도 재미있지 않았고, 직관적으로 블레어를 따라 웃지도 않았다. 사실 놀랍게도 나는 블레어가 말을 하기 전까지 이 모든 과정이 고통스러웠고, 거슬렸고, 적대감을 느꼈다.

치료에서 웃음을 나누면 순간적으로 친밀해질 수 있다. 그러나 블레어와는 이러한 웃음의 순간을 나누거나 친밀한 것은 없었다. 사실 내가 따라 웃었다면 나는 내가 웃는 것이 이상하고 완전히 미친 짓으로 보일 것이라고 생각했다. 암묵적으로는 내가 조롱한다고 여겨질 수 있었다. 우스울 것이 없는데 웃는 것은, 내가 환자의 사회적 어색함(서툶)을 비웃는 것이고 환자의 불편함을 우습게 만드는 것이다. 아니면, 블레어의 존재와는 전혀 무관한 나만의 농담으로 웃는다고 인식되었을 것이다.

진정한 유머는 사회적 리듬에 대한 직관적인 이해(탁월하지 않더라도)와 연관된다. 블레어의 웃음은 유머와 관계가 없었다. 따라서 회기를 시작할 때 일어난 일련의 정기적 사건들로 인해 나는 직관적 접근이 완전히 막힌 것을 알게 되었다. 대신에 나는 의식적으로 어떻게 반응해야 할지 깊이 숙고하게 되었다. 나는 조소까지는 아니더라도 종종 느꼈던 분노와 좌절감을 표현하지 않으려고 상당히 자제력을 발휘해야 했다. 나는 스스로가 마치 웃음이나 비방 같은 것이 새어 나오지 않도록 막기 위해 입술을 꽉 다무는 것을 느낄 수 있었다. 혼자서 시끄럽게 웃는 환자의 행위를 타인을 의식하는 것으로 받아들였고, 그 순간의 불편함을 대비해야 했다. 내 몸은 블레어의 소통을 모호한 메시지로 받아들였다. 재미를 나누는 초대라기보다 들볶이거나 보통은 참가

하고 싶어지는 몸짓(누가 좋은 웃음을 싫어하겠는가?)에서 멀어져 속임을 당하거나 밀어내는 것처럼 느껴졌다.

그리고 이 모든 일은 정신치료를 시작할 때 짧은 몇 초 안에 일어났다. 그 동안 나는 직관적으로 이 젊은 여성이 지나치게 자신의 불편감에 사로잡혀 있다는 것을 감지했는데, 이는 암묵적 의사소통이나 나의 감정적 반응을 어느 것이라도 자각하기 위한 것이었다. 나는 또한 블레어가 결코 의도적으로 이런 메시지를 보내거나 받아들이는 것은 아님을 감지했다. 결과적으로 나는 그때마다 내 적대감으로 인한 죄책감을 느꼈고, 나 자신이 불편함과 짜증나는 느낌으로 환자를 괴롭히는 것처럼 느꼈다. 이런 이차적 감정으로 인해 내 눈에 블레어는 순진한 피해자이고 나는 죄를 짓는 가해자가 되었다. 둘리Dooley(1941)는 유머와 자기 학대의 관계에 대한 글을 썼다. 진정 블레어는 꽤 자신을 내세우지 않는 스타일이었다. 그리고 이것은 삼차적 감정 – 제대로 된 정신치료를 받기 위해 가능한 한 빨리 나의 난처함을 비우고 싶다는 희망과 시도 – 으로 나아갔다.

하지만 영리한 독자들은 즉시 이 모든 것이 제대로 치료되는 과정임을 확신할 것이다. 블레어의 정신치료에서 많은 부분은, 대인관계에서 자신의 요구를 인식하고 자신의 힘을 되찾기 위한 노력을 둘러싼 것이었다. 각 회기 초반부에 나타난 일련의 일들은 환자의 내적 세계가 반영된 것이고, 나의 반응은 부분적으로 블레어의 습관(자신의 나쁜 감정을 비워내려고 정기적으로 노력하는)을 드러내는 것이었다. 사실 진정한 접촉을 피하려는 회피적 스타일인 남편으로 인해 환자는 절망과 난처함을 느끼고 있었다. 실제로 이는 블레어가 정신치료를 시작하면서 제기한 문제였다. 그녀는 결혼 생활에서 무시당하고 존경받지 못하고 불행했는데, 그것을 어떻게 다뤄야 할지 몰랐다.

직관에 관한 한, 나는 의식적인 사고 없이 얼마나 암묵적으로 많이 알고 경험할 수 있는지 늘 놀란다. 우리의 대인관계 의식ritual이 시작될 때의 몇 분간과, 블레어가 남편이나 자신과 벌이는 큰 투쟁 사이의 유사점을 생각해보라. 짧은 순간의 암묵적 교환을 말로 표현하려면 얼마나 많은 단어가 필요한지, 이 또한 놀라울 따름이다. 암묵적 사건의 간결성과 이에 대한 명시적 묘사의 길이는 유머가 나올 때마다 그 비율이 특히 커진다고 생각한다. 유머는 감정적으로나 관계적으로 의사소통의 목적으로 중요하게 작용한다. 유머는 부분적으로 하부의 원시적 피질하 회로와 상징적 세련됨의 정점인 상부의 전두엽의 사이를 잇는 직관의 다리로 작용하기 때문이다.

블레어의 경우에 웃음소리는 방어의 표현이었고, 상호 관계로 초대한다기보다는 접촉을 막는 장애물이었다. 그 웃음은 자발성이 없었고 순전히 우리 만남에 대비한 대본에 의한 것이었다. 그 웃음 뒤에는 유머가 없고, 일종의 자기 비하가 그 자리를 대신했다. 대체로 나는 이러한 의례석 절차를 재미없고 진부하다고 느꼈고, 그래서 나 역시 자발성을 잃고 똑같이 따라하게 되었다. 분명히 이 비언어적 (회피이) 첫 접촉에서 많은 것이 발산되었고, 이러한 암묵적 교환은 그 자체로 중요한 논의거리다. 언제, 그리고 어떻게 이런 문제를 명시적으로 다루는가는 그 자체로 직관적 느낌의 문제가 된다.

웃음, 그리고 당신과 함께하는 세상의 웃음들

웃음을 접촉에 대한 방어로 사용하는 것과 대비되는 예로서, 4장에서 소개한 실비아의 경우가 있다. 실비아는 자신의 마음에 적합하도록 나의 가구를 재배치하는 것을 회기 초기에 의례화했던 젊은 여성이다. 실비아와 정신치료를 하는 동안 나는 많이 웃었고, 때로는 상호 조율을 통한 연결 방식으로서 상호간 웃음을 경험했다. 이미 언급했듯이 치료 초기에 실비아는 청소년기에 만난 첫 치료자가 유머 감각이 없다는 정보를 주었다. 이는 중요한 문제였는데, 실비아에게 유머는 지적 능력과 재치의 중요한 기준이었기 때문이다.

고등학생 시절에 실비아는 코미디에 매우 매료되었다. 그녀는 스탠드업 코미디를 사랑했고, 자신의 정체성에 대한 기본적 표현과 위트에 대한 확신, 높은 지능에 대한 증명 등으로 자신이 재미있는 사람

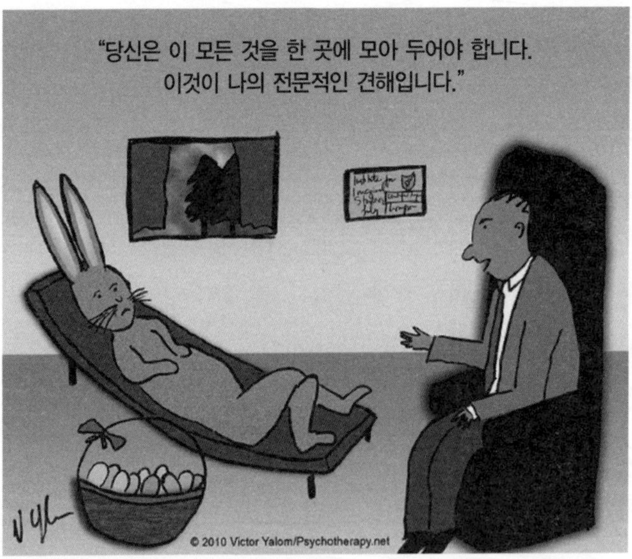
"당신은 이 모든 것을 한 곳에 모아 두어야 합니다.
이것이 나의 전문적인 견해입니다."
© 2010 Victor Yalom/Psychotherapy.net

그림 5.3 환자에게 언제, 그리고 어떻게 충고를 해야하는지 정확한 규칙이 없는 것처럼 언제, 그리고 어떻게 유머를 써야 하는지도 명확한 규칙이 없다. 유머는 어느 정도 강력한 중재법이므로 진취성과 강력한 주의가 모두 필요하다. 적절한 때 하는 것이 중요하고, 이는 임상적 직관에 좌우된다. (©2011 Victor Yalom/Psychotherapy.net)

이 되기를 갈망했다. 내 관점에서 보면, 이전 치료자는 유머에 참여하는 대신 해석함으로써 실비아의 이런 측면을 폄하했는데, 이는 두 사람의 성격이 서로 불일치했거나 치료자 쪽의 잘못된 임상적 판단을 반영하는 것이다(그림 5.3). 직관적으로 나는 놀이에 참여하는 것이 순수하다고 느꼈다. 그리고 실비아의 위트에 대해 즉각적인 애정을 느꼈고, 그녀의 말놀이와 창의적인 생각의 조작에 기꺼이 함께했다. 바로 이러한 것들이 우리 둘이 처음부터 일치할 수 있었던 주요한 방법이었다.

유머가 마음과 두뇌를 조정한다는 것은 웃음이 전염되는 것으로 확인된다. 웃음 전염이 군중 심리적으로 남을 조롱할 때는 위험하다. 하지만 웃음 전염의 현상 자체는 즐거운 상호작용과 자기주도적 참여라는 순수한 면이 더 크다. 내가 예닐곱 살 때 친구와 자주 했던 놀이가 있다. 우리 둘 중 하나가 '하'라고 낮고 단조롭게 소리를 내는 것이 게임 시작의 신호다. 다른 사람이 똑같은 어조로 '하'하고 반응하면 둘이 같이 '하, 히'라고 하면서 흥을 돋우면 보통은 통제할 수 없이 웃기 시작했다. 웃음 소동은 몇 분간 지속되었고, 의자에서 떨어지거나 탁자 아래를 구르는 등 예기치 못한 행동으로 이어지기도 했다. 묘한 재미가 있어서 부모나 다른 어른이 참여하게 되면 그들은 너무 웃다가 배를 잡거나 소변이 마려워 화장실로 달려가기도 했다.

프로빈(2000)은 믿기 어려운 웃음 유행병에 관한 이야기를 소개했다. 1962년 12-18세 소녀들이 다니는 미션학교에서 발생한 유명한 사건이다. 이 학교는 지금은 탄자니아에 속하는 빅토리아 호수 가까운 곳에 있었다. 처음 3명의 소녀가 웃기 시작했는데, 너무 웃는 바람에 초조감을 경험하여 울기까지 했다. 이 웃음 발작은 한 번에 몇 분에서 몇 시간까지 지속되었고, 많게는 하루에 네 번까지 발생했다. 이 증상은 159명 중 95명에게 바로 퍼져나갔다. 이 일로 인해 학교는 몇 개월간 휴교해야 했다.

그러나 거기서 끝나지 않았다. 이 고통스러운 소녀들이 집으로 돌아가면서 유행병은 더욱 확산되었다. 발생률이 감소하기까지 약 2.5년이 걸렸다. 총 14개 학교가 문을 닫았고, 1,000명이 영향을 받았다. 병의 원인은 심인성과 히스테리로 결론 났다. 이 웃는 여학생들의 경우, 이런 종류의 전염에 대한 건설적인 모습은 거의 없다. 이 장의 후반부에서는 라마찬드란Ramachandran이 웃음의 진화론적 기원에 대한 이론으로 감정 전염의 긍정적인 면을 부각시킬 것이다.

고통을 부드럽게 완화함

맥스 이스트먼Max Eastman은 유머는 '고통을 유쾌하게 받아들이도록 하는 본능'이라고 했다. 유머의 이런 기능(특히 관계적 의사소통에서)을 증명하기 위해, 나는 유명한 어린이 고전 『피터 팬』(1904)의 작가인 매슈 배리Matthew Barrie의 이야기를 소개하겠다. 화려한 디즈니 영화에 등장하는 피터 팬보다 원작의 피터 팬은 더 불안하고 복잡하고 비극적이기까지 하다. 재클린 로즈Jacqueline Rose는 피터 팬이 태생과 성과 죽음에 대해 강박적으로 생각에 잠긴다는 것을 발견하고 『피터 팬의 경우 또는 아동 소설의 불가능성 사례The Case of "Peter Pan" or the Impossibility of Children's Fiction』(1984)이라는 책을 썼다. 실제로 아동의 순진함과 상상력을 보여주는 가공의 이야기인 네버랜드와 매슈 배리의 어두운 사색은 서로 대비되며, 여기에 진정한 역설이 있다. 이는 어린 시절의 관계의 외상으로부터 환상으로 도피함을 표상한다.

배리가 어린 시절에 겪었던 몇 가지 측면을 고려해보자. 그는 포파셔에 있는 키리뮈어의 로우랜드 마을(스코틀랜드)에서 열 명 중 아홉째로 태어났다. 배리의 아버지는 방직공이었고 어머니는 석공의 딸이었다. 영아 때 두 명의 형제가 죽는 외상이 있었는데, 어머니는 나머지 자식들의 양육에 헌신하며 회복했다. 저녁이 되면 어머니는 자녀들에게 해적 같은 것이 등장하는 모험 이야기를 들려주는 것을 좋아했다. 그러나 또 다른 비극이 닥쳤다. 배리의 형인 데이비드가 7세에 스케이트 사고로 죽은 것이다. 데이비드는 어머니가 가장 사랑하던 자식이었다. 이 사건으로 어머니는 무너지기 시작했다. 그녀는 우울증에 빠져 자리에 누웠고, 다시는 일어날 수 없었다.

배리는 어느 형제보다도 혼란스러워 했고, 괴로워하는 어머니로 인해 큰 영향을 받았다. 배리는 수많은 시간을 우울성 혼미상태에 빠진 어머니를 즐겁게 하고 깨우기 위해 노력했나. 어머니의 애정을 얻으려는 배리의 시도들은 그를 매우 절망적으로 만들었다. 그는 때로 죽은 형의 잠옷을 입고 형처럼 휘파람을 불기도 했다. 배리는 완전히 어머니에게 집착했는데, 그녀의 사후에 출판된 자서전(Barrie, 1896/2011)에는 그가 순전히 어머니에게 바치는 흠모의 내용이 자세히 기록되어 있다.

배리의 어머니는 분명한 어조로 주장했다. “착한 어린이는 자라지 않아. 그런 아이들은 데이비드처럼 천국에 가서 엄마와 영원히 함께할 수 있어.” 끔찍한 마음과 몸의 합일 상태에서 배리는 육체적으로 자라지 못했다. 그의 키는 160㎝을 넘지 않았다. 얼굴에 수염이 조금 있긴 했지만, 완전한 이차 성징을 겪지는 못했다. 소문에 의하면 배리는 결혼해서도 첫날밤을 제대로 치르지 못했다고 하며, 일기에 적은 변태적 이야기들로 볼 때 가학피학적 성에 집착했던 것으로 보인다. 로버트 사폴스키Robert Sapolsky(1998)는 배리가 이러한 초기 관계의 외상에 대한 반응으로 심인성 왜소증psychogenic dwarfism을 갖게 되었다고 추측한다. 이 증상은 극심한 스트레스(특히 감정적 박탈 같은)로 인해 2-15세 사이에 발생하는, 호르몬에 의한 질병이다.

이를 통해 배리가 육체적, 사회적, 감정적으로 얼마나 심하게 성장을 저해당했는지 알 수 있다. 이러한 초기 병력을 알게 된다면, 성장이 멈춘 배리가 자라지 않은 네버랜드 소년들의 이야기인 『피터 팬』을 썼다는 것이 놀랍지 않을 것이다. 우리는 쉽게 『피터 팬』에 나오는 놀

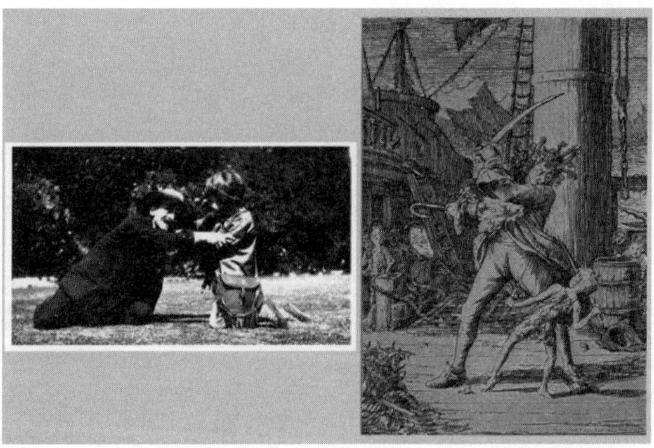

그림 5.4 제임스 매슈 배리가 후크 선장을 하고 마이클 레웰린 데이비스Michael Llewelyn Davies가 피터 팬을 하면서 러스팅턴의 잔디밭에서 놀고 있다(1906년 8월). 찰스 스크리브너스 손즈Charles Scribner's Sons에서 1912년 출판된 책 『피터와 웬디Peter and Wendy』 188쪽에 있는 후크 선장과 피터 팬의 삽화. (사진 출처는 알려지지 않음. 아마도 Sylvia Llewelyn Davis로 추정됨. art print by F. D. Bedford)

이의 형태와 어린 시절의 애착 문제에 공통점이 있다는 것을 알아낼 수 있다. 배리는 자신의 깊은 감정적 문제에도 불구하고 계속 유머로 되돌아가는데, 이는 외상과 외상으로의 도피 둘 다를 표상하는 것일 수 있다(그림 5.4). 비참함과 치유의 과정에서 행해지는 웃음의 역할에 관해 『피터 팬』에 나오는 다음 구절은 가슴 아프기도 하고 잊기도 어렵다. "최초의 아기가 처음으로 웃었을 때, 그 웃음은 수천 조각으로 산산이 쪼개져 춤을 추었다. 요정은 그렇게 시작되었다."

유머의 어두운 면

배리의 경우를 통해, 감정이 죽고 이성을 잃어버린 어머니에 대한 반응으로 생긴 욕망과 상실이라는 애착에 연관된 의미으로서의 유머를 우리는 쉽게 알아차릴 수 있다. 배리의 유머는 관계에 의해 자극된 고통으로부터의 회피이자 방어였다. 정신치료에서 유머는 치료 관계의 상태에 대한 암묵적 의미의 한 형태로서 직관적으로 사용된다. 유머가 담긴 암묵적 의미는 가끔 상처와 수치, 오해받음의 예상을 피하기 위해 고안된 실행과 연관된다. 그런 경우에도 유머는 취약성을 경험하는 등의 진정한 접촉에 반하는 방어로서 사용된다. 이는 혼자 웃는 블레어의 행위에서도 명확히 드러난다.

빈정과 조롱처럼 유머에 잠재된 어두운 점은 흔히 치료에 부정적 영향을 준다. 많은 사람이 정신분석에서 유머를 긍정적으로 사용하는 것에 관해 기술했지만(예를 들어 Fabian, 1982; Mosak, 1987; Sands, 1984; Saper, 1988), 로렌스 큐비Lawrence Kubie(1971)는 유머에 파괴적인 힘이 있음을 경고했다. 접촉, 고통, 혼란스러운 감정을 피하거나 환자의 방어에 공모하는 용도로 유머를 쓰면 위험하게 된다. 아이들은 다르기 때문에 혹은 사회성이 떨어진다는 이유로 쉽게 다른 사람을 조롱하거나 부끄럽게 할 때 웃음을 사용한다. 불행하게도 웃음의 전염성은 무리 속에서 누군가가 책망이나 조롱을 시작하면, 그들이 시작하고 싶어하지 않았더라도 그것에 참여하게 만들기도 한다.

웃음에 대한 드문 연구자인 프로빈(2000)은 웃음이 가끔 지배와 복종의 사회적 신호로 작용한다고 결론지었다. 실험실에서 많은 웃음을 만들어내는 데 실패한 뒤, 프로빈과 학부생 조수들은 쇼핑몰이나 다른 공공장소에 가서 정상적인 사회적 담화 속에서 웃음이 어떻게 발생하는지 추적하고 연구했다. 자연스러운 조건 하에서 그들은 계속적으로 웃음에 둘러싸이게 됨을 알았다. 놀랍게도 10-20%의 웃음 전 언급pre-laugh comments만이 연구 보조원들에게 조금 웃기다고 추정되었을 뿐이었다. 웃음은 사회적 구두점social punctuation의 한 형태로 기능했다. 웃음은 성별에 따라 차이가 있어서 소녀들이 소년들보다 많이 웃었고, 소년들은 소녀들보다 더 많은 웃음을 만들어냈다. 웃음은 말하는 끝부분에 오는 경우가 많았다. 담화와 웃음의 시간적 분리temporal segregation는, 인지적 기원의 담화에 관여하는 뇌와 좀 더 원시적이고 감정이 담긴 웃음소리에 관여하는 뇌의 위치가 다르다는 것의 증거다.

프로빈은 특정한 문화적 상황에서 위계 구조를 보여주는, 전략적이고 유연한 웃음의 사용을 기록한 인종적 연구를 인용한다.

> 남부 인도에서는 낮은 계급에 속하는 남자들이 높은 계급의 사람들과 말할 때 피식거리며 웃는다. 자기 겸손의 한 측면으로서 타밀 지방의 낮은 계급 사람들(하리잔Harijan)에게 잘 발달되어 있는데, 힘 있

> 는 높은 계급의 사람들을 대할 때만 그렇다. 예를 들어 하리잔이 집 주인을 대할 때는 피식거리며 웃고 끝말을 흐리거나 웅얼거리는데, 대개는 우둔해 보이고 걸을 때 발을 질질 끈다. 그러나 같은 하리잔이 권력이 덜한 사람을 대할 때는 말도 잘하고 영리해진다(p. 30).

우위를 확립하려는, 혹은 복종을 보여주는 유머의 사용은 유머의 부정적인 측면과 어두운 면을 증강시킨다(그림 5.5). 실제로 빈정대거나 비웃는 것은 정신치료에 전혀 도움이 되지 않는다. 그러나 어떤 법칙에도 예외가 있듯이, 기능이 낮고 저항이 큰 환자 그룹에서 거짓 업신여김을 직관적 역동으로 바꾸는 데 효율적으로 사용한 심리학 인턴인 엘리자베스 러츠Elizabeth Lutz의 예를 들어보겠다. 러츠는 주거 프로그램의 주단위 소모임의 상담자로 일했다. 그녀의 업무는 크고 복잡한 환경의 아파트에서 기능이 낮은 구성원이 독립적으로 살 수 있도록 돕는 것이었다. 새해가 지나고 첫 번째 모임이 있었는데, 몇 명의 구성원만 참여했고 다른 구성원들은 휴가에서 돌아오지 않은 상황이었다. 그 구성원들은 적어도 4년간 정기적으로 모임에 참여했던 사람들이었는데, 러츠는 그들 중 몇 명을 몇 날간 보지 못했었다. 주거 프로그램은 구성원들이 함께 문제를 이야기하고 다른 사람들로부터 해결책을 얻기 위해 모이는 자리였다. 그러나 이 날은 달랐다. 러츠는 참석한 다섯 명이 모두 방어적이고 문제를 이야기하려 하지 않음을 즉각 감지했다. 사실 러츠가 도착하기 전에도 이들은 문제가 있음을 열심히 부인했다. 이 새내기 치료자가 모임에 참석해 새해의 목표에 대해 말할 계획임을 발표하자 다들 신음소리를 내고 눈을 굴렸다.

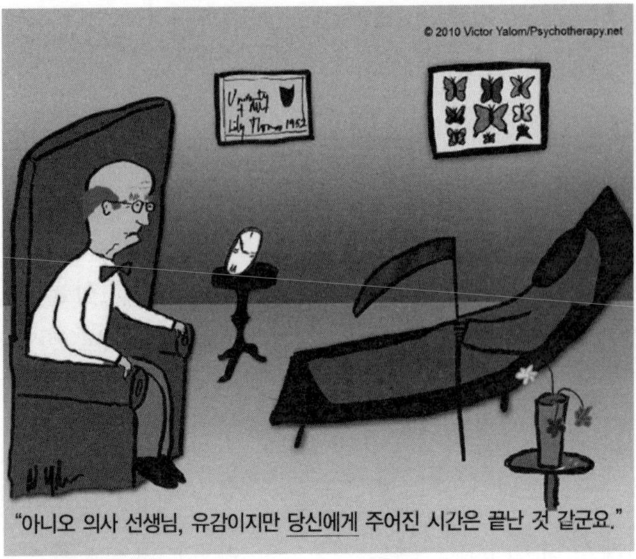
© 2010 Victor Yalom/Psychotherapy.net
"아니오 의사 선생님, 유감이지만 당신에게 주어진 시간은 끝난 것 같군요."

그림 5.5 치료자와 환자 간 힘의 차이는 환자에게 고통일 수 있고, 특히 가족력에서 힘의 남용이 있었을 때 더하다. 회기의 시작과 끝을 선언하는 것은 치료자만의 권한일 때가 잦다. 이 카툰은 환자의 힘을 극대화시킨 역설적인 그림 리퍼Grim Reaper의 작품이다. 이 우아한 역설은 우리 치료자들이 결코 통제의 힘이 많지 않으며, 때로 반대편에 앉은 사람이 더 큰 권위가 있다는 사실적 측면 때문에 더 재미있다. 역설은 유머에서 중요한 것으로, 특히 정신치료에서 그러하다. 자신이 느끼는 무력감을 역전시키기 위해 치료를 찾는 경우가 많기 때문이다. (©2011 Victor Yalom/Psychotherapy.net)

가장 시끄럽게 군 사람은 나탈리였다. 러츠는 나탈리를 선택하면서 그날 저녁 모임을 시작했다. 이 30대 여성은 수년간 프로그램에 참여해왔다. 러츠는 본능적으로 자신의 진행을 막는 것처럼 보이는 나탈리의 저항 패턴을 말하고 싶은 느낌이 들었다. 일반적으로 러츠는 집단에서 지시적이지 않고, 화제를 고르거나 말하는 것을 피하는 편이었다. 그러나 이 특별한 저녁에 러츠의 직관은 평상시와 달랐다. 그녀는 집단의 주목을 끌고자 나탈리를 지목해 어떤 목표를 가지고 확장 서

비스에 참가하는 것인지, 그리고 아직 이 목표를 달성하지 못한 이유가 무엇인지를 물었다. 러츠는 스스로에게 너무 놀랐다. 평상시 이런 식의 부정적 표현은 피하는 편이었다. 그러나 이 날 저녁 러츠의 임상적 직관은 다른 방식을 쓰도록 만들었다.

나탈리는 러츠의 도전적 질문에 자신이 무슨 말을 하는지 집단 사람들이 모르게 모호하게 말했다. "나는 사람들에게 내가 무엇을 했는지 말하지 않았어요. 그렇게 하는 것이 내가 독립적인 거라고 생각했어요. 하지만 내가 틀렸고 그러면 안 되는 거였죠. 다른 사람이 나를 도울 수 있게 하는 것이 내가 말했던 것처럼 더 독립적인 것이죠."

러츠는 점잖지만 놀리듯이 "내가 알고 있는, 물이 넘친 일과 상관이 있는 일인가요?" 라고 물었다.

나탈리는 놀란 듯이 보였다. "그걸 어떻게 알아요?"

"내가 다 알고 있다는 것을 당신도 알아야 해요… 다른 분들에게 무슨 일이 있었는시 말하는 게 어떨까요? 다들 잘 모르는 것 같은데요. 방금 당신이 한 이야기에 다들 어리둥절해 보여요. 다른 분들 얼굴을 좀 보세요."

크리스틴이 끼어들었다 "그래요, 무슨 말이죠?"

그룹에 기밀 규칙이 있기 때문에 나탈리는 러츠에게 설명해도 되냐는 듯이 바라보았다. 러츠는 그녀에게 이렇게 격려했다. "당신의 이야깃거리예요. 원한다면 말하세요. 나는 확실히 그 이야기가 꽤 재밌다고 생각해요!"

"당신 말이 옳은 것 같아요. 되돌아보니 재밌네요!"

나탈리는 지난 번 아파트에서 새로운 곳으로 이사한 이야기를 시작했다. 그녀는 매니저인 헬렌에게 이사를 도와달라고 말했다. 그러나 나탈리는 이사하는 것에 너무 들떠서 기다리지 못하고 헬렌 대신 도와줄 친구를 불렀다. 이 이야기를 하면서 나탈리는 처음에 자신의 행동을 방어할 태세를 하는 것 같았으나, 곧 순순히 자신의 행동이 미성숙했다고 말했다.

나탈리가 정보의 중요한 점을 남겨둔 것을 알아챈 러츠가 물었다. "약간의 물이 있지 않았나요?"

나탈리는 웃었다. "내가 말할 게요. 화장실이 넘쳤어요!"

"그래서 어떻게 했나요, 나탈리?"

"복도가 젖지 않게 화장실 문을 닫았어요."

"영화처럼 잘 해결됐을 거예요." 러츠가 반대로 말했다.

나탈리는 찡그리며 러츠를 흘겨보면서 말했다. "당신이 옳아요!"

사람들이 모두 웃음을 터뜨렸다.

"그래서 어떻게 됐어요? 도움을 받았나요?" 러츠가 나탈리의 방어와, 습관적으로 진실을 감추고 다른 사람과 스스로를 모호하게 하는 패턴에 직면시키면서 다시 주제로 끌어들였다.

"누수가 있다고 관리사무소에 말했어요…."

"아하."

"나는 헬렌의 허가 없이는 그들이 아무것도 할 수 없다는 걸 몰랐어요."

"음… 그래요? 당신은 여기서 얼마나 오래 살았죠?"

"글쎄요. 그건 그렇고 진실을 말하자면, 내가 정말 헬렌에게 말하고 싶지 않았다는 거예요. 나는 그녀가 진짜 화를 낼 거라는 걸 알았어요."

"그래서 당신은 물이 넘치는 것을 관리사무소에 말하지 않았군요."

"아니요, 나는 그냥 누수가 있다고 말했어요."

놀리는 듯한 엄격한 말투로 러츠가 말했다 "그래서 당신은 무슨 일이 일어나는지 진짜 아무에게도 말하지 않았군요."

"네. 나는 누구에게도 아무것도 말하지 않았어요."

"그래서 무슨 일이 생겼어요?"

"월요일에 관리사무소에서 헬렌을 불렀어요. 당신이 그녀의 얼굴을 봤어야 해요." 나탈리는 웃기 시작했다. "나는 다시는 그 얼굴을 보고 싶지 않아요."

먼저 명확히 해줄 것을 요구했던 크리스틴이 너무 웃다가 의자에서 떨어지면서 중얼거렸다. "변기가 넘치는 장면이 계속 떠오르네!"

"아니." 나탈리가 반응했다. "웃긴 것은 헬렌의 얼굴이었어."

"아니." 크리스틴이 꾸짖었다. "변기야. 나는 변기라고!"

"진짜야. 당신은 헬렌의 그런 얼굴을 절대 보고 싶지 않을 거야."

"카펫은 말랐어요?" 러츠가 그들의 단합을 기대하며 이야기를 전환시켰다.

나탈리는 다시 웃기 시작했다. "네, 결국엔 말랐어요."

"아… 자 이제 돌아보면, 무슨 일이 있었는지 어떻게 설명하겠어요. 나탈리?"

"나는 내가 말한 대로 너무 흥분해 있었어요. 일이 잘못 되어갈 때, 필요한 도움을 받지 않아서 더 일을 망쳤어요."

"이 모든 것에서 무엇을 배웠나요? 앞으로는 그런 행동을 바꾸기 위해 해야 할 일이 무엇일까요?"

기다렸다는 듯이 나탈리가 대답했다. "이젠 더 솔직해지려고요."

다들 만족해하는 것처럼 보였고, 그래서 다른 사람 순서로 넘어갔다. 위의 이야기는 러츠가 나탈리의 방어를 깨뜨리고 집단 구성원들과 매니저인 헬렌에게 솔직하게 스스로의 실수를 인정하도록 유머를 어떻게 사용했는지를 보여준다. 러츠가 쓴 어두운 유머는 다음에도 계속 이어진다.

다른 사람이 내년 목표를 이야기하기 시작할 때 갑자기 나탈리가 방해하며 참견했다. "나는 오늘밤 부모님과 부두에 갈 거예요. 내가 이사한 걸 함께 축하하려고요."

방해보다는 그녀의 열정에 반응하며 러츠가 물었다. "그리고 스키볼skee ball을 할 건가요?"

"그게 뭐예요?" 나탈리가 순진하게 물었다.

러츠는 나탈리를 슬쩍 보고, 눈을 치켜뜨고 눈썹은 억지로 웃으며 '나는 당신에게 어떤 반응도 보여주지 않을 것이고 당신을 쳐다보지도 않겠어'라는 듯이 비웃듯 코웃음을 쳤다. 그러면서 러츠 자신도 본인 성격과는 다른, 치료자로서의 자신의 행동에 대해 놀랐다.

그러나 이는 러츠가 집단을 잘 파악하고 있음을 증명하는 것이었다. 나탈리는 시끌벅쩍하게 웃었다. 이로 인해 모든 구성원도 웃었다. 그러는 동안 아무도 스키볼이 무엇인지 나탈리에게 알려주려고 하지 않았다. 이는 모두가 러츠의 몸짓이 보여주는 긍정적인 측면(나탈리 자신을 찾기 위해 넓고 흥미로운 바깥세상으로 들어오라는 초대)에 암묵적으로 동조하는 것이었다. 그녀는 스키볼에 대한 의문이 풀리지 않았음에도 미소지으며 이완되었고, 다른 사람에게 완전히 집중했다.

러츠는 회기 초기에 눈을 굴려서 구성원들의 몸짓을 반영했고, 시작부터 참여하기 위해 유머를 사용했고, 저항이 강한 집단의 긴장을 깨기 위해 유머를 사용했다. 나중에는 비슷하게 놀리는 듯한 유머를 유쾌한 방식으로 사용하여 나탈리의 방해에 대한 한계를 설정했다. 상호주관적 뒤얽힘 안에서 자신의 느낌을 찾아가는 임상적 직관의 중요한 측면은, 언제 유머를 써서 치료적 관계와 내적 작업의 한계를 넓힐 것인지 또는 차단할 것인지를 결정하는 것이다.

정신분석가인 필립 브롬버그Philip Bromberg는 '안전한 놀라움safe surprises'이라는 용어를 썼는데, 이는 치료자와 환자 사이에 새로운 것이 나타나는 만남의 중요한 순간들을 묘사하는 것이다. 안전한 놀라움

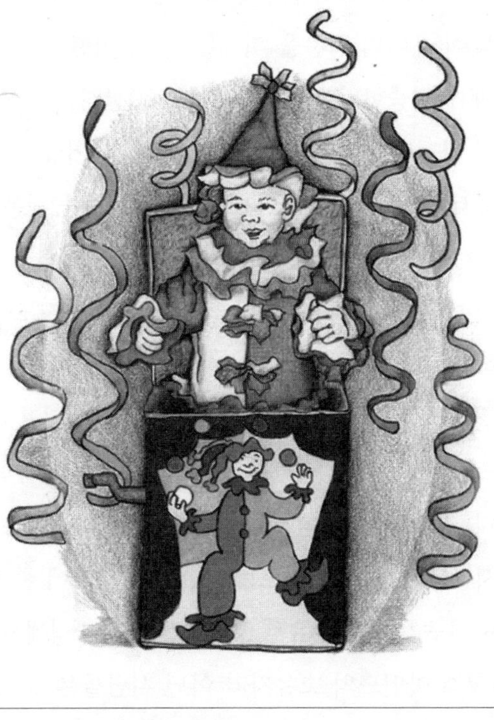

그림 5.6 이 그림은 안전한 놀라움의 예다. 아이는 놀람 상자를 가지고 노는 대신 상자의 일부가 된다. 안과 밖이 뒤바뀐 역설은 좋은 유머이며, 좋은 치료를 구성하기도 한다. (Courtesy of the author)

은 유머를 보는 하나의 중요한 방식이다(그림 5.6). 보통의 인지 이론에서 유머는 기대가 어긋날 때 발생한다고 본다. 치료자로서 신선함을 유지하고, 약간 불안정하게 하고, 계속 새롭게 하기 위해 우리는 직관적으로 환자가 기대하는 것의 경계에서 작업한다. 러츠는 선례 없이 갑작스럽게 유머를 사용해 집단 구성원들의 기대를 무너뜨렸다. 이 경우, 안전한 놀라움의 연속은 모든 구성원이 방어적 거리를 포기하고 좀 더 응집되어 임상적 작업에 몰두하게 했다.

치료자들은 역사적으로 치료 중의 유머, 농담, 웃음 등과 애증의 관계를 맺어왔다. 어떤 치료자들은 진정한 접촉을 회피하는 방어적 기능에 초점을 맞춰 유머의 사용을 피해왔다. 또 어떤 치료자들은 유머의 강력한 중재에 집중한다. 이러한 양극화된 관점은 도움이 되든 해가 되든 유머가 가진 중재의 힘을 암시한다. 언제, 어떻게 누구와 유머를 사용할지에 대한 모든 경우의 수에 적용 가능한 법칙은 없다. 본질적으로 유머에는 상호간의 창조적 행위에 의해 자발적으로 생겨나는 그 상세함을 처방하거나 분석하거나 체계화하려는 시도를 무너뜨리고 무색하게 하는 무엇인가가 있다.

치료자들은 그 과정에서 너무 떨어져 있어도 안 되고 너무 분석적으로 접근해도 안 된다. 대신 각각의 순간을 통해 그 속에 녹아들어 길을 찾아야 한다. 치료자들은 『미국 유머의 저장소A Subtreasury of American Humor』(1941) 서문에서 밝힌 화이트E. B. White의 경고에 주의할 필요가 있다. "유머는 개구리처럼 해부될 수 있으나 그 과정에서 죽을 것이고, 순수한 과학적 마인드의 소유자가 아닌 사람들은 그 내부에 실망할 것이다."

러츠의 사례에서 치료사의 의도된 조롱은 환자의 방어 기제를 부수는 데 유익했던 것으로 밝혀졌다. 그러나 내가 곧 설명할 사례는 충동적으로 농담하는 나의 기질이 환자에게 해를 끼침으로써 치료를 망칠 가능성을 보여준다. 스스로를 여자로 경험하곤 했던 남자로, 내가 2장에서 언급한 바 있는 거스Gus라는 환자 얘기를 다시 하고 싶다. 이 사례는 치료의 암묵적 수준과 명시적 수준 사이의 간격을 이해하기 쉽게 드러낸다. 독자는 기억할 것이다. 이 경험을 멈출 수 있게 도와달라는 거스의 요청을 받았을 때, 나는 직감적으로 신체적 거부 반응을 보였다. 거스가 자기 탐구에는 관심이 없다고 명시적으로 주장했음에도 불구하고, 암묵적 수준에서 그의 행동은 달랐다. 나와의 첫 진료 시간을 직접 잡았을 뿐만이 아니라, 수년간 담대하게 심층적인 정신치료를 추구해왔기 때문이다.

2장을 포함한 다른 곳에서 설명했듯이(Marks-Tarlow, 2011) 거스의 증상은 나와 함께 치료를 진행하며 변해갔다. 내가 곧 할 얘기는 거스가 그때 겪고 있던 사건의 연속에 대해 설명하고 있을 때 일어난 사건에 관한 것이다. 실은 나는 내가 대답하기 전에 거스가 무슨 말을 했는지 잊어버렸다(아마 그때 받은 충격이 너무나 큰 나머지 그 기억을 지운 것일지도 모른다). 하지만 나는 거스가 자신의 작은 습관이 '이상하게' 보이는지 물어본 것은 기억한다. 지금 생각해도 그때 나의 대답은 끔찍했다. 재미있는 농담을 하고자 하는 의도였지만 너무나 처참한 역효과를 냈다.

나는 "모든 게 이상하죠!"라고 대답했다. 나는 거스의 반복적 습관이 전반적으로 평범하지 않은 그의 경험의 다른 부분들보다 덜 이상할 것은 없다는 뜻이었다. 즉, 나의 대답은 거스가 작은 습관에 얽매이며 신경 쓸 필요가 없다는 것을 재차 확인시켜주기 위한 것이었다. 하지만 거스는 내 발언을 그렇게 받아들이지 못했다. 자신을 비정상적인 사람으로 여긴다고 인식한 것이다. 이는 명백한 나의 실수였고 그에게 상처가 되었다. 그다음 진료에서 거스는 앞으로 정신치료 중에 내면의 민감한 부분은 얘기하지 않는 것이 더 좋겠다고 선언했다. 다행히도 우리는 서로 충분히 신뢰를 쌓은 상태였다. 거스는 좋은 감각과 용기를 발휘해 자신이 어떻게 느끼는지 나에게 알리고, 고통을 타개해 나갈 때는 꿋꿋이 버티었다.

내가 방어적인 자세를 취하지 않으며, 잘못을 인정하고, 이러한 아픔과 수치를 유발한 무심함에 대해 주저하지 않고 사과하는 것은 우리 관계에서 내가 지고 있는 책임감을 드러내는 것이었다. 그가 나와의 관계에서 보인 모습은 다른 사람들과의 관계에서 보인 모습과 확연히 달랐다. 특히 자기 도취에 빠져 있는 어머니나, 부부 사이에 감정적인 의미가 있는 어떤 것에 대해서도 소통하기를 거부하는 아내는 거스와의 관계에서 훨씬 적은 책임을 지려고 했다. 거스는 자신의 여성성에 대해 다시는 말하지 않겠다고 맹세했지만, 정신치료 후반에 일어난 사건은 치료 중단과 재개를 경험할 놀라운 기회임이 증명되었다. 최종적으로 이 사건은 우리 사이의 상호 신뢰를 굳혔고, 우리가 더욱 심층적인 단계에서 치료를 진행할 수 있는 계기가 되었다.

우리는 거스가 좀 더 최근의 일들을 토대로 이 사건을 대한다는 것을 알아차렸다. 거스와 처음 만났을 때, 나는 그에게 내면에서 여자처럼 느껴지는 경험에 대해 아내에게 말해본 적이 있느냐고 물어봤다. 그는 아내뿐만이 아니라 그 누구에게도 이런 내적인 현상에 대해 말을 꺼낼 상상조차 하지 못했다고 했다. 거스는 수년 동안, 이 얘기를 하면 아내를 잃을 것이라고 확고하게 믿었다. 하지만 본격적인 자기 수용을 한 후에 거스는 가장 깊은 곳에 숨겨두었던 비밀을 사촌에게 드러냈고, 그러고 나서 모든 것이 바뀌었다. 이러한 일은 사촌이 거스가 삶에 대해 많을 것을 공유하지 않는다고 불평한 뒤에 일어났다. 사촌은 거스에게 그의 '어두운 면'에 대해 단도직입적으로 물어봤고, 그는 가장 깊은 비밀을 드러낼 시간이 되었다고 판단한 것이다.

치료 도중에 거스는 사촌 로리와 가장 최근에 주고 받은 이메일을 나에게 보여주며 진지한 표정으로 말했다. "방금 로리가 나에게 이메일로 우리 가족 중에서 내가 가장 '정신이 온전한' 구성원이라고 얘기했어요."

거스의 소식을 들은 나는 큰소리로 웃음을 터뜨렸다. 거스도 거의 즉시 웃기 시작했고, 그렇게 우리 둘은 한참 동안 웃었다. 그야말로 눈물을 닦아내며 웃음을 멈췄을 때 거스가 말했다. "이 얘기를 선생님께 해도 되겠느냐고 로리에게 물어봤어요. 나는 로리한테 선생님이 이 소식을 웃음으로 접할 거라고 얘기했죠."

"그 말이 맞아요! 정말 웃음을 멈출 수가 없네요. 이 모순이 정말 아름답다고 느껴져요. 특히 당신이 비밀을 얘기하면 가족들이 당신을 완전히 미쳤다고 생각하고 당신을 거부할 거라고 걱정해왔다는 점을 생각하면 말이죠."

"로리는 내가 정신이 온전하다고 생각할 뿐만이 아니라, 내가 이 상황을 침착하게 받아들인 것이 존경스럽고, 심지어 내가 부럽다고도 했어요. 사실 로리는 항암 치료를 받아가며 힘겹게 투병 생활을 하고 있거든요. 그녀 또한 힘든 상황에 처해 있기 때문에 나를 닮고 싶다는 생각을 했다고 하네요."

"자, 봐요. 이게 가장 깊고 어두운 비밀을 다른 사람과 공유한 것에서 오는 아름다움이에요. 그녀는 당신의 걱정에 응해줬을 뿐만이 아니라, 당신의 예상과 달리 당신에게 가장 높은 찬사를 보내고 있어요."

"로리의 말을 더 이상 무시할 수는 없었어요. 그래도 그녀가 하는 말은 정말 터무니없어 보여요!"

"글쎄요, 나는 이 자리에서 그 말들이 하나도 터무니없지 않다는 얘기를 해주고 싶어요. 나는 그녀의 관점에서 당신이 어떻게 제정신으로 보이는지 알겠어요. 설명을 해보자면 당신은 불편한 감정을 자신으로부터 분리시키기 때문에, 그녀에게는 당신이 분별력 있는 성인처럼 보일 수도 있죠. 당신은 다른 사람을 이해하고 동정할 수 있는 상태를 유지하면서도 평정심은 잃지 않잖아요. 고통과 상처를 깊은 내면에, 스스로를 포함한 그 누구도 닿을 수 없는 곳에 잘 치워 놓잖아요. 그러니 제정신으로 보이는 거죠."

"흠. 지금까지 나 자신을 낯설고 이상하다고 생각하는 것에 너무 얽매어 있었나 봐요. 지금 선생님이 한 말이 모든 걸 싹 뒤집어 놓는군요."

"인생은 종종 소설보다도 이상하게 보일 때가 있죠. 이상한 상황에 놓이면 항복하고 웃어 넘기는 것이 유일한 대응 방법일 때도 있어요."

이 상황에서 과거의 파열적인 경험을 거스와 함께 웃어 넘긴 것은 실제로 치료에 큰 도움이 되었다. 이제 그 '파열적인 경험'이 사촌의 이야기와 나란히 놓고 보니 숨 넘어가게 웃긴 것이 되었다. 치료 초반부터 거스는 자신을 여성으로 느끼는 경험을 나와 공유하는, 아주 큰 심리적 위험을 감수했다. 그는 내가 과거의 치료사들처럼 출구를 가리키며 성 장애 상담소를 안내해줄까 봐 걱정했다. 거스의 관점에서 이런 태도는 '됐어. 다른 곳으로 가렴. 넌 내가 상담해주기에는 너무 이상해'라고 하는 것과 같았다. 나는 상담실에 온 거스를 환영했다. 그래도 나는 그에게 낯선 사람에 불과했다. 내가 그때 거스를 거절했더라면 그는 상처받았을 것이다. 하지만 로리와 삶의 내면에 관한 이야기를 나눴을 때 그가 느꼈던 불안함에 비하면 아무것도 아니었을 것이다. 만약 로리가 거부 반응을 일으켰다면 그는 견디지 못했을 것이다. 하지만 그녀가 거스의 현실을 받아들였을 뿐만 아니라, 그의 예상과는 반대로 그의 대처 능력에 매료되고 영리하고 부러움을 받아 마땅하다고 생각한 것은, 거스가 감히 생각하지도 못한 일이다.

거스는 내가 자신의 이야기를 믿을 수 없을 만큼 웃음으로 대하리라는 것을 알고 있었다. 그가 나와 함께 한참 웃을 수 있었다는 것은, 단순히 그의 특이사항이나 어려운 상황을 털어내려는 것도 아니었고, 다른 방어 기제가 작동한 것도 아니었다. 그가 트라우마를 떠올리면서 웃을 수 있는 여유가 생겼다는 것은, 내가 다음 치료 이야기에서 드러낼 핵심, 그 이상의 것을 상징한다.

웃으며 안전함에 도달하는 법

골디Goldie가 처음 치료하러 왔을 때 그녀는 매우 약해 보였다. 얼굴은 창백하고 핼쑥했으며, 마른 몸은 긴장된 듯했다. 사실대로 말하면 그녀는 아예 호흡을 멈춘 것처럼 보였다. 골디의 아버지는 그녀가 겨우 10세였을 때 갑자기 사망했다. 골디는 아버지를 굉장히 아꼈고, 아버지를 다른 남자들과 비교하지도 못할 정도로 소중히 여겼다. 그녀는 30대 후반에 들어서면서 비로소 진지한 연애를 시작할 수 있었다. 그 후 골디는 평소에 꿈꾸던 남자인 제이크를 만났다. 그는 재치 있고 똑똑했으며 그녀에게 끊임없이 구애를 해왔다. 15개월 동안 로맨틱한 구애를 한 끝에 결혼하게 되었고, 2주 후 싸움이 시작되었다. 그 후 몇 년간 제이크가 드러낸 모습은 골디를 놀라게 했다. 골디는 제이크가 빈정거리고, 앙칼지고, 공격적이고, 자신을 조종하려고 들며, 사려 깊지 못하게 행동하리라고는 상상도 하지 못했다.

" '이 남자 도대체 뭐지?'라고 스스로에게 물어보기 시작했어요." 골디가 나에게 말했다. 그녀는 지난 몇 년간 온갖 상황에서 문제를 해결해 보려고 노력해왔다.

하지만 그 뒤로도 한 달 동안 싸움이 지속되자 골디는 제이크에게 부부 상담소에 가보자고 주장했다. 첫 치료에서 상담원이 제이크에게 물었다. "세상에, 아내한테 왜 그렇게 격한 어조로 말하는 거죠?" 그제서야 골디는 자신이 심각한 곤경에 빠져있다는 것을 알았다. 골디는 자신이 잘못했다고 생각하기 시작했다. 하지만 그녀는 언제나 자신의 자리에서 힘들게 두 아이를 양육하고, 희귀한 소화기 질병과 싸웠다. 그녀는 이런 상황에서 헤어나지 못했지만, 평생 건강 문제에 시달려왔던 남편은 최선을 다해 그녀를 보살폈다.

몇 년이 지난 후 피로와 혼란, 체력적 고갈에 처한 골디는 마침내 정신치료를 받기로 결정했다. 겉으로 봤을 때 그녀는 부족한 것이 없는 듯했다. 하지만 상담실을 찾아왔을 무렵 골디는 내적 갈등을 겪고 있었다. 나는 골디가 지속적으로 각성 과민 상태였다는 것을 알 수 있었다. 남편의 비난과 공격이 언제 다시 닥칠지 몰라, 그녀는 집에 있을 때조차도 걱정에 사로잡혀 살았다. 무엇보다도 남편은 그녀의 걱정을 아예 이해하지 못했다. 그는 과거 헤로인 중독자였고 '12단계'(미국 심리학 협회에서 약물 중독자들의 회복을 위해 개발한 과정 –역주)에 충실한 사람이었다. 하지만 그는 감정을 굉장히 경계했다. 제이크는 자신을 '있는 그대로의 모습'으로 받아들였다. 하지만 그에게 골디는 그저 자신이 노력한 것들과 물질적으로 제공한 것들에 대해 '감사할 줄 모르는 이기적인' 사람으로 보였다.

성장 부진을 겪었던 아이들의 양육을 비롯해 모든 것이 골디에게는 '노동처럼' 느껴졌다. 골디는 언제나 최악의 상황에 대해 고민했다. 걱정이 늘어갈수록 그녀는 가정이 더욱 힘들게만 느껴졌다. 마침내 두 아이를 다 등교시킬 때가 되었다. 그녀만을 위한 시간이 드디어 온 것이다. 하지만 둘째 아이의 첫 등굣날 그녀는 설명할 수 없는 어지러움에 시달렸고, 증상이 심해진 그녀는 쉴틈없이 여러 명의 전문의를 만나기 시작했다.

그녀의 증상에 생리학적 원인을 찾은 의사가 한 명도 없다는 점을 고려해, 나는 '면허를 가진 치료자'의 관점에서 이를 '치료적 위기'로 보았다. 나는 골디에게 집안일이나 아이들에게서 받는 압박이 없을 때 느끼는 어지러움에 대해 얘기해주었다. 나는 인내하며 기다렸고 증상은 천천히 사라지기 시작했다. 다음은 골디가 최근의 증상에 대해 설명하는 것으로 시작되지 않은 첫 번째 치료에서 있었던 우리의 첫 대화다.

"이번 주말에 남편과 꽤 심각한 대화를 나눴어요. 그는 '골디, 우리는 언젠가 섹스를 하게 될 거야'라고 했고, 이는 우리 사이의 성생활에 관한 대화로 이어졌어요. 성생활이 얼마나 어려운지, 얼마나 수

고스럽게 느껴지는지, 얼마나 우리 각각에게 다르게 느껴지는지에 대해서요. 나는 내 입장을 설명하려고 했어요. 내가 얼마나 외로웠는지. 그가 내 감정을 이해하지 못하는 것처럼 보이는 게 얼마나 힘들었는지. 그러자 아니나 다를까, 제이크는 자기가 가족에게 물질적으로 제공해주기 위해 얼마나 힘들게 일하는데 내가 감사할 줄 모른다며 난리 법석을 피우더군요."

"적어도 격렬한 말다툼이 아닌 대화였네요."

"네, 그 점은 달랐어요."

"작은 딸이 자폐증 진단을 받은 점을 고려한다면, 남편 또한 비슷한 증상이 있을 수도 있다는 생각이 드네요. 입장을 바꿔 당신의 관점에서 바라보는 세상이 어떨지 그는 전혀 이해하지 못하고 있지 않나 하는 생각을 했어요."

"맞아요!"

"공감에는 두 가지 종류가 있어요. 첫 번째는 정서적 공감인데, 제이크가 당신이 느끼는 것에 공감할 수 있는 능력이죠. 두 번째는 인지적 공감이에요. 제이크가 당신의 경험에 대해 추론할 수 있는 능력이죠. 제이크가 이 능력은 있어요. 그는 당신이 행복하지 않다는 것은 알고 있지만, 정서적 공감이 부족하기 때문에 당신이 왜 행복하지 않은지 자신의 관점에서 이야기를 하는 것이죠."

"세상에, 선생님 말이 딱 맞네요! 머릿속에 전구가 켜지는 것 같아요."

"당신은 그가 공감 능력을 가지고 있지 않다는 것이 장애일 수도 있을 거라고 생각해본 적이 있나요?"

"아니요."

"그럼 당신이 이 점을 감수하며 살 수 있나요?"

이 비극적인 이야기에 그녀는 눈물을 흘리며 슬퍼했다. 나는 그녀가 다른 출처들을 통해 사건에 대한 이해도를 높일 수 있는지 탐구했다. 그런 후 나는 직감적으로 이런 말을 했다. "골디, 알다시피 어딜 가든 누구와 결혼하든, 정말 정말 큰 문제점이 있을 거예요." 그녀는 생전 처음 듣는 얘기인양 눈을 동그랗게 뜨고 나를 쳐다봤다. 그리고 "그게 정말 사실인가요?" 라며 소심하게 물었다.

"네. 정말 정말 사실이에요. 누구에게나요."

침묵이 흘렀고, 우리는 잠시 마주 봤다. 갑작스럽게, 그리고 자연스럽게 우리는 동시에 폭소를 터뜨렸다. 사실 우리는 눈물이 날 정도로 심하게 웃었다. 처음으로 웃음이 멈출 기미가 보였을 때, 나는 숨을 고르고 "그리고 그 문제점이 무엇이든 당신은 죽을 것 같다는 생각이 들 거예요" 라고 덧붙였다. 물론 이 말은 상황을 더 우습게 만들 뿐이었다.

골디는 "8년간의 결혼 생활 중 오늘 처음으로 내 결혼 생활에 대해 웃었네요" 라고 얘기하며 그 날 일어난 일의 중요성을 요약했다.

이 웃음은 그 전에 느껴보지 못했던 개운함을 불러왔다. 임상적 직관은 내게 논쟁을 일으키거나 어리석게 들릴 수도 있는 말을 하게 했다. 모든 부부 관계는 비극적인 결점이 있다거나, 이런 결점이 치명적인 것처럼 느끼기 아주 쉽다든가 하는 그런 얘기들 말이다. 인생의 모든 관계는 시점이 중요하다. 오직 임상적 직관만이 우리가 이런 민감한 문제를 다룰 수 있게 도와준다. 치료자들은 때가 알맞다는 임상적 직관이 올 때 환자와의 관계 사이에서 위험을 감수할 수 있도록 해준다. 이는 골디가 충분히 방어 기제를 표출하고 난 뒤, 결혼 생활에서 자신의 역할이 무엇인지 인지할 수 있을 정도의 여유를 찾을 수 있게 해주었다. 나는 그녀의 결혼 관념 – 남편이 어떻게 행동해야 하는지, 결혼 생활이 어떻게 느껴져야 하는지 – 을 더 풀어주기 위해 유머를 조금 사용해도 안전하겠다는 것을 직관적으로 느꼈다. 내 어두운 유머 감각은 그녀가 남편의 결점을 어떻게 감수할 것인가, 아니면 그것을 감수할 수 없을 것인가와 같은 내적 고민에 집중할 수 있게 해주었다. 다른 사람과의 관계에 대해 웃을 수 있다는 것은 객관성을 유지할 수 있음을 간접적으로 드러내는 것이다.

상향식 반응으로서의 웃음

많은 치료자가 몸이나 몸의 반응을 직접적으로 다루면서 정신치료를 상향식으로 접근한다. 신체적 경험(Levine, 1997, 2008)이나 감각 운동성 정신치료(Ogden et al., 2006)같은 테크닉들은, 트라우마는 억압된 감정과 행동으로 변해 몸안에 갇힐 것이라는 학설에 근거해 진행된다. 이것이 사실이라면, 하향식 치료나 언어 상담으로 진행되는 치료는 트라우마가 존재하는 환자의 깊은 내면을 어루만질 수 없다는 것이 된다. 우리는 억압되어 왔던 감정과 행동을 표출하도록 환자를 격려한다. 치료가 끝날 무렵 환자가 자동적이고 강력한 자율신경계 조절장애를 동반한 농담을 하거나 웃는다면, 그것은 환자가 억압되었거나 차단되었던 감정에서 해방되었다는 것, 신경계가 재구성되고 있다는 것, 이 '부분piece'의 치료 과정이 완성되었다는 것 등의 징조일 수 있다(Ogden et al., 2006). 골디가 그런 경우였다. 그녀는 수년간 남편이 감정적 공감을 보이지 않아 힘겹게 살아왔는데, 마침내 상황이 바뀌었다. 몇몇 비판적 관점에서 이 상황을 바라본 골디는 상대방에 대한 공감이 없었던 것은 오히려 어떤 면에서 자기 자신이기도 했다는 것을 깨달았다.

웃음의 기원

앞에서 얘기했듯이 자크 판크세프는 수십 년간 동물의 정서적인 경험에 대해 흥미를 느껴온 신경생리학자다. 몇 년 전에 판크세프는 우수한 대학원생과 함께 이 주제와 관련된 획기적인 발견을 했다. 쥐 한 마리를 손바닥 위에 올려 눕힌 뒤 배를 간지럽히면, 그 쥐는 웃음으로 반

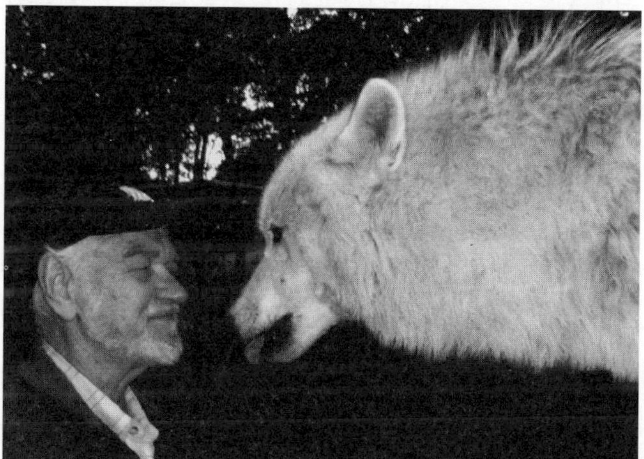

그림 5.7 판크세프가 얼룩 이리한테 입맞춤을 받고 있다. 웃음을 표현할 수 있는 동물은 쥐나 원숭이뿐만이 아니다. 최근 생을 마감한 동물 행동 분석가인 팻 시모넷은 '강아지 웃음'의 한 종류에 대해 설명했다. 이 웃음 소리는 피로로 인해 헐떡이는 소리와는 다른, 좀 더 강렬한 소리로 구분된다. 즐거워서 헐떡거리는 이러한 소리를 사람도 쉽게 재연할 수 있다. 거기에 즐거운 자세를 취하면, 강아지들 또한 열렬히 놀고 싶어하는 태도로 응답할 것이다. (Courtesy of Günther Bernatzky)

응한다. 쥐의 웃음은 사람의 귀로 감지될 수 없는 50헤르츠의 진동수를 가지고 있지만, 짹짹거리는 소리로 구성되어 있다. 아마 이런 이유로 지금까지 쥐들이 웃을 수 있으리라는 주장이 나오지 않았을 것이다. 아마 판크세프가 어메리컨 저널 오브 플레이 매거진American Journal of Play Magazine(2010)과의 인터뷰에서 한 말이 맞았을 수도 있다. 판크세프는, 사람들은 자신의 인지적 경험이 동물의 인지적 경험과 이 정도로 많이 겹치리라는 것을 부정하고 싶었고, 그래서 동물 인지력의 영역은 대단히 무시당한 채 연구를 위한 자금 부족을 겪어왔다고 추측했다(그림 5.7). 어떻게 보면 이 같은 행위는 인간의 위엄과 소신을 굽히는 짓이다. 그러나 좋든 싫든 웃음의 영역은 더 '급이 높은' 영장류 동물만 공유하는 것이 아니라, 쥐처럼 '급이 낮은' 포유류와도 공유된다.

빌라야누르 라마차드란Vilayanur Ramachandran(2011)은 '허위 경보 학설False Alarm Theory'을 발표해 왜 웃음이 동물계에서 진화해왔는지에 대한 가설을 제시했다. 동물 이야기를 하나 해볼까 한다. 표범 한 마리가 원숭이 무리의 영역에 들어섰다고 상상해보자. 사람의 두뇌와 비슷하게 원숭이의 오른쪽 편도는 위험을 민감하게 감지하도록 설계되어 있다. 왼편의 위험이 가장 쉽게 감지되기 때문에, 경계 태세에 들어갈 때 원숭이는 자동적으로 고개를 왼쪽으로 돌릴 것이다. 가장 처음으로 표범의 존재를 시각적·후각적으로 인식한 원숭이는 두려움을 비명으로 표출할 것이다. 두려움은 모든 동물에게 전염되기 때문에, 이 원숭이의 경고는 다른 원숭이들이 감지할 것이다. 이 비명의 메아리는 모든 동물이 올바르게 경계 태세를 취할 수 있을 때까지 울릴 것이다.

하지만 원숭이가 표범의 존재에 대해 오해를 한다면 무슨 일이 일어날까? 또는 포식자가 안전 지대 밖에서 움직인다면? 그렇다면 무리 내의 나머지 원숭이들에게 위험이 없다는 것을 알리기 위한 신호가 필요하다. 라마차드란은 웃음과 그 전염성이 원숭이들을 두려움, 경계, 그리고 안전함을 찾는 성향이 뒤섞인 상태에서 벗어날 수 있게 해 준다고 추측했다. 웃음을 통해 원숭이들은 더 이상 위험에 처하지 않고 원래 하던 일로 돌아갈 수 있다는 신호를 보낼 수 있다. 또한 주변에 포식자와 위험이 없다는 것을 알릴 수 있다. 이런 상황에서는 웃음이 전염된다는 것이 말이 된다. 웃음의 전염성에서 오는 안도감은 두려움의 전염성처럼 무리에서 빠르게 퍼져 나간다. 끝으로, 두려움과 함께 유머는 감정 인지를 담당하는 피질하부의 구조, 즉 편도에 위치해 있다.

앞에서 얘기했듯이, 신경생리학적 관점에서 바라봤을 때 웃음은 기침, 딸꾹질, 구역질 등과 같은 자동반사적 과정이고, 그 기원은 포유류 두뇌의 피질하부 뿌리에 위치해 있다(Panksepp, 1998). 출생 후 경험과 환경은 우리의 뇌에 입력되면서 과정을 활성화하기는 하지만, 반사 작용이나 다른 뇌에 새겨진 행동과 같은 회로의 형태를 만들지는 않는다. 생물학적으로 봤을 때, 사람은 웃을 때 숨을 내쉬며 짧고 날카로운 소리를 터뜨린다. 2회에서 10회 정도 '하하' 소리를 내면 날숨이 멈춰진다. 직접 한 번 해보라. 그에 비해 침팬지들은 숨을 들이마시고 내쉬는 동시에 웃는다. 침팬지들이 숨을 들이마시고 내쉬며 웃을 때 내는 '히히' 소리는 마치 헐떡이는 소리처럼 들린다. 이 소리도 한 번 내보라. 프로빈(2000)은 사람의 웃음과 침팬지의 웃음 사이의 관계에 굉장히 큰 의미가 있다고 추정했다. 나아가서 그는 이 차이가 어떻게 사람은 성대를 이용하여 말할 수 있는 반면에 침팬지는 그러지 못하는지를 설명한다고 추정한다. 사람은 호흡과 발성의 관계가 더 느슨하기 때문에, 웃을 때 날숨을 조절하는 것과 동일한 방법으로 언어를 구사할 수 있다. 그에 비해 침팬지나 다른 영장류는 호흡과 발성의 연관성이 높기 때문에 언어 구사에 필요한 공기가 들어갈 자리가 없는 것이다.

얼굴 빨개지도록 간지럼태우기

인간의 유아는 태어난 지 3, 4개월쯤 되면 본격적으로 웃기 시작한다. 이 중요한 사건은 메이시와 그녀의 아기가 보여줬듯이, 부모의 간지럼 본능이 상황에 적용되었을 때 발생한다. 아기의 배나 발가락을 간지럽히고 싶은 본능은 나중에 아기와 바닥에 뒹굴며 노는 거친 신체놀이의 초기 징후다. 이는 사람과 침팬지, 고릴라 같은 여러 영장류에게 있는 욕구다. 웃음에 대한 연구의 일부분으로서, 프로빈은 유아기에 시작된 간지럼 본능이 남은 일생에 어떠한 영향을 가져오는지에 대한 생각을 하기 시작했다. 그래서 프로빈은 학부생들과 함께 모든 연령의 사람을 대상으로 설문조사를 진행했다.

조사 결과, 간지럽히는 것과 간지럽힘을 당하는 것에 대한 흥미는 주로 어린 사람들이 느끼는 것으로 나타났다. 최근 1주일 사이에 간지럽힘을 당한 경험이 있다고 대답한 사람은 40세 이하의 응답자들 중 43%였고, 40세 이상의 응답자들 중 4%만이 그 경험이 있다고 답했다. 즉, 40대 이하의 응답자 수치가 40대 이후의 응답자 수치보다 10배 정도 높았다는 것이다. 프로빈에 의하면, '포유류 간의 간지럽히고 만지고 놀아주는 것'에 대한 수치의 급격한 하락은 나이 많은 사람이 더 이상 간지럼을 타지 않고, 간지럽힘의 대상이 유아가 아닌 이상 간지럼을 통해 애정 표현을 하는 데 더는 흥미를 느끼지 않기 때문에 일어나는 현상이다. 어린 사람들의 경우에는 간지럽히거나 간지럽힘을 당하는 경험을 가족, 연인, 친구 등 가까운 사람들과 할 확률이 높은 것으로 나타났다. 10대와 20대에서는 간지럼이 구애 행동과 관련이 있는 것으로 드러났다. 간지럼은 잠재적 연인에게 다가가기 위한 방법 중 가장 쉽고, 말이 필요 없는 방법이다. 이런 식으로 서로의 합의에 의해 진행되는 간지럼은 애정 행각 및 성적 전희와 관련이 있다.

프로빈은 클리토리스가 네덜란드어로 'kittelaar(간지럽힘을 당하고 자극당하는 기관)'인 점을 고려하면 간지럼과 섹스 사이의 연결고리가 더 분명해진다고 주장한다. 어쨌든 연인 사이의 간지럼이 효과적이기 위해서는 주기적인 반응이 있어야 한다. 앞서 언급됐듯이 자기 자신을 간지럽히는 것은 불가능하다. 또한 간지럼 경험의 강도는 간지럽힘을 당하는 사람이 신체의 감각 자극제의 위치에 대해 얼마나 잘 아는지에 빈비례한다. 프로빈은 간지럼에 반응을 보이기 위해서는 두뇌에 '비자기 탐지기nonself detector'라는 것이 요구된다고 한다. '비자기 탐자기'는 자기 수용 감각과 외적 자극을 통한 외수용 감각을 통해 외부 영향의 존재에 대한 신호를 두뇌에 보낸다. 자극을 미리 알지 못할수록 '비자기임nonselfness' 혹은 타자임otherness을 더 잘 알아차린다.

'타자임'이라는 개념을 간지럼을 통해 막 배우기 시작한 아기들에게는 즐거움과 고통의 경계가 굉장히 옅을 수도 있다. 간지럼이 즐겁게 느껴져야만 아기는 이 사건이 기억 속에 서로의 합의에 의해 이루어진 것으로 남을 수 있다. 사실 아기에게 마음이 맞춰져 있는 부모는 간지럼을 멈추고 회복할 시간을 언제 주어야 하는지를 안다. 하지만 그렇지 않은 부모는 아기가 칭얼거리거나, 울거나, 심지어 공포를 느끼게 할 수 있을 만큼 합의에 의해 진행되지 않는 일방적인 간지럼을 태우는데, 이는 가학피학적 성 행위와 관련이 있다(그림 5.8). 신체 결박과 깃털을 사용한 간지럼은, 발 페티시fetish나 밟히는 것에 희열을 느끼는 것 같은 다른 페티시로도 이어진다. 이런 페티시들은 더욱 강한 형태의 가학피학적 신체 결박으로, 나아가 성적 고문으로 이어질 수 있다.

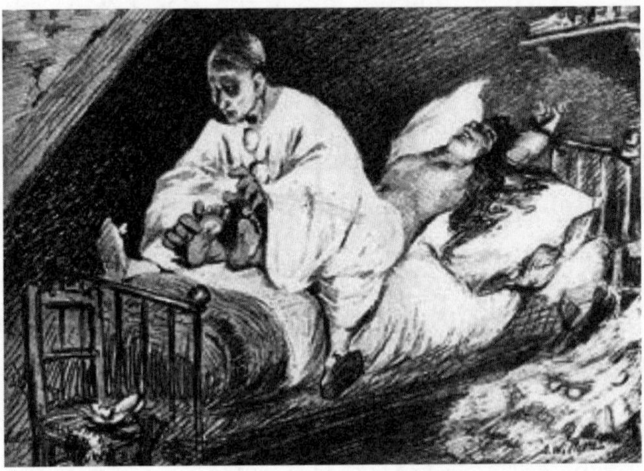

그림 5.8 합의 하에 진행되지 않는 일방적 간지럼은 가학피학적 성적 행위의 한 형식이다. 1888년 12월 7일자 '르 피에로Le Pierrot'에 실린 이 그림은 콜럼바인을 죽음에 이를 때까지 간지럽히는 피에로의 모습을 묘사하고 있다. (Public domain, Adolphe Willet)

지난 몇 세대 동안, 일방적인 간지럼은 사람을 죽음에까지도 이르게 할 수 있는 고문의 한 형식으로 사용되었다. 고문이 목적인 일방적인 간지럼은 포식자들로부터 개인 공간을 침략당할 위험과 상관이 있다. 겨드랑이, 귀 주변, 목, 옆구리, 은밀한 부위 같은 부분을 통해 간지럼을 타는 것은 벌레, 뱀, 전갈 같은 성가신 동물을 감지하고 쫓아내는 감각으로부터 발달되어 왔다. 간지럼은 우리가 안전 지대 내에서 육식성일 수도 있는 큰 포식자들과 침략의 위험이 감지되었을 때와 같은 상황에 대비할 수 있게 한다. 이와 같이 간지럼의 기원을 살펴보면, 웃음을 동반한 간지럼이 어떻게 포식자에 대한 허위 경보에서 오는 안도감 및 기쁨과 관련이 있는지 이해할 수 있다.

이런 유리한 관점에서, 골디와 함께 진행된 치료는 사람에게 어떻게 '허위 경보 학설'이 적용되는지 보여주는 듯했다. 8년간의 결혼 생활에서 골디는 점점 자신의 몸과 가정에 갇혀 갔다. 그녀는 남편의 존재 때문에 지속적으로 각성 과민상태였고, 비유적으로, 그리고 말 그대로 숨이 막혔다. 그녀는 제이크가 마음속에 동정심이 있지만 일부러 드러내지 않는다고 믿었다. 이 믿음은 그녀의 상황을 악화시켰고 그녀를 더 위축시켰다. 제이크의 상황이 나아질 수 없다는 것과 그가 가지고 있는 결점 때문에 동정심을 표현할 수 없다는 것을 깨달았을 때, 그녀는 방어 기세를 풀고 그동안 억눌러왔던 감정을 내려놓게 되었다. 웃음을 통해 골디는 안정감을 찾았다. 웃음은 골디가 결혼 생활을 유지하며 심사숙고할 수 있는 안전 지대를 마련해주었다. 하지만 이러한 안도는 일시적이었다.

스티븐 포지스Stephen Porges의 다미주신경 이론(2011)의 관점에서 봤을 때, 다툼과 도피 또는 냉담한 태도 등 방어적 태도를 보이던 환자가 안전하게 사회의 일원이 될 때 웃는 웃음은 감정 표출이나 치료에 대한 문제점을 해결한다. 이러한 안전은 상당한 성과이며, 그런 의미에서 치료자인 우리는 웃음의 중요성을 깨달아야 한다.

이따금 일어나는 웃음에서 오는, 이 근본적인 안전과 안도감은 최근 사회적 돌풍을 일으키고 있는 웃음 요가와도 관련이 있다. 쉽게 말해서 웃음 요가는 사회적 관점에서 웃음을 온전한 운동으로 바라본다. 인도 뭄바이의 내과 의사 마단 카타리아Madan Kataria의 아이디어에서 비롯한 웃음 동아리는 1995년에 시작되었고, 현재 60여개 도시에 6,000개 이상의 지점을 통해 운영되고 있다(그림 5.9는 좋은 웃음에 대한 예를 보여준다).

무조건적인 웃음을 요가식 호흡(프라나야마)과 결합하면, 누구든지 이유 없이 웃을 수 있다. 다른 사람과 눈을 마주치며 순수한 즐거움과 함께 웃음을 신체 운동으로 활용하면 웃음은 빠르게 퍼져나간다. 사회에서 빠르게 퍼져나가는 웃음 요가가 심리학에도 퍼지고 웃음 정신치료의 새로운 장을 열지는 아무도 모른다.

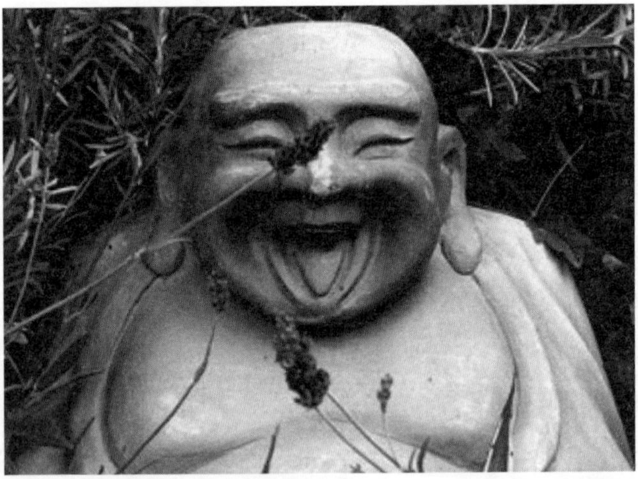

그림 5.9 웃음의 거룩함은 보편적이다. 웃는 부처는 중국의 민속적인 형상이며, 불교를 창립한 역사적인 부처인 석가모니와 혯갈려서는 안 된다. 웃는 부처는 보통 소량의 소유물을 보따리에 싸서 다니는 뚱뚱한 대머리 남성으로 묘사된다. 물질적인 풍요로움은 없지만, 웃는 부처는 행복, 풍요, 만족 등에서 오는 지혜를 상징한다. 이 불상의 배를 문지르면 부와 운을 얻어 번창할 수 있다는 미신이 있다.

요약

임상에서 치료자의 직관은 종종 유머를 비롯한 특유의 방식으로 표현된다. 윌리엄 제임스William James는 이렇게 주장한다. “일반적인 감각과 유머 감각은 결국 같은 것이다. 다만 속도가 서로 다를 뿐이다. 유머 감각은 춤을 추는 일반적인 감각이다”(1890). 이 장은 임상적 직관으로 인도되는 정신치료에서 유머의 다각적인 면을 보여준다. 치료자의 것이든 환자의 것이든, 유머 감각은 우리를 상호 유대와 탐구라는 새로운 장을 펼쳐줄 가능성을 지닌, 풍성한 소통의 놀이로 초대하는 것을 의미한다. 나는 앞 장들에서 임상적 직관을 내세워 암묵적 과정을 개입시켰다면, 이 장에서는 유머를 내세운 암묵적 소통이 치료 관계의 속성을 효과적으로 밝힐 수 있음을 주장했다. 우리는 환자의 방어와 공모할 때도 있고 직접적으로 감정을 공유하며 인지적 유대 관계를 형성할 때도 있다. 두 경우 모두, 유머는 좋은 감정을 불러일으키고 표현하는 소통의 방법으로 작용할 수 있다.

클리프턴 폴 패디먼Clifton Paul Fadiman은 “유머 감각은 농담을 이해하는 능력이고, 그 능력은 결국 자기 자신을 이해하는 능력이다”라고 말했다. 실제로 몇몇 사람은 자신에 대한 유머가 치료 효과를 낸다고 믿는다. 노만 커즌스Norman Cousins(1979)는 환자들에게 대량의 비타민 C를 투여하고, 오래된 영화를 관람하게 하고, 소리 내 웃게 하고, 긍정적 태도를 격려함으로써 질병을 치료했다고 주장한다. 커즌스는 유머를 통해 신체의 회복 능력을 향상시킴으로써 환자 행동에 혁명을 일으켰다. 연구 결과는 웃음, 기쁨, 긍정적인 감정 등이 스트레스를 감소시키고 면역력을 증가시킨다는 것을 보여준다(예를 들어 Borins, 2003;

Miracle, 2007; Snowden, 2003). 이런 긍정적인 마음가짐은 질병을 예방하고 회복을 돕는다. 실제로 긍정 심리학positive psychology은 삶의 즐거움, 웰빙, 장수 등이 마음/신체와 깊은 관련이 있다고 주장한다.

정신건강을 위한 스탠드업Stand-Up for Mental Health은 1995년 캐나다 벤쿠버의 데이비드 그래니러David Granirer가 주도해 세운 단체다. 회원들은 정신적 장애가 있는 사람들인데, 그 중에는 심각한 장애 진단을 받은 사람들도 있다. 회원들은 자신의 장애에 관한 스탠드업 코미디를 보며 웃음으로 정신건강을 회복하려고 한다. 회원들의 공연 영상은 이 단체의 교육 과정과 코미디 여행을 담은 다큐멘터리에 소개되고 있는데, 유튜브를 통해 볼 수 있다. 이들 개개인의 고귀한 역경은 "찢어진 바지를 입고 비극이 물구나무를 서면 유머가 된다"는 어윈 코브Irwin Cobb의 주장이나 "유머는 미쳐버린 상식이다"라는 그라초 막스Groucho Marx의 농담을 재현하는 것인지도 모른다. 자가 성찰을 위해 직관적으로 사용되는 유머는 우리가 방황하거나 내면으로부터 멀어질 때 우리를 진정시킬 수 있다.

이 장의 중요성을 당신과 당신의 치료에 적용하려면 다음 요점들을 기억하라.

★ 나이가 적든 많든 거울을 볼 때 우리 중 대부분은 주름살을 찾으려고 한다. 거울 속 자신의 모습을 바라볼 때 그 선들은 어떤 습관적인 감정을 나타내고 있는가? 그 선들은 슬픔이나 근심에 대해 얘기하고 있는가? 웃음의 선은? 이 질문들에 대답하기 힘들다면 과장된 표정으로 슬픔, 근심, 기쁨 등의 감정을 표현하여 어디에 가장 깊은 주름이 잡히는지 보라.

- ★ 마지막으로 배가 아플 정도로 웃은 것이 언제인가? 기억할 수 있는가? 있다면 얼마나 오래 되었는가? 당신을 웃게 하는 것은 무엇인가? 눈물이 날 정도로 웃어본 적이 있는가? 기억이 안 난다면 왜 그런 것인가?
- ★ 어린아이였을 때 당신은 얼마나 자주 웃었나? 이에 대한 대답은 당신의 아동기에 대해 무엇을 말해주는가? 지금은 그때에 비해 얼마나 웃나? 왜 그런가? 이에 대해 어떻게 생각하는가?
- ★ 유머는 당신에게 개인적으로 얼마나 중요한가? 가까운 지인들이나 친구들에게는 얼마나 중요한가?
- ★ 직업적으로는 어떤가? 당신은 환자들과 함께 있을 때 의식적으로 웃음을 유발하는가? 그렇다면 가장 최근에 환자와 진심으로 웃어본 적이 있는가? 환자와의 관계에서 당신의 어떤 특성이 선해졌는가?
- ★ 만약 당신이 의식적으로 유머를 개발하지 않는다면, 스스로 그렇게 하기를 원하기 때문인가? 아니면 당신의 진지함에 만족하기 때문인가?

유머는 상상력에서 나오고 직관적으로 표출되는 창의력의 한 측면이다. 다음 장에서는 치료 과정의 초석이 되는, 내면과 상상력의 다른 측면들을 다루고자 한다.

6장

길을 비추다 – 상상에 관하여

상상이 초점을 벗어났다면 당신의 눈에도 의존하지 말라.

–마크 트웨인

상상은 어떤 영역이다. 그것의 운명은 제3세계의 운명과 유사하다. 두렵고 무시당하고 굶주리며 식민지화되고 원치 않는 데 끌려들어간다. 그러나 그것은 개발되지 않은 채로 남겨진 금지된 장소, 접근할 수 없는 높이, 불가해한 깊이, 지도에도 없는 영역이다. 이곳은 산업화되지 않고, 컴퓨터도 없고, 전력도 공급되지 않으나 자연광, 통찰력, 불, 밀랍초, 반딧불, 그리고 가끔은 멋진 번갯불에 의해 환해진다. –디나 메츠거

인간의 상상은 진화의 정점을 대표한다. 상상이란 내면의 채널을 통해 다른 사람의 관점을 간파하고, 과거로 여행하며, 미래의 상황을 예측하고, 가공의 장소를 방문하고, 불가능한 세계를 창조한다. 만약 환상으로의 도피가 외상이나 현실에서 벗어나는 피난처 역할을 한다면, 다른 내면의 도구와 마찬가지로 상상력은 방어 수단으로 활용될 수 있다. 다른 측면으로는, 상상력이 미래의 가능성이 나타나 현실화되는 관문의 역할을 할 때 자기 표현과 창의력의 수단으로 활용될 수 있다.

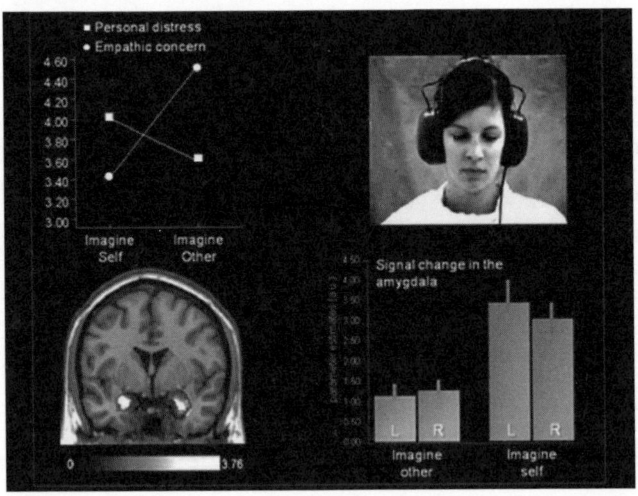

그림 6.1 치료자로서 우리는 공감의 정서적인 면과 인지적인 면의 균형을 잡아야 한다. 만일 치료자가 환자와 너무 강하게 공명하면 우리는 개인적인 어려움에 집착할 수 있다. 실험 참여자들은 치료하는 동안 고통스러운 소리를 내는 환자의 비디오를 보았다. 환자의 입장에서 그들이 어떻게 느낄까를 상상해보라는 지시를 받은 참여자는 편도핵의 혈류량 증가와 주관적인 불안과 괴로움을 보여주었다. 환자들이 어떻게 느낄까를 상상해보도록 지시를 받은 참여자들은 편도핵 활동의 감소, 불안한 느낌의 감소, 연민과 환자에 대한 관심의 증가를 보여주었다. (Courtesy of Jean Decety)

정신치료자들은 치료 과정의 핵심 요소인 공감을 할 때 상상력을 부분적으로 사용한다. 만약 우리가 환자들의 눈을 통해 세상을 보는 것이 어떤 느낌인지, 그리고 환자가 된다는 것이 무엇인지 이해하지 못한다면, 우리는 치료적 동맹의 견고한 플랫폼을 세울 수 없다. 그러나 이러한 현재중심적present-centered 공감으로는 충분하지 않다. 환자가 정서적으로 압도될 때, 단순히 치료자에 의해 이해받는 것만으로도 누군가가 자신과 함께 압도되는 것처럼 느껴질 수 있다(그림 6.1).

우리는 자신의 정서적 고통을 조절하는 능력과 함께 또다른 중요한 요소가 필요한데, 그것은 더 나은 미래를 그리는 능력이다. 이러한 치료자 내면의 상상은 막연한 희망이나 환자의 잠재력을 감지할 때 생기거나, 우리를 치료의 길로 인도하는 특별한 이미지의 형태로 나타나기도 한다. 이러한 이미지가 어떤 형태를 취하든, 상상을 통해 우리는 가능성을 감지하고 잠재력의 영역을 연다. 이는 마치 궁금함과 호기심의 영역에 도달하는 지도를 제공하는 것과 같다. 우리는 어떻게 도움이 될 수 있는가? 어디서 가능성이 열릴 것인가? 방어에 대해 어떻게 작업할 것인가? 어디에서 직관과 창의성이 조정되어 새로운 해결책이 가능해지는가?

이 장에서 나는 상상력이 임상적 직관과 어떻게 협력하여 작용하는가를 논의하고자 한다. 상상력은 새로움을 진행시키고 만들어내는 '높은 우뇌'의 정점이다. 정신치료의 암묵적·직관적 흐름은 과거·현재·미래를 아우르는 역동적인 아크arc를 포함한다. 관계적 무의식은 환자와 치료자의 몸·뇌·정신이 의식 수준 아래에서 뒤얽혀 있는 상상적 영역이다. 관계적 무의식 내에서 몸·뇌·정신은 다양한 시간의 흐름 속에서 공존하는데, 그 작동 시간은 저마다 다르다.

치료 과정의 정서적 핵심 내에서, 조절되지 않는 환자의 정서 그리고 이와는 대조적으로 조절된 상태로 남아있는 치료자의 능력은, 참을 수 없는 상태에 침잠하는 동안에도 더 나은 미래의 가능성을 위한 상상력을 요구한다. 정신건강의 복잡한 모델에서(Marks-Tarlow, 2008a; Siegel, 1999) 유연성, 가변성, 적응성의 최대 수용 능력은 과거에 묶이지 않는 개방적 미래를 요구한다. 새로운 존재가 되고자 하고, 세상을 보

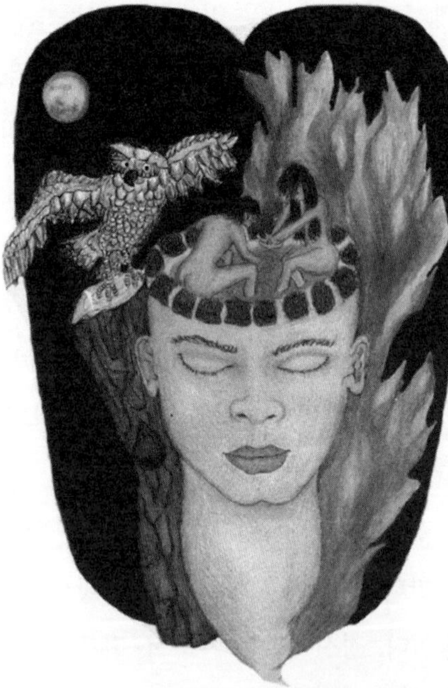

그림 6.2 정신치료에서 직관과 상상은 동행한다. 비록 치료자가 좌절, 무력감 및 고통의 심연으로 내려가도 치료자는 열정의 불꽃과 깊은 영감을 통해 자신을 재충전시키고 균형을 잡는다. 치료자로서 나는 끊임없는 희망의 샘을 가지고 더 좋은 미래를 상상하며, 이러한 비극 속에서도 새로운 의미를 만들 능력이 있다고 믿는다. (Courtesy of the author)

고 다른 사람과 관계 맺는 새로운 방법을 충분히 구축하기 위해 변화를 위한 가능성을 확장시켜야 하는 사람은 궁극적으로 치료자와 환자 모두이다(그림 6.2).

이 장에서는 정신치료자와 환자가 시각적인 상상과 감각에 기초한 다른 형태의 상상을 어떻게 직관적으로 그려 나가는지 고찰해보려고 한다. 상상은 치료자의 정신치료 경로를 직감하도록 조력하며 환자의 자기 표현을 증진시킨다. 나는 조지George라는 남자의 사례 연구로 시작하면서, 그로 하여금 근원적인 신체적 정서 경험을 심화할 수 있도록 노력했다. 조지는 자발적으로 심상을 만들어냈는데, 그것은 연이은 작업의 지렛대가 되었다. 조지의 이미지는 동시에 앞뒤로 왔다갔다 하면서 핵심적인 은유의 역할을 했다. 다음으로 나는 뇌의 신경 과정과 체화된 은유에 존재하는 상상력의 신경생물학적 원천에 대해 연구하려고 한다. 조지의 상상은 초기 암묵적인 관계 경험을 아름답게 표현한 것일 뿐만 아니라, 전이와 역전이 역동을 겪는 다른 사람들(나를 포함해서)과의 현재 투쟁에 대해서도 알려준다.

상상력의 묘미는 전체를 수용하는 능력에 있다. 조지의 상상은 미래에 일어날 문제뿐만 아니라 이미 존재하는 핵심 문제를 밝혀주었다. 조지의 주요 딜레마 – 완전히 느끼면서 창의적으로 꿈을 나타내는 자유를 어떻게 되찾을 수 있을까 하는 것 – 는 누구나 공감할 수 있는 것이다. 상상은 치료자에게든 환자에게든 가장 건강한 징후이며, 충분한 자기 표현을 하도록 활력을 불러일으킨다.

감정이 끓어오를 때

조지가 아이였을 때 그는 던전스 앤 드래곤스Dungeons & Dragons 게임을 좋아했다. 그러나 청소년이 되면서 그는 게임만 아는 멍청이가 될 것 같은 두려움을 극복하고, 대신 멋있게 보이려고 게임을 끊어버렸다. 조지는 호감이 가는 고기능적인 사람이다. 조지의 삶은 부분적으로 창의성에 관한 조심스러운 이야기이다. 돈독한 관계, 의미있는 작업들, 다른 많은 장점에도 불구하고 그는 한 번 버린 창의성을 다시 쉽게 버린다. 조지는 영화 대본을 집필하려는 의도로 영화학교에 입학했다. 그러나 안정적인 직장에 다니고자 인턴을 하면서 그의 창의적인 꿈은 중단되었다. 조지는 가난하고 실패한 예술가보다는 안정적인 고용과 좋은 급여가 보장되는 제작 일에 쉽게 유혹을 받았다. 그러나 조지는 직장에 대해 고마워하면서도 한편으로는 매일 접촉하게 되는 작가를 부러워했다. 가끔 조지는 창작 글을 써보기도 하지만, 쓰다 만 원고들은 접혀져 책갈피에 쳐박혔고, 언제나 완성된 작품으로 나오지 못했다.

조지가 자신의 어머니와 불화하는 아내 수Sue에 의해 억지로 치료를 시작했을 때는 비교적 신혼이었다. 고전적인 시나리오에 따라 수와 시어머니는 가족의 경계를 다시 바꾸고자 서로 투쟁했다. 조지의 어머니는 부부가 시간이 날 때마다 자신과 함께 보내기를 원했다. 수는 조지가 친정 부모와 더 많은 시간을 보내기를 원했다. 자신을 느긋한 성격에 영원한 피스메이커로 간주하는 조지는 단지 모든 사람이 잘 지내기를 원했다. 조지는 아내에게 많은 압박을 받으면서 치료를 시작했다. 수는 조지가 시어머니에게 할 말은 하라고 요구했고, 이는 그를 미치게 했다.

"아무도 어머니를 이기지 못해요." 조지는 마치 이런 거대한 작업을 치료자가 진정 이해하는가를 확인해보려는 듯이 나를 힐끗 보면서 소리쳤다. "어머니는 너무 감정적이에요. 툭 하면 무시당한다고 느끼고 상처를 잘 받죠. 평상시에는 친절하고 배려심 많고 자상해요. 그러나 자신의 주장이 받아들여질 때만 그래요. 우리 가정에서 어머니는 항상 자기 마음대로 했어요. 아버지를 비롯해 모든 사람이 어머니에게 맞춰줬어요. 이제 나는 집을 떠나 독립했지만, 아주 감정적인 또다른 사람과 결혼했어요. 나는 사로잡힌 것 같아요. 이 두 사람 사이에 포획된 것 같이 느껴지죠. 그리고 정말 이런 상황을 좋아하지 않아요. 나는 두 사람 모두 감정을 가라앉혔으면 좋겠어요."

내가 말했다. "당신의 괴로운 표정을 보니 힘든 것을 알 수 있을 것 같아요. 당신의 딜레마는 두 여자가 너무 논리정연하고 표현이 강해서 특별히 더 심한 것 같네요. 그러나 내가 지금부터 하는 말은 단지 나의 직관적인 반응일 뿐이에요. 모두가 감정을 가라앉혔으면 좋겠다고 당신이 말했을 때, 나는 믿을 수가 없었어요. 직관적으로 볼 때 그 이상이 있다고 생각돼요. 나는 당신의 의견 – 당신이 언급한 각 이슈에 대한 전체적인 느낌, 즉 누구를 방문하고, 언제 가고, 어떤 상황이라는 등의 – 이 있어야 한다고 생각해요. 그렇지만 다른 사람에 의해 표현된 강렬한 감정 가운데서 자신의 목소리를 듣는 것이 당신에게는 너무 힘든 것 같네요."

나의 코멘트에 대해 생각하는 동안 조지의 표정은 못에 박힌 것처럼 변화되었다. 그의 얼굴은 매우 기이하게 반대 방향으로 움직였다. 이것은 예를 들어 오른쪽 입이 미소로 올라가면서 왼쪽 입 부분은 조소로 내려가는 것과 같은 수직적인 분열은 아니었다. 이는 사회적으로 받아들일 만한, 공적인 오른쪽 얼굴이, 왼쪽 얼굴에 더 명백히 나타난

사적인 감정을 감출 때 발생하는 것이다. 조지의 표정은 이와는 완전히 달랐는데, 왜냐하면 그의 얼굴이 수평으로 쪼개져서 상하 반쪽이 완전히 다른 정서로 표현되었기 때문이다. 눈은 눈물로 가득해서 얼굴을 타고 내려오는 반면, 입은 미소를 띠다가 큰 웃음으로 바뀌었다.

"와, 당신은 우는 동시에 웃고 있네요. 당신의 내면은 무엇을 경험하는 것일까요?"

"내가 이 모든 일에 대한 감정과 의견을 실제로 가지고 있다고 당신이 말하는 것을 듣기 전까지, 나는 이를 깨닫지 못했어요. 나는 다른 사람의 감정을 지키느라 너무 바빴어요."

"그걸 깨달았을 때 당신의 몸은 어떤 느낌인가요?" 나는 정서적인 핵심에 집착하기를 원하면서 질문했다.

"확실하지 않아서…"

"잠시 눈을 감고 그것에 침잠할 수 있을까요?"

조지는 눈을 감고 잠잠해졌다. 잠시 후 조지의 목구멍 가운데서 잡아당기는 듯한 작고 거슬리는 목소리가 안쪽 깊은 곳에서 새어나왔다. "비누방울 속에 떠있는 나를 보고 있어요. 나는 그걸 비누방울 벽을 통해 볼 수 있어요. 그 벽은 깨끗하지만 엄청 두터워요. 비누방울 안에서는 아무리 소리 질러도 밖에까지 들리지 않아요. 내 말소리는 밖으로 나가지 않아요. 나도 나갈 수 없어요."

조지는 눈을 뜨고 몇 번 눈을 깜박이더니 조용히 앉아 내 반응을 기다렸다.

"당신의 비누방울 이미지는 가슴 아픈 딜레마를 보여줍니다. 나는 당신이 그렇게 단절되고 정서적으로 억압되는 것에 대해 슬퍼하고 있다는 것을 알 수 있어요. 당신은 이해받는 느낌과 자신의 문제를 이해하는 것에 안도감을 느끼는 것 같아요."

"맞아요!" 조지는 눈물을 더 많이 흘리는 동시에 크게 웃으면서 대답했다.

체화된 의미

인지 언어학자 조지 라코프George Lakoff와 마크 존슨Mark Johnson(1980, 1999)은 모든 인지 행동은 체화된 것이라고 주장했다. 왜냐하면 그것은 우리가 살고 있는 신체적·사회적 세계 속에서 어떻게 몸이 움직이고, 기능하고, 상호작용하는가를 둘러싸고 있는 핵심 은유에서 나오기 때문이다. 정신분석학자 아놀드 모델Arnold Modell(2003)은 정신치료에서 어떻게 몸이 은유를 사용하여 끊어진 경험을 연결시키고, 신체 모형을 만들고, 연속적인 변화 속에서 불변성의 환상을 만드는가에 관해 광범위하게 기술했다. 이와 함께 라코프와 존슨의 정신치료 연구와 어떤 관련이 있는지를 연구했다. 비누방울 속에 갇힌 조지의 이미지는 체화된 은유다. 이미지는 문자 그대로 '체화'되었는데, 왜냐하면 조지가 버블 안에 갇힌 자신의 전체 신체를 마음속에 그렸기 때문이다(그림 6.3). 이미지는 조지의 핵심적인 정서와 신체 경험이 상상의 발원지가 됨에 따라 비유적으로 체화된 것이다.

다음은 정신치료에서 은유가 얼아마 중요한가에 관한 이전의 생각들이다.

> 처음에는 타인 및 세상과의 가장 구체적인 상호작용에서 유래된 신체는 코르넬리우스 카스토리우스Cornelius Castorius의 글귀를 인용하면

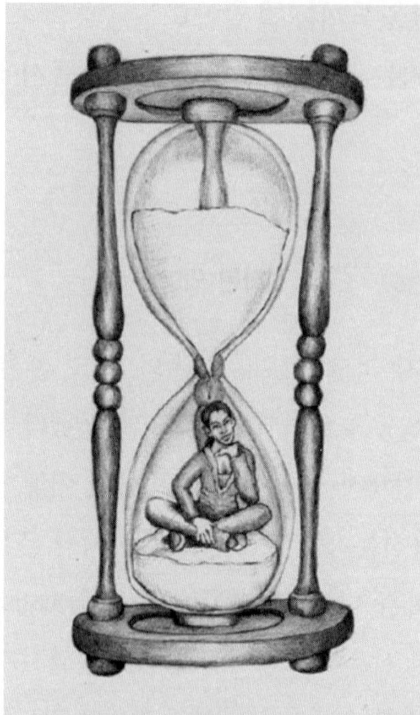

그림 6.3 정신치료에서 은유가 대단한 힘을 가지고 있는 이유 중의 하나는 예술에서도 은유가 힘을 가지고 있는 것과 같은 이유다. 은유는 우리 정서의 핵심에 큰 소리로 말한다. 조지는 그가 비누방울 속에 갇혀 있다고 상상했다. 그러나 이 은유는 여러 방면으로 해석될 수 있다. 이 그림에서 모래시계 속에 있는 소녀의 모습은, 우리가 시간을 아끼기 위해 만든 기계 속에 갇히면 오히려 기술문명으로 인한 위험에 처하게 된다는 것을 보여준다. (Courtesy of the author)

일종의 '형체를 가진 상상'으로서, 내면에서 외부로, 과거에서 현재로, 한 가지 감각 모드에서 다른 감각 모드로 전이하는 경험에 은유를 사용하게 되었다. 정신치료에서 이러한 전언어적인 측면은 크리스토퍼 볼라스Christopher Bollas(1987)에 의해 '생각 없이 아는 것unthought known'으로 칭해졌고, 최근에는 마우로 만치아Mauro Mancia(2006)에 의

> 해 '억압되지 않은 무의식unrepressed unconscious' 으로 불렸다. …다양한 지각과 정서와 인지적 능력을 융합하여 은유를 만드는 것은 의미를 구성하는 주된 방법이 된다. 은유를 통해 우리는 경험을 해석하고 변형한다. 가치를 표시하고, 관계를 선포하고, 세상에서 행동하고 움직이면서 자신을 거울에 비춘다. 여러 다른 경험을 함께 결합시킴으로써 은유는 시간에 따른 개인의 연속성 혹은 분열의 감각을 표현한다(Marks-Tarlow, 2008a, p.93).

라코프와 존슨의 핵심 은유 가운데는 수직성과 균형이 있다. 이것은 인간의 초기 발달단계에 상당히 잘 맞는다. 일반적으로 아기들은 눕는 수평적 자세에서 몸을 뒤집으면서 더 수직적인 자세로 이동하고, 똑바로 앉고, 기고, 마침내 일어나서 균형을 잡고 두 발로 걷는다. 각 이동 단계는 움직임의 증가, 주도성agency, 잠재력과 관련이 있다. 이런 일반적인 단계는, 좋은 것은 상향하고 나쁜 것은 하향하는 우리 문화와 연관성이 큰 요소다.

> 긍정적인 부분 :
> "그녀는 최상의 자리에 앉아 있다." (She's sitting on **top** of the world.)
> "하이파이브 하자." (Give me a **high** five.)
> "최고야 !" (Thumbs **up** for that !)
> "가능성이 기대돼." (His prospects are looking **up**.)
>
> 부정적인 부분 :
> "그는 몸이 좋지 않아." (He's feeling **under** the weather.)

"그녀는 운이 다했어." (Her fortune took a **down**turn.)

"정말 밑바닥 생활이야!" (What a **low**life !)

"비밀리에 거래하지 마." (Never do business **under** the table.)

우리는 정신치료를 하면서 단어, 신체, 정서, 관계 등의 공명 사이에 존재하는 깊은 연관성을 탐색하여 직관적으로 언어를 선택한다. 분명한 제스처로 표현되든 혹은 추상적 언어로 표현되든, 이러한 연관성은 자동적이고 암묵적인 것에 깊은 뿌리를 둔다. 호모사피엔스가 안정적이고 지속적으로 두 발로 걷도록 영장류 조상으로부터 진화된 때의 시점을 돌아볼 때 수직성과 균형의 중요성은 개인의 역사만큼이나 종species의 역사와 관련이 있다. 진화의 중대한 분기점에서 우리의 팔과 손은 도구를 만들고, 돌봐주고, 점점 더 복잡해지는 사회적·문화적 상황과 관련된 다른 일들을 하기 위해 자유로워졌다.

생애를 통한 균형

영아는 기어다니다가 9개월에서 1년 사이에 두 발로 수직적 균형을 잡는, 인간이라는 종의 경향을 재현한다. 이는 특히 부모에게 흥분되는 사건이다. 시간이 지나면서 우리는 균형을 잡고 수직적인 자세를 유지하는 능력을 아주 당연한 것처럼 생각한다. 그러나 이런 능력의 중요성은 어린 시절에 그치지 않는다. 수직성과 균형은 우리가 과도하게 알코올을 마시거나 약물을 남용하거나 다양한 신경학적 조건에서 고통받을 때 신체적 도전으로 되돌아온다. 그러나 대부분 우리는 균형 잡힌 세계관을 가지고 있으면서도 높은 이상을 향해 나아가려고 하는 것처럼, 신체적·인지적 발달에 따라 수직성과 균형의 문제는 점차적으로 은유적 차원을 띠게 된다. 지혜를 얻는 것은 삶에 대한 복잡하고 유용한 이해의 극치와 고귀한 주제를 획득하는 것이다(8장의 주제).

인생의 중요한 시점에서 핵심 은유인 수직성과 균형의 중요성을 설명하기 위해, 나의 오빠 존 마크스John Marks의 이야기를 하려고 한다. 은유적으로 말해, 오빠의 삶에서 균형이 아주 깨져버린 때는 1980년이었다. 오빠는 모호하고 외롭고, 다음 단계에 대한 불확실성의 모든 것 사이에 끼어있었다. 그는 아내와 막 이혼을 했다. 그는 하버드대학에서 1년간 강의를 하고 있었는데, 그것은 미래의 방향보다는 과거의 업적에 기반을 둔 것이었다. 오빠는 악평을 들은 두 권의 책을 저술했다. 『CIA와 정보요원 집단The CIA and the Cult of Intelligence』이라는 첫 번째 책은 빅터 마르체티Victor Marchetti(1974)와 공동 집필했는데, CIA의 은밀한 외국 활동을 폭로한 책이다. 『세뇌받은 사람을 찾아서 The search for the Manchurian candidate』(1979)라는 두 번째 책에서는 무의식적인 피실험자, 매춘부, 제정신이 아닌 상태에서 범죄를 저지른 사람 등을 이용하여 환각제, 최면, 성격검사와 여러 행동과학 기술을 요원들에게 비밀리에 실험한 CIA의 마인드 컨트롤 시도를 공개했다. 오빠는 이렇게 되기까지 엄청난 위험을 감수했고 이러한 위험은 결실을 얻었지만, 그는 실질적으로 전문적인 영역에서 막대한 손해를 감수했다. 그는 이후에 어디로 가야 할지 몰라 상실감에 빠지게 되었다.

명백한 이유도 없이 고통과 혼란의 시기를 보내던 어느 날, 오빠는 바닥에 쓰러져 의식을 잃었다. 그는 깨어나지 않은 채 병원에 실려갔다. 어머니, 아버지, 여동생과 나 이렇게 남은 가족들은 서둘러 보스턴으로 갔다. 어머니와 동생은 이성을 잃었다. 유사한 외상 사건이 가족력에 있었기 때문이다. 수년전 외할아버지는 바이러스성 수막염에 걸렸다. 그도 쓰러져서 혼수상태에 빠졌고, 그 해 내내 무의식 상태로 침대에 누워 있어야 했다. 같은 해 온갖 스트레스로 인해 외할머니가 심장마비로 타계했다. 연말에 할아버지는 불가사이하게도 기적적으로 정신력이 회복되어 깨어났고, 다시 살 기회가 주어졌으며, 72세의 고령에 새로운 아내를 얻게 되었다.

나는 가족들을 모두 집으로 돌려보냈다. 아마도 내가 오빠보다는 더 젊고, 이런 일이 일어났을 때 옆에 있지 않았기 때문에 오빠의 응급상황에도 냉철할 수 있었기 때문일 것이다. 나는 보스턴에 혼자 남아 오빠 옆에서 그의 친구들과 동료들을 위해 지원하고 전달하는 역할을 했다. 그러는 동안 의사들은 의학적으로 어떤 일이 일어나고 있는지 찾아내려고 애썼다. 1주일 후 오빠는 경막하혈종이라는 진단이 내려졌다. 외과의사는 오빠의 두개골에 두 개의 구멍을 내어 내부 압력을 줄였다. 그는 계속 두 개의 구멍을 더 뚫었다. 2주일이 더 지난 후 오빠는 마술같이 혼수상태에서 깨어났다.

이 의료 사고에서 회복된 지 얼마 되지 않은 1982년에 오빠는 공동의 기반 찾기Search for Common Ground라는 단체를 설립했다(www.sfcg.org 참조). 오늘날 이 단체는 세계에서 가장 큰 갈등 예방과 해결을 위한 비정부 단체로서, 공동체나 국가를 도와 인종적 갈등이나 다른 형태의 사회정치적 갈등을 협력적인 행동으로 변화시키도록 조력한다. 이 단체는 수직적이고 계급적인 정부 기관들과 하향식으로 일하기보다는 대부분 예술, 스포츠, 교육기관, 텔레비전 쇼와 라디오 프로그램이 제공하는 수평적 다양성을 통해 일반인들과 상향식으로 일한다. 문자 그대로나 은유적 의미로나 오빠는 인생에서의 '추락'으로 궁극적으로는 균형과 새로운 수직적 포지션을 되찾게 되었다. 이런 과정에서 그는 자신만 변화시킨 것이 아니라 세상에도 중요한 도움을 주었다.

최근 오빠에게 임상적 직관에 관한 책을 쓰고 있다고 말했을 때, 그는 귀를 쫑긋 세웠다. 그는 직관과 창의성, 사회기업가 정신에 관한 자신의 생각을 이야기하기 위해 아내이자 사업 동반자인 수전 콜린 마크스와 나를 초대했다. 놀랍게도 오빠는 자신의 스타일로 단체를 직관 위주로 운영했다. 오빠와 수전은 수년간의 조직 경험과 개인의 경험을 바탕으로 대부분의 갈등을 해결하지만, 어떠한 고정된 행동 계획은 없다. 이러한 태도는 그들이 다른 사람들과 문화, 갈등, 국가 등을 다룰 때 민감하게 조율하는 자세를 취하게 한다.

우리는 갈등 변화를 위한 이러한 전략과 임상적 만남 사이의 유사성에 감동을 받았다. 오빠와 수전은 사회기업가 정신을 위한 13개의 격언을 개발하여 자신들의 접근 방식을 공식화했다.

- ★ 비전으로 시작하라.
- ★ 비전을 응용하라.
- ★ 상당한 수준의 복잡성을 다룰 수 있도록 준비하라.
- ★ 열심히 하면 가능성이 보인다(나폴레옹의 말에서 인용).
- ★ 합기도를 연습하라.
- ★ 긍정적인 대답이 나오도록 제안하라.
- ★ 신뢰할 만한 지지자들을 확보하라.
- ★ 섬세한 감각fingerspitzengefühl을 가져라.
- ★ 대담함을 보여라.
- ★ 좋은 은유와 모델을 개발하라.

★ 모호함에 대해 많이 인내하라.

★ 트림탭trimtab 지점을 발견하라(지렛대 지점의 작은 방향타인 트림탭은 아주 쉽게 배나 비행기의 방향을 바꿀 수 있는 장치다).

★ 꾸준하라(Marks & Collin Marks, 2009).

각각의 원칙은 분명히 프로그램 개발과 갈등 변화에 대처하는 직관적인 스타일과 관련이 있다. 각각의 원칙은 정신치료자로서 작업할 때의 직관적인 측면과도 관련이 된다. 오찬을 나누며 오빠는 나에게 위 원칙에서 언급된 fingerspitzengefühl이라는 경이로운 독일어를 알려주었다. 이를 문자 그대로 번역하면 '손끝에서 느껴지는 지식'이란 뜻이다. 오빠는 이야기를 하는 도중에 이 단어를 종종 언급했다. 그에게 이 단어는 모호한 개념과 과정으로 보이는 어떤 방법을 정당화하는 힘을 부여한다. 어떤 것에 이름을 부여하고 언어화하면 그것은 갑자기 생명력을 얻게 되는데, 이것이야말로 체화된 은유라고 할 수 있다.

은유의 힘

대니얼 스턴은 치료에서 작용하는 은유의 힘을 다음과 같이 언급했다. "임상적 관점에서 정신병리학의 주된 과제는 이야기의 진원지를 찾는 것인데, 이는 예외없이 핵심 은유에 의해 이루어진다"(1985, p.282). 그러면서 스턴은 신경증과 축2(Axis II) 인격장애 사이의 차이를 강조하고자 했다. 신경증에서 하나의 트라우마적 사건은 증상의 실제 진원지로서의 역할을 한다. 이와 같이 정신병리의 실제 기원이 명백할 때 은유는 불필요하다. 그러나 이전에도 내가 기술했듯이(Marks-Tarlow, 2008a)

여기에서도 은유는 유용할 수 있다. 나의 책 『정신의 베일Psyche's Veil』은 대지진으로 잠에서 깨어나 큰 불안을 겪고 단일한 트라우마를 발달시킨 환자의 치료를 상세하게 알려준다. 그는 호텔 위층의 어둡고 친숙하지 않은 환경 가운데 있었다. 이 사건 후에 이 남자의 불안은 집의 안전함을 떠날 때의 두려움으로 확대되었다. 정신치료에서 환자는 이른 아침에 발생했던 지진을 자기 점검을 위한 은유적인 경고로 다루었을 때 큰 진전을 보였다. 이는 안전함의 추구를 외부의 원천에서 내면의 원천으로 전환한 것을 의미한다.

분명히 인식 가능한 트라우마적 기원이 있는 사례와는 대조적으로, 인격장애의 사례에서 병리는 반복적인 상호작용 패턴에서 탄생한다. 이러한 상태는 영아기와 일화 기억episodic memory 전에 서서히 점증적으로 시작하는데(Schore, 2001), 실제의 기원 시점은 없다. 스턴의 표현에 의하면 "공격(혹은 패턴)은 실제로 나타나며 모든 발달 지점에서 활성화된다." 사실 초기의 신체적, 성적, 정서적 학대나 방치로 생긴 혼란스럽고 불안한 애착과 경계성 인격장애를(예를 들어 Weaver & Clum, 1993) 포함한, 나중의 외상 후 상태를 연결시키는 많은 자료가 있다. 낯선 상황Strange Situation 같은 연구 도구에 의하면 15초도 안 되게 짧게 지속되는 심한 고통의 일화도 나중에 심각한 정신병을 예측할 수 있다고 보고했다.

이런 종류의 패턴에서 정확하게 트라우마를 집어내는 일은 불가능하다. 너무나 많은 사건이 있기 때문이다. 여기에서 스턴의 말에 주의를 기울이는 것이 도움이 된다. 은유를 통해 이야기 진원지를 찾는 것은, 정서적으로 부과된 경험을 가지고 상상력과 다른 감각적 양상을 직접적으로 연결시키는 것이다. 이해를 돕기 위해 간단한 임상 예를 들겠다. 한 여성 환자가 어린 시절에 가족과 함께 저녁식사 테이블에 앉아 있는 것을 떠올렸다. 모든 사람이 프랑스어로 이야기하고 있었다. 소녀는 언어를 이해하지 못하므로 창피하고 외롭고 연결되지 못하는 기분이 들었다. 프랑스어로 이야기하는 어른들과 저녁식사를 하고 있는 작은 소녀에 관한 상상은 정신치료 중에 반복적으로 사용될 수 있는 강력한 은유다. 이런 식으로 은유는 치료자와 환자가 똑같이 초기와 현재의 마음상태를 비교하는 것을 가능하게 한다.

축2 장애를 가진 사람들은 종종 심한 증상과 제약으로 고통받는다. 사랑과 일에서 성공한 조지의 경우 공식적으로 진단이 내려진 것은 없었다. 그럼에도 고기능high-functioning 환자를 치료할 때 은유의 사용은 섬세하고 전언어적preverbal 근원에서 나오는 내면의 풍경에 접근하는 것을 돕는다. 표면적으로 조지의 인생은 부유하고 의미있는 관계와 활동으로 가득했다. 그래서 '강력한 감정의 부재'와 관련된 문제가 있는 피질하부로 내려가기 위해서는 약간의 시간과 신뢰와 기교가 필요했다. 저절로 떠오르는 조지의 이미지로 다가가는 것은 섬세한 관계역동에서 형성된 자아의 억압된 측면으로 들어가는 수단을 찾는 것이다. 꿈과 마찬가지로 그 이미지는 상관관계가 있는 무의식에서 나타나 분석가를 재촉하고, 쿡쿡 찌르고, 자극시킨다(Sands, 2011). 비누방울 속에 갇힌 조지의 은유는 그의 관계적 맥락에 의해 자극되는 동시에 관계적 맥락을 자극하는 일종의 상상이라는 행동이다.

정신치료에서 사용하는 은유는 환자가 창의적 상상을 시작하도록 도와줄 수 있는데, 이는 고대 이래로 정서적·정신적·신체적 치유에 주요한 수단으로 확인된 방법이다(Pincus & Sheikh, 2009). 나는 가장 효과적인 임상 작업이란 내재적·상호주관적으로 창의적인 것이라고 믿는다.

그런 의미에서 나는 이렇게 제안한 바 있다. "정신치료에서 복잡성은 단지 우리가 선택하는 은유에 의해 드러난다. …정신치료의 예술과 과학은 은유 안에서 병합된다. 정교한 탐구를 통해 응결되는 유려한 시詩와 같이, 은유는 어떻게 환자와 함께 볼 것인지, 궁극적으로 무엇을 찾을 것인지를 구성한다(Marks-Tarlow, 2008a, p.92).

아놀드 모델Arnold Modell은 상상력을 의미 창조의 핵심이라고 주장한다. 철학에서 신경생물학까지 다양한 분야를 섭렵하면서 모델은 상상력이 과거의 관계 기억, 현재의 환경, 미래의 가능성 등을 연결하는 핵심 역할을 한다고 보았다. 모델은 1668년에 태어난 잠바티스타 비코Giambattista Vico를 인용했는데, 비코는 의미를 '세상과 다른 사람에 관한 총체적인 정서적 관심을 통해 상상으로 형상화한 것'으로 이해한 초기 인물이었다. 비코의 통찰력은 공감의 시뮬레이션 모델에 대한 신경생물학적 증거로 확인되었다. 공감으로 우리는 타인의 감정과 의도와 행동을 시뮬레이션하여 타인을 이해하기 시작하는데, 이런 내적 시뮬레이션은 타인의 내면 세계와 외부 세계를 재현하는 상상력의 기초가 된다(Goldman, 2008). 모델Modell의 추정에 따르면, 진화 과정에서 인간은 은유적 사고를 위한 인지 능력을 습득했는데, 이 능력은 언어 능력이 나타나기 전에 시작되었으며 언어와는 완전히 별개인 상상력을 기반으로 출현했다.

체화된 은유

모델의 견해는 영국의 정신과 의사인 이언 맥길크리스트(2009)의 의견과 정확히 일치한다. 맥길크리스트는 은유적인 사고가 음악, 정서, 신체에 뿌리를 둔 우뇌의 특수성이라는 충분한 증거를 언급했다. 맥길크리스트는 두 대뇌 반구를 '상반되는 처리장치opponent processor'로 보았다. 즉, 한쪽 반구의 관점이 의식을 지배하기 위해 맨앞에 오면, 다른 쪽 반구의 관점은 방해되고 희미한 배경이 된다. 여러 상반되는 처리과정(색상 인식과 같은)과 마찬가지로 이는 정교하게 미세한 조절이 가능하다. "한쪽 반구의 결과물이 다른 한쪽의 그것을 무효화시키는 것도 아니며, 어떤 의미에서는 단지 서로를 '보완'하는 것도 아니다. 대신에 이러한 상반성은 변증법적 통합의 방식으로 무언가 새로운 것을 발생하게 한다"(McGilchrist, 2009, p.91).

맥길크리스트에 따르면 좌반구는 내적이고 선형적인 논리에 따라 초점을 한정 짓고, 생각을 정확히 설명하며, 개념을 조작함으로써 상황을 독립적으로 조절한다. 좌반구는 상황적 상대성으로부터 본질적인 사실을 구분하고 기본적인 추상성을 지키기 위해 관련이 없는 것을 모두 밀어 없애버린다. 반대로, 우반구는 상황의 세부 사항을 통해 새로움을 기꺼이 받아들이면서 불명확함 속에서도 잘 기능한다고 맥길크리스트는 설명했다. 우측 영역은 다양한 모드의 감정, 감각, 운동 신호 등을 일으키는 신체의 혼란스러움을 포함한다. 이러한 특징은 우반구가 상상의 경계를 허물고 시야의 범위를 넓혀 정서적 진실들을 결속시키는 것뿐만 아니라, 단어들 사이의 지각적인 연결이 가능하도록 한다.

맥길크리스트는 또한 명시적 과정을 뛰어넘는 암묵적 과정의 탁월함을 은유와 연결시켰다.

은유(우반구에 의해 이루어지는)는 명시적 의미(좌반구에 의해 이루어지는) 이전에 일어난다. 이는 역사적, 인식론적 진실이다. 모든 면에서 은유적 의미는 추상성abstraction과 명백함explicitness에 앞선다. 바로 그 단어들 자체가 이것을 말한다. 즉, 어디로부터 끌어오지 않고서는 어떤 것을 끌어낼 수 없다(라틴어로 abs는 '-로부터', trahere는 '끌어당기다'를 뜻한다). 이미 접혀 있지 않다면 그것을 펼치거나 명백하게 할 수 없다(라틴어로 ex는 '밖에', plicare는 '접다'를 뜻한다). 명백함의 뿌리는 암묵 속에 있다. 리히텐베르크Lichtenberg의 말을 인용하자면, "우리의 표현 중 대부분은 은유적이다. 우리 선조들의 철학이 그 안에 숨어 있다." (p.179)

우반구는 전달된 의미를 전체 맥락 안에서 받아들인다. 그렇기 때문에 우반구는 정신치료에서 자기 발견에 매우 중요한 독창적인 은유적 표현을 만들어내고 처리하기 위해 유사성과 차이점을 비교하는 데 특히 적합하다. 친숙한 문장은 좌반구를 활성화시키는 반면, 친숙하지 않은 문장은 우반구를 활성화시킨다. 은유적 표현일지라도 일단 그 문장이 오래 되거나 상투적인 표현이 될 때는, 그것은 좌측 처리 과정으로 이동할 것이다. 포브릭Pobric, 마샬Mashal, 파우스트Faust와 라비도르Lavidor의 연구(2008)는 새로운 것과 상이한 개념들을 은유적으로 조합하는 것이 우반구의 작용이라는 것을 보여준다. 이러한 업무의 분할은 5억년 전 초기 척추동물의 좌뇌와 우뇌의 편재화 혹은 차이점의 원천에 대한 최근의 고찰(MacNeilage, Rogers, & Vallortigara, 2009)과 일치한다. 한편 좌뇌는 사냥을 하거나 식사를 하는 것 같은 일상적인 일에 전문화되어 있는 데 반하여, 우뇌는 낯선 사람이나 위험을 인지하는 것과 같은 새로운 종류의 일을 담당한다.

상상은 변화를 위한 강력한 무기다(그림 6.4). 신경 가소성 영역에서의 연구는, 체화된 행동이 상상과 통합된다는 것을 입증한다. 연구자들은 가끔 행동이나 신체적 과제(예를 들어 피아노 연주)를 상상하는 것만으로도 실질적으로 연습하는 사람처럼 효율적이고 정확하게 실행할 수 있게 한다는 것을 경두개 자기 자극술(TMS)을 이용하여 쥐와 원숭이와 인간을 통해 반복적으로 보여주었다. 시연이나 상상에 따라 뇌 구조 자체는 변화하며, 우리는 이러한 변화 과정을 추적할 수 있다(Doidge, 2007).

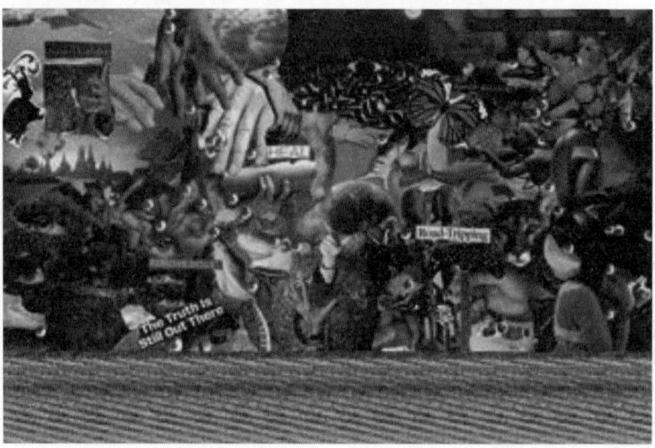

그림 6.4 인텐션 보드intention board는 미래를 구성하는 데 있어 훌륭한 치료기술이다. 이미지를 보면서 공명하는 것을 직관으로 선택하는 것은 좌뇌의 분석적 기술과 우뇌의 시각적·창의적 모드의 통합을 돕는다. (Courtesy of Lesleigh Gasbarre)

체화된 행동과 더불어, 은유는 체화된 경험 안에서 좀 더 광범위하게 존재한다. '이것이 은유에 대한 당신의 뇌다'라는 제목의 뉴욕타임스의 흥미로운 기사에서, 로버트 사폴스키Robert Sapolsky(2010)는 은유의 원천이 되는 다양한 피질하부 변연계 구조를 밝혀냈다. 예를 들어

동물이 역겨운 썩은 음식, 악취가 진동하는 음식 등을 먹을 때 섬엽insula의 뉴런들이 활성화되며, 또한 우리가 다른 방식으로 역겨움을 느낄 때도 섬엽이 작동된다(그림 6.5).

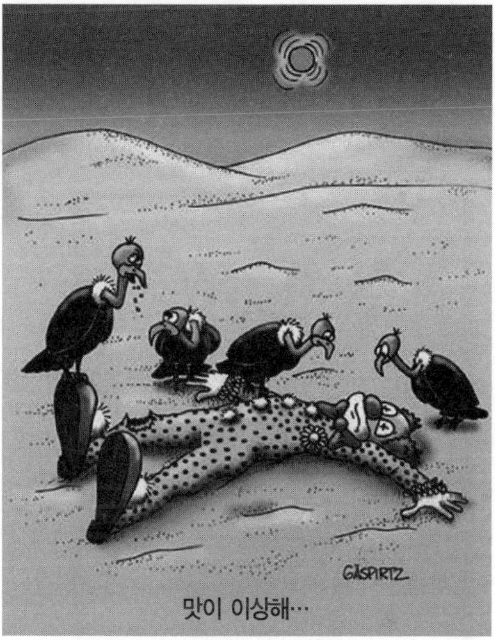

그림 6.5 썩은 역겨운 음식 역시 사회적 혐오감처럼 피질하부의 뇌 영역인 섬엽insula에서 관장한다는 사실을 알면 이 카툰을 좀 더 재미있게 볼 수 있다. 이 카툰에 불쾌감을 느끼지 않는다면 말이다. (Courtesy of Oliver Gaspirtz)

야비한 대출 회사에 집의 담보권을 잡힌, 신앙심 깊은 늙은 미망인에 관한 뉴스를 보자. 그녀는 말도 안 되는 이유로 의료보험이 취소되고, 자신의 신장 투석기를 저당 잡은 전당포로부터 악질적이고 착취적인 제안을 받았다. 당신이 거기에 앉아 '이런 잡놈들, 이 놈들은 쓰레기야, 이 놈들은 구더기만도 못해, 이 놈들 때문에 토할 것 같아…'

라고 생각하면, 당신의 섬엽insula이 활성화된다.

발가락을 찧었을 때 '문자 그대로의 고통'과 '모욕적인 사회적 만남에서의 은유적 고통'을 구별할 수 없는 또다른 변연계의 구조는 전두엽의 대상피질cingulate cortex이다(그림 6.6). 사폴스키는 뇌는 종종 문자적인 것과 은유적 개념, 실제적인 것과 상징을 혼동한다고 말하면서, 진화는 "발명가가 아니라 어설픈 수선장이이며, 기존 뇌 영역에서 가장

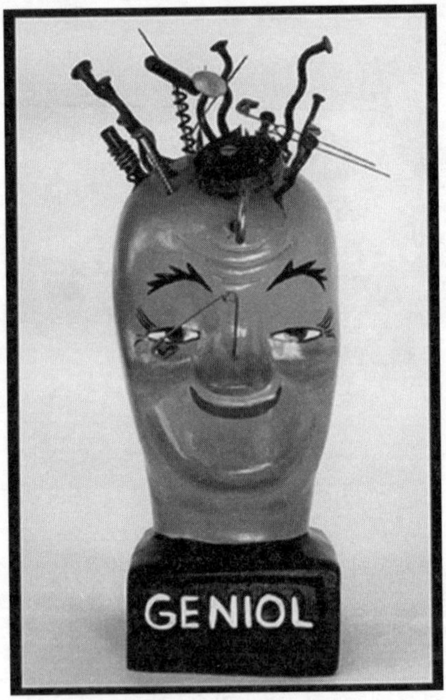

그림 6.6 이것은 문자 그대로 체화된 시각적 은유다. 펠라디토peladito의 웃는 얼굴은, 지니얼 아스피린Geniol aspirin 광고에 등장하는 손톱, 옷핀, 고리, 코르크 따개, 그리고 다른 날카로운 사물 등 머리 안쪽에 챙겨둔 것들과의 관계를 보여준다. 유명한 예술가인 루시앙 아실 모장Lucien-Achille Mauzan으로부터 영감을 받은 조각가 존 허드Jon Hurd가 두통에 대한 이런 구체적 은유의 도움으로 고통의 이미지에 대해 소통하고자 만든 것이다. (Courtesy of Jon Hurd)

비슷한 역할을 하는 곳에 은유와 상징을 갖다 붙인다" 고 결론지었다.

앨런 쇼어의 발달적 관점에 따르면, 은유에서 많이 나타나는 표상 imagery과 상징적 사고, 시각적 상상은 '고도의 우뇌high right' 기능의 정점이다. 가장 최근에 그는 상호적인 애착 패턴을 포함하는 화상적 imagistic 인지와 무의식적 패턴 인식이 직관의 구성 요소이며, 주로 우뇌에 할당된다는 것을 증명했다(Schore, 2011).

쇼어는 치료자가 정서적이고 관계적인 우뇌에서 주관적인 통찰의 경험을 발견하는 것이 중요함을 강조하는 반면, 허쉬버그Hershberg는 분석적인 인지 처리를 하는 좌뇌의 통합을 중요하게 부각시킨다.

> 쇼어의 모델에서, 변연계가 우반구와 직접적으로 의사소통을 하는 동안 우반구와 좌반구 간에 양방향의 흐름이 있으며, 좌반구와 변연계(우반구 처리과정의 상호작용과 그 과정이 대단히 중요함을 강조하는) 간의 직접적인 연결은 없다. 포쉐이지Fosshage는 암묵적 (의식하의) 수준에서 우뇌의 화상적 상징 처리과정과 좌뇌의 처리과정 간의 유동적인 상호 작용에 대해 언급한다. 직관적 예감은 암묵적 처리과정으로부터 출현히여 의식화된다. 부치Bucci는 직감 또는 직관의 경험이 상징하subsymbolic 처리과정과 더 연관되어 있음을 상기시킨다. 모델Modell(2003)의 관점에 따라 나는 은유의 형성이 암묵적/명시적인 인지적 언어개념 간의 중개 역할을 한다고 본다. 은유는 이질적 영역 간에 서로 의미를 변환하는 다양한 신체 감각으로부터 화상적으로 imagistically 발생된다. 은유는 서로 다른 영역들 사이에서 의미를 이동시키는 혁신적인 재구성의 수단으로서 새롭게 인식을 변화시키고 야기시킬 수 있다(2011, p.106).

자기 경험의 흐름

'은유metaphor'라는 단어는 그리스어로 '가로질러across'의 의미인 meta와 '운반하다to carry'의 의미인 pherein에서 유래되었다. 연설을 할 때든 정신치료를 할 때든, 우리는 한 영역에서 다른 영역으로 의미를 전달하거나 이동하기 위해 은유를 사용한다. 모델Modell은 인지적 언어의 선상에서 '서로 상이한 영역 간(원천 영역에서 목표 영역으로) 의미의 전달이나 측정'으로 은유를 정의한다(2003, p.27).

조지의 사례에서, 은유를 이해하는 것이 과거의 상황에서 현재의 상황으로 의미를 전달하는 데 도움이 된다고 나는 제안한다. 그 안을 완벽하게 들여다볼 수 있으나 들을 수는 없는 맑은 비누방울 안에 갇힌 조지의 이미지는, 자신이 타인에게 보이지는 않고 주변에 있는 다른 사람들에 맞추어 자기 자신을 만들어간 조지의 초기 기억의 전반적인 감각을 표현하는 듯하다. 처음부터 엄마의 감정적 욕구에 따르기 위해 자신의 민감성을 사용하고, 그 과정에서 스스로의 감정과 욕구에 대한 인식을 억누르는 작은 아기를 나는 상상한다. 이 과정에서 심각한 병리가 형성될 수도 있지만, 나는 조지의 어머니가 이상적인 어머니가 되기 위해 전념했다고 믿는다. 그녀의 조율 '실패'는 날카로운 타격이라기보다는 뭉툭한 타격 정도였다.

분명히 이 아기는 출생 때부터, 두려움을 표현하는 데 특화된 편도체를 통해 엄마 얼굴의 작은 근육에서 표현된 정서적 뉘앙스를 시각적으로 과도하게 살피는 것이 발달된 것 같았다. 조지가 성장하여 전대상피질anterior cingulate cortex과 안와전두피질orbitofrontal cortex같은 상위의 조절 구조가 유용해졌을 때, 그는 자신의 고유한 정서적 경험과 반응을 둔화시키기 위해 시각적 신호를 억제하는 충동과 연결시키기 시작했다. 앨런 포겔Alan Fogel(2009)이 기술한 섬엽의 내수용성interoceptive 뇌 구조, 내측 전두엽, 그리고 전대상회가 포함된 감정 억제와 관련된 신경회로를 이용해, 조지는 엄마의 암묵적인 정서적/관계적 욕구에 순응하는 법을 배웠고, 감정을 일으키는 기회를 극도로 억제하는 것도 배웠다.

초기 아동기의 과제 중 하나는 자신의 몸 상태에 대한 섬엽, 변연계 구조, 자율신경계 등에서 나온 몸안의 신호와 함께 몸밖에서 오는 감각 정보의 다양한 흐름을 통합시키는 것이다. 자라는 아기에게 가해진 모든 외상은 마음/신체/뇌 시스템의 복잡성을 감소시키고, 이러한 신경통합 능력에 영향을 미친다(Siegel, 2001). 조지의 경우, 눈으로부터의 시각적 흐름이 감정 표현을 위한 루트이기보다는 억제를 위한 경로로 지속적인 역할을 했을 때 그 복잡성이 감소되었다.

최근의 가족 행사는 시각적 흐름이 조지의 어머니에게 얼마나 중요한지를 보여주었다. 네 남매가 이제는 모두 성장했음에도 불구하고 어머니는 그들이 모두 어렸던 때로 거슬러 올라가 그때와 같은 집안의 전통을 이어가기를 여전히 주장했다. 매년 크리스마스 아침, 조지와 남매들은 파자마 차림으로 어머니가 한 해 동안 손수 만든 아름다운 축제 모자, 니트 스카프, 크리스마스 의상 등의 선물을 받기 위해 아래층으로 내려와야 했다. 그리고 모두 완벽히 치장하고, 기념으로 다같이 가깝게 모여 단체 사진을 찍어 간직했다. 이러한 전통을 지키는 것이 이제는 바보처럼 느껴짐에도 불구하고, 조지와 아내 수Sue는 어머니에 대해 경의를 표하기 위해 그렇게 하는 것을 유지해왔다. 최근 조지는 언젠가 가까운 미래에 자신의 아이와 함께 크리스마스를 위해 집에 오는 상상을 하면서 일종의 고통을 느꼈다. 한편으로는, 집안의 전통을 깨는 첫 번째 사람이 된다는 것 때문에 견딜 수 없었다. 다른 한편으로는, 장식된 파자마를 입고 퍼레이드를 하는 어린애 같은 처지로 궁지에 몰리는 부모로서의 모습에 대한 상상에 몸부림쳤다. 조지의 비누방울 은유는 청각적 고요함 옆에 시각적 투명성을 매우 동일한 조합으로 나란히 놓는다.

은유의 발생에 관한 토론에서, 스턴(1985)은 자기 경험에 대한 상이한 흐름이 얼마나 서로 다른 감정적 부하를 가져오는지를 지적했다. "핵심 경험에 대한 감정의 구성 요소는 통상 하나의 영역에만 관련된다(즉, 자기가 하나라는 느낌)" (p. 263). 자기에 대한 상이한 감각은 서로 다른 기억과 감정의 하중을 수반하며, 심지어 다른 관계를 수반하기도 한다. 이러한 사실은 경험의 요소들이 아직 충분히 통합되지 않은 방식으로 나란히 놓일 수 있다는 것을 의미한다. 은유의 효용성 중 일부는 감각에 대한 각각의 경로를 혼합하는 수단으로서의 역할을 한다

모양을 맛본 사람

얼마 전 아들 코디Cody(15세)를 고등학교에 데려다 주는 길이었다. 코디는 나에게 그 전날 일어난 일을 이야기해주었다. 이야기를 마친 아들이 물었다. "제가 한 말이 무슨 말인지 보여요(see)?" "뭐?" 라고 내가 말했다. "제가 한 말이 무슨 뜻인지 보이냐구요(see)" 라고 아이가 다시 말했다. 나는 "아니" 라고 대답했다. "네 입에서 나오는 보이지 않는 단어를 내가 어떻게 눈으로 볼 수 있겠니? 난 공간에 있는 걸 보고 시간에 있는 걸 들을 수 있을 뿐이야."

아이가 무의식적으로 선택한 은유를 나는 매우 경직되게 반응했고, 그것이 아이를 불편하게 했으나 동시에 나는 깨달음을 얻었다. 매우 일상적인 코디의 표현은, 추상적인 시각과 청각을 상상이 더 깊이 융합시킬 수 있기 때문에 이해와 의미의 영역에서 유효하게 작용할 수 있었다는 것을 나는 깨달았다. 우리가 언어에서 간간히 사용하는, 두 감각을 통합하는 다양한 표현을 찾는 것은 그리 어렵지 않다. 요란한 셔츠loud shirt, 매서운 바람bitter wind, 맛이 톡 쏘는 치즈sharp cheese, 끝내주는 여자hot babe, 김빠진 소다수flat soda 등이 그런 예다.

공감각synesthesia은 감각 채널을 문자적으로 혼합하기 위한 기술적 단어다. 내 아들의 표현은 일상적이고 은유적인 예다. 과거 몇 년간 공감각은 몇몇 주요 신경학자의 관심 그 이상이 되었다. 『모양을 맛본 남자The Man Who Tasted Shape』(1993)는 이 영역의 선구적인 신경학자이자 연구자인 리처드 사이타윅Richard Cytowic이 지은 공감각에 관한 책이다. 오직 100만 명 중 10명만이 '신랄한 전망salty vision, 보랏빛 냄새, 네모난 맛, 녹색 물결 교향곡'을 글자 그대로 인식하는 신경학적 상태로 인해 '고통'을 느낀다. 이미 이 영역은 창조적 천재로 가득 차 있다. 블라디미르 나보코프Vladimir Nabokov, 데이비드 호크니David Hockney, 장 시벨리우스Jean Sibelius, 듀크 엘링턴Duke Ellington, 그리고 레너드 번스타인Leonard Bernstein 등은 모두 공감각을 지닌 사람으로 알려져 있다. 당대의 가수이자 작사가이며 피아니스트인 토리 에이머스Tori Amos가 최근 자서전에 쓴 단어들을 살펴보자. "한번은 내가 전구를 깼을 때 곡이 필라멘트처럼 보였다. 35년 넘게 작곡하는 동안, 단 한번도 곡의 구조가 복제되는 것을 본 적이 없다. 나는 내 삶에서 동일한 빛 창조물을 본 적이 없다. 항상 최고의 만화경을 상상하지만, 확실히 유사한 코드의 화성은 유사한 빛 패턴으로 이어진다" (2006, P.107).

사이타윅은 이러한 전형적인 공감각자들을, 인간의 마음이 어떻게 작용하는지 보여주는 인지적 화석cognitive fossil이라고 생각했다. 이러한 현상의 진화를 이해하고자 하는 사이토윅의 여정은 아리스토텔레스의 고대 언어 속 단서에서 시작되었다.

> 각각의 감각은 사물의 구체적 차이점을 적절하게 식별해낸다. 따라서 시각은 흑과 백, 미각은 단맛과 쓴맛의 차이를 구분한다. 하지만 우리는 또한 흰색과 단맛도 구분한다. 어떻게 우리는 속성의 차이를 인지하는가 ? 각기 다른 감각으로 흰색과 단맛의 차이를 구분하는 것은 불가능하다. 즉, 비교되는 두 개의 특징이 뚜렷하게 존재하려면 하나의 감각을 통해서만 가능하다(2003, p.86).

사이타윅은 모든 인간은 피질하부, 변연계 수준에서 공감각적 방식으로 융화된 감각을 가지고 태어났으나, 소수의 사람들만이 이러한 상태의 의식적 인식이 가능하다고 추측했다. 사이타윅은 뇌의 나머지 부분과 외부 세계 사이의 다중감각 출구로서 역할을 하는 왼쪽 해마에서 공감각을 발견했다. 정상적인 발달은 뇌 정보 처리의 상위 수준에서 재통합된 감각 흐름의 구별을 요한다. 라마찬드란(2011)은 공감각은 당초 인접하여 중복된 감각처리 영역 간의 불완전한 가지 치기에 의해 발생한다고 믿으며 위의 이론에 반대한다. 불완전한 가지 치기의 결과는, 방추형 회fusiform gyrus와 인접한 각회angular gyrus 간의 근접성 때문에 숫자가 색깔로 인지되기도 하듯이 신경회로의 교차 활성화를 야기한다.

공감각은 그 원천이 무엇이든 자동적이고 불수의적인 암묵적 처리에 관여된다. 2감각 통합의 은유처럼 공감각은 창조성을 촉진하는 방식을 상호 활성화시키기 위해 다양한 통로의 경험을 허용한다. 자폐적 서번트들 중에는 공감각을 통해 직관적 재능을 발휘하는 이들이 많다.

수학적 서번트들은 공간 차원에 놓인 숫자들을 그 풍경에서 찾아

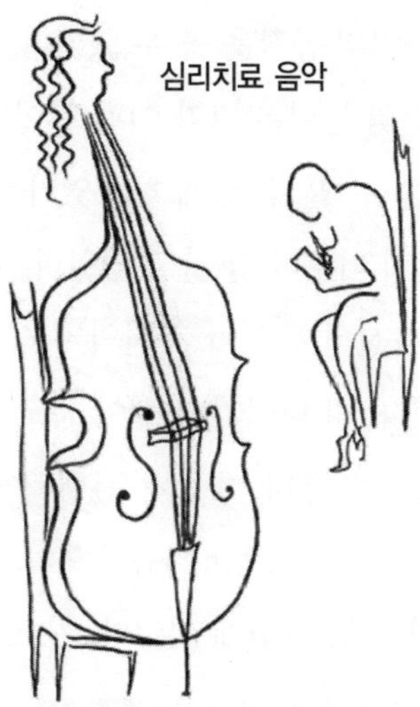

그림 6.7 이 그림은 심리치료 음악에 관한 일러스트레이션이다. 운율은 단어의 음악적 속성의 아래에 있는 감정적 멜로디를 읽어내는 능력과 관련이 있다. 아기들은 생애 초기부터 운율을 이해하고, 자연스럽게 감정, 음악, 그리고 단어의 요소들을 융화시킨다. 임상적 직관은 이러한 공감각적 혼합에 의해 암묵적으로 안내된다. 이 그림을 그리기 위해 나는 환자를 대신하는 모델로 사용하고자 13세 딸이 쓰던 첼로를 빌려왔다. 환자가 후에 나에게 지적한 것은 치료자의 의자 뒤쪽에 내가 숨겨놓은 첼로 활이었다. 가장 높은 직관의 형태로 상상에 관해 글을 쓰는 것이 얼마나 적합한지를 나의 상상이 증명했다. (Courtesy of the author)

내 자동적으로 쉽고 간단하게 복잡한 계산을 풀어낸다. 음악적 공감각자들은 음악을 들을 때 악보와 음계를 색조로 경험함으로써 시각적 이미지의 만화경을 즐긴다(일반적으로 환각제를 마신 사람이 이런 경험을 한다)(그림 6.7).

2장에서 소개한 거스라는 환자는 일종의 음악적 공감각을 경험했다. 그는 시각적 풍경에 빠져 자신을 잃어버리는 것처럼, 노래의 다른 차원을 경험하는 동안 음악에 빠져들어 자신의 여러 면을 떨쳐버리고 자신을 잃어버릴 수 있었다. 그는 작품의 상이한 부분이 서로 충돌하는 지점뿐 아니라 악보 사이의 공간을 볼 수 있었다. 자신의 음악에 완전히 몰두할 수 있는 거스의 능력은 그가 어떤 단어나 생각 없이도 작곡에 있어서 무엇이 '옳은지' 알 수 있게 해주었다. 그는 작품의 구성이 어떻게 이루어져야 할지 너무나 잘 알고 있었다.

흥미롭게도 거스는 자신의 음악이 자신의 여성적 측면에서 나오는 것으로 인식하고 있었다. 더 나아가 자신이 품고 있는 감정과 자신이 작곡한 음악의 관계를 발견했다. 치료가 진행됨에 따라 거스는, 그 이전에는 오직 마리화나의 도움으로만 가능했으며 몇 년간 잠자고 있던 음악적 측면에 점점 다가갈 수 있게 되었다. 거스가 점점 음악에 접근함에 따라 정서적 경험(자신의 정체성 중 남성적 측면에서는 닿을 수 없는 깊은 곳에 숨어 있던)을 향한 로드맵으로서 완전한 몰두의 공감각적 경험을 사용하기 시작했다. 따라서 음악은 자기 표현으로의 길일 뿐만 아니라 자기 통합의 루트로서 역할을 했다. 비록 자신의 여성적 측면을 혐오하고 그것을 제거하기 위해 나의 도움을 받고자 정신치료가 시작되었지만, 거스는 여성적 측면의 풍요로움과 창조성과 감성적 숨결을 사랑하게 되었다. 나는 지혜의 장(8장)에서 거스의 사례로 다시 돌아갈 것이다.

은유를 통해 자아를 변형시키기

공감각은 두 감각 간의 중복이나 유사성을 강조함으로써 작용하는 반면, 은유는 유사성과 차이점을 비교하고 대조함으로써 작용한다. 모델Modell은 다음과 같이 은유의 창조적 잠재력을 강조했다. "은유는 상이한 영역 간에 의미를 전달transfer할 뿐만 아니라, 참신한 재결합으로 의미를 변형시키고transform 새로운 인식을 만들어낼 수 있다. 상상은 이러한 재결합의 은유적 과정 없이는 존재할 수 없다"(2003, p.27).

나는 핵심 은유가 상상력을 통해 창의적으로 변형될 수 있는 정신치료의 잠재력을 믿으며, 통합은 임상적 직관의 핵심적 측면이라는 것을 믿는다(그림 6.8). 나는 이것을, 조지가 나와의 최근 작업에서 비누방울 상상을 반복했던 것으로 설명하고자 한다. 다섯 아이 중 장남이고 유일하게 기혼인 조지는 아내 수Sue와 함께, 행사 때마다 온 가족이 밀착된 관계이기를 원했던 그의 부모로부터 끊임없이 새롭게 시작하고 싶어 했다. 수 역시 근처에 거주하는 자신의 부모와 가깝게 지냈다. 그래서 빈번히 왕래할 수 었었지만, 여전히 수는 휴가를 자신의 부모와 함께 보내길 원했다.

어느 날 조지는 어머니가 보내온 이메일을 받았다. 그의 부모는 2월부터 5월까지 남아공 장기 여행을 계획했는데, 이에 대해 자세히 설명하는 내용이었다. 조지는, 어머니의 서신을 읽어 갈수록 점점 짜증이 났다. 회기 중 조지는, 처음에는 자신의 짜증이 어머니가 신나서 그 여행에 대해 끝없이 '장황하게' 말하는 것 때문이라고 여겼다. 우리는 점점 가깝게 보면서 깊은 막을 걷어냈다. 조지는 무안해하면서 자신이 꾸민 계획을 망친 부모의 여행 일정 때문에 짜증이 났다는 것을 시인

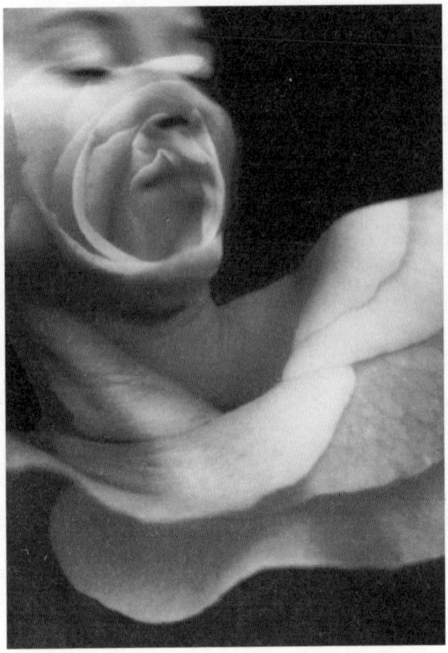

그림 6.8 정신치료에서 많은 치료자와 이론가는 치료의 중심이 사고에서 감정으로, 기술에서 관계로 패러다임이 이동했다는 사실을 보여준다. 이는 무엇을 행하는 것으로부터 그냥 존재하는 것으로 이동하는 것이 치료의 핵심 요소라는 것을 의미한다. 즉, 우리가 구체적으로 행하는 것보다 환자와 어떻게 같이 있느냐가 더 중요할 수 있다는 것이다. 조지안 코완Georgianne Cowan의 이 사진은 자기 자신이 꽃이 되어가는 것을 입맞춤으로 표현한 아름다운 시각적 은유를 보여준다. (Courtesy of Georgianne Cowan)

했다. 조지는 자신의 부모 대신 수의 부모와 내년 추수감사절을 보내려는 부부의 의도에 부모가 화나지 않도록 '속이려' 했다. 부모의 여행 시기는, 부활절 기간에 선제적으로 방문하려는 조지의 계획을 가로막았다.

이메일을 보면 조지는 자주 방문하라는 부모의 압박과 방문을 줄이고 싶어하는 아내의 압박, 양쪽에서 압력을 겪고 있다. 그는 회기에서 비누방울 이미지를 통해 이를 반영했다. 비누방울을 통해 자신의 현재 딜레마를 상상함으로써 그가 자연스럽게 그 자신에게 돌아가는 것은 그리 놀랍지 않다. “마치 나는 나만의 비누방울 안에 있는 것 같지만, 다른 이들의 비누방울이 모여들어 내 비누방울을 더 작게 만들고 있어요. 진짜 비누방울처럼, 압박이 점점 더 커지면 내 비누방울이 다른 사람들의 비누방울에 흡수되는 위험에 나는 놓여있어요” (그림 6.9).

“음… 부모님을 최근에 만나고 온 후에 어떤 일이 있었는지 잘 상상한 것 같군요. 내가 기억하기로는, 부모님이 아내에게 무시당한다고

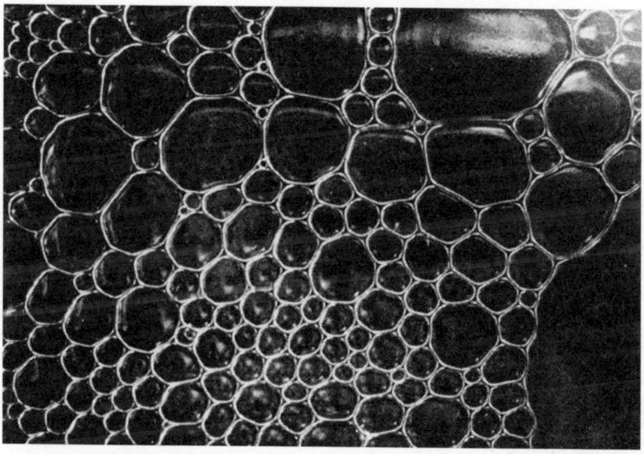

그림 6.9 이 비누방울 형태 이미지는 조지가 상상한 감정의 특성을 아름답게 포착하고 있다. 어떤 비누방울도 다른 것들로부터 독립적으로 존재할 가능성이 없다. 사실 각각의 비누방울은 그 주변 비누방울들의 모양에 완벽하게 순응함으로써 모양이 만들어진다. 커다란 비누방울들이 작은 비누방울들을 누르는 것 같이 느껴질 수 있다. 그러면서 모든 것이 매끄러워지는데, 어디에도 거친 모서리가 없기 때문이다. (Courtesy of Richard Taylor)

느껴 화를 낼 때, 당신은 아내의 행동이 마음에 들지 않았지만 반사적으로 아내 편을 들었죠."

"맞아요. 나는 단지 모두가 화가 풀리길 바랐을 뿐입니다. 어머니는 아내가 공주라며 비난했어요. 하지만 사실은 아내와 어머니 모두 공주처럼 행동한다는 거예요. 아니, 어쩌면 난 그들이 한 콩깍지 안에 있는 두 개의 완두콩처럼 행동한다고 말하고 싶어요. 어머니가 말하는 한 마디 한 마디가 아내처럼 예민하고 모욕적이에요. 나는 어머니가 덜 상처받아 아내를 내버려두게 하려고, 아내의 행동을 합리화하려고 애썼죠."

"당신은 어머니로 인해 화난 당신의 분노를 무시함으로써 어머니의 비누방울에 흡수됐네요. 그리고 어머니를 비난하는 아내에 대한 당신의 분노도 무시함으로써 아내의 비누방울에 흡수됐고요."

"맞아요. 그게 다 사실이죠. 그럼 내가 어떻게 해야 하죠? 우리가 얘기를 할수록 나 자신이 완전히 무력해지는 것을 느껴요. 이 문제에 대해 어느 누구에게 얘기하는 건 상상조차 할 수 없어요."

"당신이 어떻게 느끼고 무엇을 원하는지에 대한 당신의 속마음을 충분히 느끼지 않는다면, 뭘 해야 할지도, 뭐라고 말해야 할지도 알기 어렵겠죠."

"다른 사람들의 감정이 이렇게 클 때, 난 내가 원하는 것을 아는 방법을 모르겠어요."

"이 비누방울들을 가지고 좀 더 함께 작업해보면 어떨까요? 눈을 감고 각각의 비누방울 안에 있는 가족들과 당신의 비누방울 안에 있는 자신을 그려보세요. 이런 상황이 당신에게 어떤지 얘기해주세요."

조지는 눈을 감고 리듬을 잃지 않은 채 즉시 대답했다. "내 비누방울은 꽤 작고 바닥에 붙어있어요. 아내의 비누방울도 거의 비슷한 크기인데, 같이 떠다니고 있어요. 어머니와 아버지의 비누방울은 내 남매의 비누방울이 포함되어 있기 때문에 훨씬 더 커요. 모여있는 그들의 비누방울은 더 멀리, 그리고 더 높은 곳에 있어요. 마치 모든 비누방울이 뜨거운 공기로 가득 차 있고, 그것이 그들 모두를 떠다니게 해주는 것 같아요. 하지만 가족 비누방울은 계속해서 올라가고 있어서 너무 멀어질 위험이 있는 것 같아요."

이미지 표현을 하면서, 비누방울들 사이의 거리가 점점 멀어지는 것과 나와의 시각적 재연결에 대한 필요를 견디기 어렵다는 듯이 조지는 자연스럽게 눈을 떴다. 그는 자신이 본 것들 중에서 내가 무엇을 볼 수 있었는지 궁금해 하는 것 같은 호기심 가득한 어리둥절한 눈빛으로 나를 조용히 바라보았다. 일반적으로 나는 나의 생각, 이미지, 감정, 의견 등을 공유하기 전에 먼저 환자 고유의 상상의 산물에 대한 환자 자신의 반응을 탐구하는 편이다. 하지만 그 순간에 나는 어쩔 수 없이 내 반응을 엉겁결에 말해야 할 것 같았다(뜨거운 공기를 채워 넣은 내 비누방울 끼워넣기!).

"당신의 상상에는 정말 흥미로운 점이 있네요. 조지! 비누방울들 간 긴장 패턴은, 눈을 감기 전에 당신이 시작한 곳과 정반대에 있어요. 모든 비누방울은 잘 분리되어 있죠. 다른 비누방울들이 압박해서 당신의 비누방울을 더 작게 만든다거나, 당신의 진실과 감정과 경험을 찾는 걸 더 어렵게 만들지는 않아요. 그리고 그 위험은 흡수되는 것이 아니라 그 반대예요. 그 위험은 서로에게서 멀어지죠. 특히 부모와 남매들은 당신과 아내에게서 멀리 떠나가고 있어요. 당신은 부모를 화나게 하는 것을 우려해요. 그들이 분노하고 거부할까 봐 두려워하기 때문이죠. 그런 우려를 하면서 당신은 과거의 친밀한 유대감을 잃어버리는 것에 대해 슬퍼하죠. 그런데 당신은 이러한 슬픔을 그대로 둔 채, 당신이 원하는 바를 부모가 받아들이는 것에 대한 두려움을 숨기는 것은 아닐까요?"

"그럴 가능성이 매우 높죠." 그가 대답했다. 그의 얼굴에는 눈물과 미소의 신기한 혼합이 다시 일어났다. 조지의 상상은, 성장하며 새로운 삶의 국면에 들어서는 것과 연결된 상실과 슬픔의 자연스러운 감정에 대한 출발점이 되었다. 하나의 비누방울 속에 온 가족이 있다고 본 조지의 견해는 그가 알고 있던 것보다 부모의 화에 대한 생각에 덜 사로잡혀 있다는 것을 암시했다. 이런 비누방울의 변화는, 새로운 가족 전통을 만들 수 있는 힘으로 새로운 결혼 단위로 개체화하는 것에 대한 조지의 고통을 드러냈다. 비누방울들이 더 이상 서로에게 모여들지 않는다는 것은 조지의 상상 내에서 내적 공간이 넓어지는 것이고, 이는 자신의 진실한 감정과 욕망을 암시해주는 증거처럼 보였다.

상상으로 치유하기

상상이 암묵적 영역의 부분인 것처럼 임상적 직관도 대체적으로 보면 마찬가지다. 조지의 비누방울 이미지는 상호주관적 토대에서 직관적으로 진화했다. 이미지는 하나의 공유된 언어로 시작되어 서로 복잡하게 탐험해가는 집합적 상상의 공간을 만든다. 다른 차원들이 더해지면서 상상은 임상가들이 좀 더 건강한 환자를 마음속에 그리기 위해 필요하고, 환자가 자신이나 타인 그리고 주변 세상을 바라보는 새로운 방법에 마음을 여는 데 중요하다. 핀커스와 셰이크Pincus and Sheikh(2009)는 아주 오래된 고대로 돌아가, 샤머니즘적 훈련이든 꿈 해석이든 혹은 융Jung의 적극적 상상이든, 감정과 신체의 치유에 상상을 선택해온 오랜 역사를 소개했다.

파블로 피카소의 가장 유명한 문구 중 하나는 "어린이는 모두 예술가다. 문제는 성장하면서 어떻게 예술가로 남느냐이다." 모든 어린이가 예술가인지는 논란의 여지가 있지만, 예술 활동을 할 때 모든 어린이가 직관적으로 상상의 내적인 빛에 의해 인도받는 것은 아니라는 것이다. 모든 어린이는 그림을 그릴 때 외부적인 인지보다는 내적인 환상에 더 영향을 받는다. 이는 인간 형태를 나타내기 위한 '올챙이' 모양 – 막대기 위에 하나의 동그라미 – 으로 시작하는 보편적인 표현의 단계에서 명백히 드러난다(Gardner, 1984). 올챙이 모양은 어린이가 내적으로 아는 것이 외부에서 인지한 것과 완벽하게 혼합된 것임을 암시한다. 어린이는 자라면서 인지적으로 발달함에 따라 사람을 좀 더 실물 그대로 보는 경향이 있다. 연습을 할수록 3차원적 표현도 할 수 있는 등 정말 꼭 닮은 것을 만들어낼 수 있다.

흥미롭게도 올챙이 모양은 나디아Nadia 같은 자폐예술 재능아의 그림에서는 보이지 않는다. 그녀는 동적 표현, 실물과 똑같은 형체들, 예를 들어 말과 그것을 타는 사람들 같은 것을 믿을 수 없을 정도의 기술로 표현해 내서 가장 많이 연구된 서번트 중 한 명이다. 최근 연구(그림 6.10)에서 그녀의 그림은 레오나르도 다 빈치의 그림보다 더 창의적인 것으로 평가된다. 심한 자폐아인 나디아는 은유적인 사고 능력은 부족하다. 역설적이게도 이러한 개념적 다감각conceptual multisensory을 혼합하는 능력의 부재가 문자 그대로 정확하게 표현하는 지각 능력을

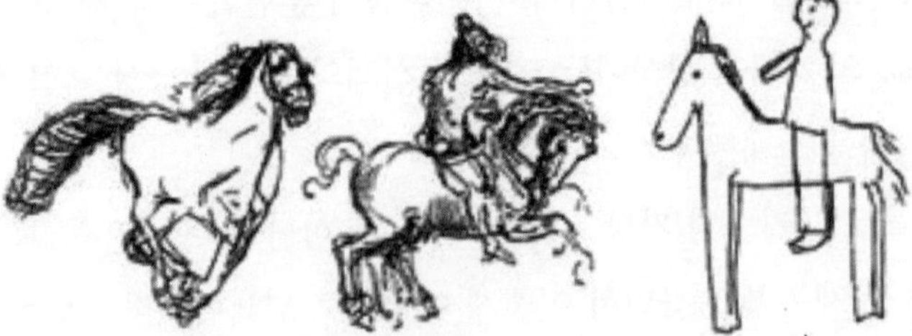
a) b) c)

그림 6.10 a) 자폐 서번트인 7세의 나디아가 그린 말. b) 레오나르도 다 빈치가 그린 말. c) 자폐아가 아닌 7세의 아이가 그린 말.
다 빈치의 그림보다 나디아의 그림을 사람들이 더 좋아하는지를 쉽게 알 수 있다. 세 그림 중 나디아의 그림이 탄탄한 에너지, 움직임의 질 등에서 가장 역동적이며, 말이 지면에서 튀어나올 것 같은 느낌을 준다. (Reprinted with permission from Elsevier)

자유롭게 발달시킨 것 같다.

피카소 또한 "당신이 상상할 수 있는 모든 것은 실재한다" 고 공언했다. 그의 진술은 내적인 영감으로 시작한 것이 예술의 힘으로 인해 외부 세계에서 구체화되는 것을 증언한 것이다. 이는 또한 정신치료를 할 때의 특별한 노력 및 의미와 관련이 있다. 한편으로 많은 환자가 엄청난 상상의 부재로 보이는 증상을 보고한다. 우울증의 전형으로서의 수많은 절망과 무력감을 느끼는 많은 사람은 과거와는 근본적으로 다르게 미래를 상상하는 데 실패한 것으로 해석된다. 삶을 살아가는 동안 갇히거나 덫에 걸린 듯한 감정과 연관이 있는 좌절에 대해서는, 반복되는 패턴을 넘어서는 방법을 상상할 능력이 없다는 것으로 해석된다. 외상 후의 고통 속에서 지속되는 공황에 대한 반응은 도망가거나 숨고, 피하고, 혹은 해리를 통해 벗어나는 등의 방어적 충동을 유발한다. 과거의 경험으로 인한 침습은 예전의 삶에서 유래된 것과는 다른 무언가를 경험하는 자유를 차단하고, 상상조차도 차단한다.

정신치료에서 상상은 치료의 기반이다. 이는 치료가 상상에만 존재한다는 것도 아니고, 정신치료를 하는 동안 치유되는 데 필요한 모든 것이 마음에만 있다는 것도 아니다. 오히려 그 반대다. 몸에서 마음을, 뇌에서 몸을 분리할 방법은 없다. 이는 중추신경계와 자율신경계 모두 해당된다(Marks-Tarlow, 2008a). 같은 이유로 치료자의 상상으로부터 환자의 실재 존재를 분리해낼 수 있는 길은 없다. 결론적으로 라마찬드란은 신경학적인 수준에서도 "보는 것과 상상하는 것의 경계는 항상 규정하기 어려운 것으로 증명되었다" 고 주장했다(2011, p. 86).

상상력을 위한 신경 기반

가장 원시적인 수준에서 상상은 가능한 미래를 그린 그림으로 해석된다. 이렇게 본다면 상상은 의도와 예상의 형태로, 가장 기본적인 생명체의 몸에 연결된다. 짧은꼬리원숭이의 전운동피질에 있는 표준 세포canonical cell는, 원숭이가 바나나를 쥘 때나 단순히 그것을 살필 때도 발화한다(Iacoboni, 2008). 시각과 촉각은 수용 분야가 중첩된다. 따라서 원숭이의 눈은 가능한 미래의 지도를 통해 효과적으로 손과 연결된다. 물체를 시각적으로 보면 잡을 수도 있는 것으로 처리되기 때문에 원숭이의 욕구와 의도는 바로 그 인식 행위 안에 내재된다. 사실 원숭이가 바나나를 손에 넣는지의 여부는 별로 중요하지 않다. 왜냐하면 가능한 미래가 사람 주변의 공간지도peripersonal space map라고 하는 것 위에 펼쳐지기 때문이다. 이는 잠재적 행동의 지도로서 신체를 둘러싸고 있는 공간이다. 내적인 세계와 외적인 세계는 서로 떼어낼 수 없는 관계가 된다. 과거의 경험이나 현재 상황, 잠재적 미래도 그렇다. 몸에 있어서 시간에 대한 비선형nonlinear적인 이해는 우리에게 익숙한 선형의 연대표linear timeline와 현저한 차이를 보인다.

과거와 미래가 그렇듯이, 인식과 행동은 뇌에서 분리할 수 없다. 또한 자아와 타인도 분리할 수 없는데, 이는 부분적으로는 전운동피질premotor cortex에서 작동하는 거울 뉴런mirror neurons의 존재 때문이다(Iacoboni, 2008). 이 신경들은 우리가 행동할 때나 다른 사람의 행동을 볼 때 발화한다. 최근 신경학에서 거울 뉴런은 또 하나의 '매력적인' 주제로 떠올랐다. 거울 뉴런은 모방 학습과 도구 사용의 기원으로 알려져 있으며(Iriki, 2006), 언어를 포함한(Rizzolatti & Arbib, 1998) 의사전달 표현, 자신과 타인의 공감적 이해를 포함한다(Gallese, 2001). 라마찬드란(2009)은 '다윈 이후 신경과학에서 최고의 발견'이라며 거울 뉴런의 도래를 알리기까지 했다. 그는 우리와 가장 가까운 영장류 사촌들과 비교해 인간 문화가 가장 다른 점은 거울 뉴런 때문이라고 했다. 그러나 거울 뉴런은 단독으로 작동하지 않고 위에 열거한 모든 기능과 더불어 다수의 뇌 구조와 관련된 복잡한 신경회로의 맥락에서 작동한다. 비록 기본 뉴런과 거울 뉴런의 정확한 기능과 중요성을 둘러싼 많은 논란이 있지만, 초기 거울 뉴런 연구의 선구자 마르코 야코보니Marco Iacoboni의 이야기를 숙고해보자. "손과 입의 운동을 모두 코드화하는 뉴런은 뇌 기능의 전체적인 해석을 완벽하게 감지하는데, 그 안에서 운동세포들은 각 행동의 목표와 관련이 있다"(2008, p. 15).

이 말의 두 가지 측면을 고려해보자. 첫째, 인식과 행동과 상호작용은 분리되어 작동될 수 없으며, 서로 떨어져 환원적으로 분석될 수 없는, 기능에 있어서의 하나의 전체를 나타낸다. 둘째, 몸/마음/뇌 체계가 잠재적인 목표와 일치하여 조직되었을 때, 유기체의 과거 경험은 미래를 향해 포물선을 그리는 현재의 경험에서 분리될 수 없다. 이는 화이트헤드Whitehead의 과정 철학process philosophy을 연상시킨다 (Whitehead, 1929).

이런 비환원적이고 전체론적인 관점은, 유기체가 조작하는 신체적·사회적 환경뿐 아니라 전체 유기체에 작동하는 전운동피질에서 발화하는 하나의 세포 수준에서도 진실이다. 야코보니가 목표goals라고 부르고 월터 프리먼Walter Freeman(1999, 2000)이 의도성intentionality이라고 부르는 열린 미래의 형태 속에서의 상상은 뇌의 기본 틀과 연결되어 있다. 현재를 감지하는 능력은 다가올 가능한 일들을 파악하는 것과 관련이 있다. 이런 추상적인 형태는 구체적인 현재와 공존하는데, 이는 포유류뿐 아니라 언어, 상징 혹은 논리의 고차원적 인지 능력이 부족한 다른 모든 동물 종에서도 그러하다. 이런 원시 형태의 상상력은 저급한 동물에게서조차도 정상적인 뇌 기능을 하는 동안 인식과 암묵적인 배움, 운동 연속이 집행에 핵심을 이룬다.

정신치료의 내부와 외부의 상상력

진화에 의해 세워진 서열에서 인간의 상상은 그 정점에 있다. 우리는 가능한 실제 세상을 마음속으로 그릴 수 있을 뿐 아니라 가능하지 않은 세상, 실재하지 않는 세상도 생각해낼 수 있다. 임상적 직관의 관점에서 볼 때 나는 상상력이라는 것이 관계적 맥락 안에서 내부세계와 외부세계를 잘 조정하는 가장 고차원적인 인간의 능력이라고 주장한다. 이는 암묵적 수준에서든 혹은 명시적 수준에서든 관계없이 변화를 위한 가능성을 열어준다. 정신치료를 하는 동안 상상은 때때로 현실에 앞선다. 마치 충격적인 증상이나 슬럼프에도 불구하고 기분을 좋게 하려 하고, 변화하려 하고, 성장하려 하는 환자의 잠재력을 우리가 느낄 수 있는 것처럼 말이다. 이것은 가능성의 열린 장으로서의 상상이지만, 결국은 꽃을 피운다. 이것은 반드시 특정한 형태를 취해야 하는 상상의 유형과는 대조를 이룬다. 이는 부모 역할과 명백히 유사하다. 가능한 미래의 사용은, 자녀가 자신의 내적인 모양과 외부의 의무사항을 연결하여 꽃을 피우도록 부모가 자녀에게 조율된 방식으로 반응하는 것을 돕는다. 이와 대조적으로 지나치게 엄격하게 미래를 설명하는 것은 많은 정신병리의 근원이 되며 욕망을 무리하게 획일화한다. 아이는 자신의 미래에 대한 부모의 자기애적 소망에 맞추느라 속박당한다.

4장에서 소개한 실비아의 사례를 상기해보자. 자기주도적인 면이 부족한 그녀는, 처음 만났을 때 내가 즉각적으로 직감한 본인의 놀라운 잠재력을 활용하기는커녕 인식조차 하지 못했다. 자기 의심과 자기 혐오로 낙담하고 시들해지고 붕괴되기 전에 그녀는 빛과 긍정적인 에너지를 켜거나 끌 줄 아는 능력이 있었는데, 나는 이 능력(비록 사소한 것이긴 했지만)을 '팡팡 터지는 보석'이라는 공감각적 은유로 표현했다. 치료실의 집기를 가지고 노는 모습에서, 그리고 놀랄 만큼 유창하고 분명한 발음으로 단어와 개념 놀이를 하는 모습에서 나는 즉시 그녀에게 대단한 창의력이 있음을 알아챘다.

임상가로 지낸 몇 년 동안 나는, 상당히 창조적인 사람들이 자기 표현을 위한 외부 분출구를 찾으려면 그들의 재능을 잘 다스려야 한다는 것을 확신하게 되었다. 그렇지 않으면, 죽지는 않아도 스스로를 파괴할 것이라는 것을 확신하게 되었다. 실비아가 이에 딱 들어맞는 사례다. 나는 그녀의 자기 혐오나 절망을 말하는 정도가 그녀 자신의 창의적 잠재력의 상상적 감각을 잃어버리는 것과 비례한다는 것을 안다. 실비아는 다른 사람들의 문학작품이나 희극작품을 보고 쉽게 그들의 천재성을 알아냈다. 이는 예술에 대한 그녀의 '내부의' 이해가 자신의 표현 잠재력과 직접적으로 연결되어 있음을 반영한다. 그러나 그녀 자신과 다른 사람, 현재의 자아와 잠재적 자아 사이에 실현되지 않은 차이가 너무 커서 고통스러웠는데, 특히 타인에게 인정받지 못한다고 느낄 때 그랬다. 자기와 타인, 현재와 미래는 불가분하게 묶여 있고 불가분하게 연결되어 있다. 심리내적인 공간에서 실비아는 실패의 결과로 인한 창조적 고통의 무력감으로 몸부림쳤다. 상호주관적 공간 안에서 실비아의 잠재력은 나의 희망과, 그녀를 위해 더 창조적인 미래를 그려볼 수 있는 상상력의 관계적인 맥락 안에서 씨앗처럼 웅크리고 있었다.

상상은 자명하다

1980년대 초반 UCLA 임상심리학 박사 과정 학생이었던 나는 이 대학의 신경정신과(현재는 Semel Institute)에서 지금은 고인이 된 마리엘르 풀러Marielle Fuller에게 유도 심상guided imagery을 배우는 특권을 누렸다. 나이가 80대까지는 아니더라도 족히 70대는 돼보였던 풀러는 프랑스에서 UCLA 의대의 '무자격noncredentialed' 교원으로 봉사하기 위해 이

곳으로 왔다. 풀러는 최소한 40년 동안 유도 심상 분야에서 수백 명의 정신과 수련의와 심리학과 인턴을 훈련하여 전설이 되었다. 풀러는 상세하게 연속되는 심상 대본을 발전시켰는데, 그녀는 이를 출판하려고 했으나 사망하기 몇 년 전까지는 하지 않았다. 풀러는 개개인의 감정, 관계, 그리고 영적 삶의 다른 면을 조명하기 위해 각각의 이미지를 만들어내고 구상했다. 동화童話가 서로 다른 문화권에서 서로 다른 시기에 독립적으로 일약 유명해지는 것처럼, 풀러의 이미지는 시간이나 출처를 넘어서는 원형적인 감정을 가지고 있다.

나는 초원의 첫 이미지를 소개하고 싶다. 이는 최면 혹은 유도 심상의 방법으로 작업을 하는 사람들에게는 하나의 고전이다. 풀러의 방법은 시작하기 전에 우선 환자의 눈을 뜨게 한 채로 전체 시나리오를 묘사한다. 이 대본에 따라 환자는 눈을 감은 채 스스로 해나가는데, 풀러는 때때로 대사를 상기시켜주는 말을 하거나 질문을 한다.

> 두 눈을 감으면 당신은 걸어서 지나가야 할 초원에 있는 당신 자신을 발견합니다. 그리고 이를 자세히 묘사합니다. [그것은 어떻게 생겼나요? 냄새는 어떤가요? 소리는? 기온, 계절, 그리고 날씨는 어떤가요? 당신은 어떤 옷을 입고 있나요? 어떤 풀과 관목이 있나요? 나무도 있나요? 꽃은? 동물은?] 들판 어딘가에 삽이 있습니다. 그것을 찾으세요. 그리고 손에 삽을 들고 당신이 파기로 되어 있는 초원 어딘가로 가지고 가세요.
>
> 땅 표면 아래의 어딘가에 묻어둔 상자에 삽이 닿을 때까지 계속 파보세요. 상자를 열고 무엇이 들어있는지 보세요. 무엇이 안에 있는지 시간을 가지고 보세요. 만약 당신이 상자에서 무엇을 꺼냈다면

그것을 다시 집어넣으세요. 상자를 다시 구덩이에 넣고 삽을 사용해 다시 그것을 묻으세요. 그리고 삽을 다시 제자리에 가져다 놓고 초원을 걸어 당신이 들어왔던 그곳으로 나가세요. 준비가 되면 눈을 뜨고 방으로 돌아가세요.

풀러는 15주 동안 매주 수련생들을 만났고 한 번에 하나씩 연속적인 이미지를 가지고 이끌었다. 풀러는 누군가가 격렬히 동요하거나 꼭 말해야 할 필요가 없다면 그 경험에 대해 토론하지 않았다. 풀러는 그 의미에 대한 질문이나 상징에 대해 추측하지 않도록 했다. 그녀의 반응과 요구는, 상상의 산물이 마치 모든 단어나 생각 아래서 마술처럼 작용한다는 강한 신념에서 나오는 것이었다. 즉, 의식적인 행동이나 토론, 개입, 해석 등을 하지 않아도 무의식에 작용함으로써 자동적으로 우리의 삶을 변화시킨다는 것이다.

모든 것이 다 그런 것은 아니지만 나는 살아오면서 겪은 많은 사건에 대한 체화된 기억이 거의 없다. 하지만 나는 아직도 지난 30년 동안 풀러와 함께하며 만들어낸 심상의 많은 부분을 지금도 기억한다. 그녀와 함께한 작업 경험은 임상치료에서 내가 사용하는 심상 방법에 크게 영향을 주었다. 나는 친숙한 이미지들을 특이한 방법으로 창조적으로 바꾸도록 영감을 받았다. 예를 들면 발기부전의 근원을 조사한다든가, 시험의 실패나 창조적인 것을 방해하는 것을 다루기 위해 나 자신의 습관적 이미지를 획기적으로 바꾸는 것 등이 그것이다. 유도 심상의 이용은 아주 직관적이다. 사전에 미리 계획된 심상으로 시작할 때조차도 이 여행은 즉각적으로, 그리고 현저하게 각 개인의 상상에 따라 달라진다.

내가 유도 심상을 사용하는 방법은 어떤 측면에서는 풀러의 방법과 다르다. 크게 다른 점을 꼽자면, 나는 이야기를 하거나 이미지와 사건의 진행을 해석하는 데 시간을 쓴다. 그러나 나는 내적 여행으로의 몰입과 이에 따르는 지적 토론을 분리시키는 데 주의했다. 나는 일주일은 그냥 지나가는 것을 선호했는데, 이미지가 정신 내에서 심화되고 부화할 기회를 주기 위해서다. 이 방법은 사람들이 밤에 어떤 꿈을 꾸는지 볼 수 있을 뿐만 아니라 모호한 감정과 깊은 충격의 상태로 머물 기회를 주었다. 이런 몰입과 분석 사이의 공간은, 내재적인 의미와 가치의 느낌 같은 경험을 기억으로 강화시키는 것처럼 보인다.

초원의 이미지는 정신에 대한 지형학적 은유를 제공한다. 이 은유는 의식적 접근성의 높은 단계와 무의식적 피질하 영역의 깊이를 비유한다. 정신에 대한 지형학적 은유는 현대 정신분석이 생겨나기 전, 이미 고대 때부터 시작되었는데 적어도 2,500년 전으로 거슬러 올라간다. 고대 그리이스 철학자 헤라클레이토스는 정신이 끝이 없음을 선언했다. "어떤 길을 가더라도 영혼의 끝은 발견할 수 없다. 영혼의 의미는 그토록 심오하다."

프로이트의 구조 모델 역시 지형학적 은유에 의지한다. 초자아는 머리 위에서 맴돌고, 의식적 자아는 지상에서 작동하며, 무의식적 이드는 땅속에 묻혀 있다. 융의 분석심리학을 포함하여 '심층' 심리학도 비슷한 은유를 취한다. 고대의 뼈가 묻힌 지하실의 숨겨진 방에 이르기까지 집을 통해 하강하는 융의 유명한 꿈을 생각해보라. 이 이미지는 프로이트의 개인 무의식과는 구별되는 융의 집단 무의식 개념에 영감을 불러일으킨 심상이다. 나는 현대의 비선형 과학에서 유래한 것을 포함하여 다양한 심리학 학파의 핵심 은유에 대해 예전에 기술한 바 있다(Marks-Tarlow, 2008a).

초원 이미지는 의식과 무의식 사이의 수직적 관계를 상징화하기 위해 지형의 은유를 이용하는 많은 선례를 따라간다. 초원의 질은 – 얼마나 푸르고 비옥한지 혹은 얼마나 공허하고 암울한지는 – 환자의 마음의 상태 또는 현재의 삶의 질을 나타낸다. 삽에 접근하고 쉽게 땅을 파고 상자를 여는 행위는 모두 인간의 방어와 자원에 대한 성질을 나타낸다. 상자의 깊이와 내용은 이해의 경험과 의미있는 감각을 포함하며, 무의식적인 암묵적 수준과 의식적인 자아와의 통합과 분열의 수준을 상징한다.

'심상은 자명한 것이며', 따라서 해석이 필요 없다는 풀러의 주장은 제임스 힐먼James Hilman(1979)을 포함한 여러 사람에 의해 지지를 받는다. 심상이 그 자체로 말하는 이유 중 하나는, 말이라는 게 쉽게 거짓말을 하는 반면에 심상은 거짓말을 하지 않는 편이기 때문이다. 거짓말을 할 수 있는 능력은 가상세계를 만들어가는 자유를 알게 되는 아동기의 중요한 발달단계를 나타내는 것이며, 이 능력을 통해 아이는 어른과 타인을 바보로 만들고 속이기도 한다. 우리는 거짓말을 할 때 의식적으로 장황하게 이야기를 하고 그것을 다른 사람들에게 넘긴다. 이것은 유도 심상을 하는 동안에 가능한데, 우리는 머리에 떠오르는 처음 것을 좋아하지 않을 때 고의적으로 그것을 변경시킬 수 있기 때문이다. 그러나 우리는 숨겼다는 것을 알 수 있는데, 이는 의식적으로 만들어진 이미지와 무의식적으로 저절로 떠오르는 이미지 사이의 차이를 느낄 수 있기 때문이다.

심상을 관장하는 우뇌는 실수를 탐지하고 수정하는 능력이 있는 반면에 언어를 관장하는 좌뇌는 그렇지 않으며 진공상태로 작동한다. 맥길크리스트(2009)는 이를 다음과 같이 우아하게 표현했다. '좌뇌는 단지 내부의 논리적 실수를 탐지해낼 수 있으며, 따라서 체화된 근거를 공급하는 우뇌에 의존하게 되는데, 여기에서 그 진실을 얻는다.' 두 반구가 기능적으로 서로 연결이 끊어질 때 우리는 거짓을 말할 수 있는 좌뇌의 최대 능력을 알게 된다.

1960년부터 시작된, 분할 뇌 환자split-brain patients에 대한 풍부한 연구가 있다. 이 연구는 대간질 발작이 뇌의 한쪽에서 다른 쪽으로 건너가는 것을 막기 위한 시도로 뇌량corpus callosum(두 반구를 연결하는)을 절단하는 것에 관한 것이었다(Gazzaniga, 2005). 전형적인 실험의 예는 다른 반구에 별개의 시나리오를 보여주는 것으로 구성된다(이는 또한 각각의 눈의 시야를 반으로 쪼개는 것을 요구한다). 이는 좌뇌가 의식적인 의미와 이야기를 열심히 만들어내는 결과를 초래한다. 무의식적이고 비언어적인 방법으로 우뇌가 나타내는 것에 대한 이유를 설명하려고 하기 때문이다. 예를 들어 우뇌가 나체 여인의 사진을 보았을 때 얼굴은 붉어지는 반응을 한다. 왜 얼굴이 붉어졌느냐는 질문을 받으면 아마도 좌뇌는 '여기가 더워서'라고 할 것이다. 또는 웃음으로 유도하는 시각적 유머를 우뇌가 보았다고 상상해보라. 왜 킬킬거리는지 설명을 요구하면 좌뇌는 '당신이 진짜 웃기기 때문에!'라고 할 것이다.

이런 일들은 자주 일어나는데, 분할 뇌 연구자 마이클 가자니가Michael Gazzaniga는 좌반구를 '해석자'라고 선언했다. 가자니가의 선언은, 좌뇌가 감정 부분에서 나온 의미를 짜맞추기 위해 합리화하고 이야기를 만들어내는 등 할 수 있는 여러 방법으로 경험으로부터 끈질기게 의미를 만들어낸다는 것을 의미한다. 아마도 마리엘르 풀러는 시각 이미지에 대한 말이나 해석은 이미지의 순수성 그 자체와 비교해 볼 때 거짓이 될 수 있다고 직감했던 것 같다. 불행하게도 이런 말word

에 대한 저항은 풀러가 자신의 책을 완성하지 못한 이유 중 하나가 될 것이다. 도발적으로 나는 풀러의 내적인 동기를 지금도 만들어내고 있다. 그렇다면 나는 글쓰기를 통해 노출하려고 하는 바로 그 거짓을 말하는 능력을 사용하고 있는 셈이다. 나는 거짓말 파라독스의 다른 변이를 지금 막 창조하고 있는 것일까?(예를 들어 이 문장은 거짓이라고 하자. 그렇다면 이 말이 거짓이라면 그것은 진실이고, 이 말이 진실이라면 그것은 거짓이다). 누가 알겠는가?

개인적인 이야기나 사회적인 이야기를 엮어나갈 때, 우리는 그것이 전적으로 정확한 것이든 아니든 우리의 관점이나 욕구에 가장 잘 맞는 해석을 선택한다. 많은 흥미로운 연구에 따르면, 사실 우울감이 있는 사람들은 그들이 덜 행복감을 느낀다 하더라도 우울하지 않은 사람들보다는 사회적 세계의 조건을 인식하는 것이 더 정확하다 (Lewinsohn, Mischel, Chaplin, & Barton, 1980). 나의 논문심사위원 중 한 사람인 셸리 테일러Shelly Taylor는 삶을 위협한 병에서 회복하기 위한 긍정적 환영illusion의 가치를 연구했다(Taylor & Brown, 1994). 역설적이게도, 오류로 시작된 것은 자기충족적인 방법으로 사실이 될 수 있다. 암을 극복할 가능성에 대해 더 사실적으로 생각하는 우울감 있는 사람들은 실제로 죽음에 이를 수 있다. 그러나 암을 정복할 수 있다고 믿는 낙관적인 사람들은 희망이 없는 사람들보다 더 완치될 가능성이 높다. 이렇게 마음/몸/세계가 통합되면 건강한 미래를 상상하는 능력이 실제로 환자의 건강을 돕는다.

이미지와 전이

나는 조지의 비누방울 이미지를 다시 한 번 언급하며 이 장을 끝맺으려고 한다. 이번에는 7월 4일 주말을 어떻게 보낼지에 관해 그가 어머니와 교환한 또 하나의 이메일에 관한 이야기를 해보겠다. 지난 몇 달 동안 조지와 수Sue는 조지의 부모를 방문하는 횟수를 정하는 데 진전이 있었다. 대담하게 조지는 부모에게 이번 휴가는 예전과는 달리 부모가 오도록 초대했다. 뜻밖의 즐거운 제안에 부모는 초대에 응해 정중하게 조지와 수의 집에서 하룻밤을 머물기로 했다.

조지가 그다음의 이메일을 받을 때까지는 모든 것이 순조롭게 진행되는 듯했다. 어머니는 조지와 수의 이해와 허락을 구하지 않고 조지의 여동생과 남자친구까지 조지와 수의 집에 머물 것이라며 초대의 범위를 넓히는 이메일을 보내왔다. 조지는 어머니가 권리를 남용하는 것으로 느꼈다. 그는 화가 났고 이번에는 좀 더 직접적으로 반응하기로 했다. 조지는 이메일을 보내 어머니가 경계를 범했다고 분명하게 말했다.

조지는 자신의 대담한 행동에 만족했으나, 나에게 보여주기 위해 가져온 어머니의 답장 이메일에 마음이 상했고 혼란스러워 했다. 어머니가 조지를 진정시키기 위해 어린아이 같은 언어를 사용했는데, 이때문에 그는 자신이 초등학교 3학년 수준으로 퇴행하는 것을 경험했다. 조지는 내게 이메일을 읽어도 되겠느냐고 허락을 구했다. 3학년 수준의 조지의 요구에 의아했으나 직관적으로 나는 그 흐름을 방해하지 않기 위해 "좋아요, 그러시죠"라고 말했다.

"아, 조지. 너를 화나게 해서 미안하다. 너도 가족 모두를 저녁식사에 초대하길 원한 거지? 만세! 그런데 나는 네 여동생의 남자친구도 여기서 머물러도 된다고 생각했단다. 그는 네 여동생과 결혼할 것이고 사실상 결혼한 거나 다름없어. 네가 여동생과 남자친구가 밤새 머무르는 것이 불편하면 그들을 호텔로 보내면 된단다. 아무것도 확정된 것은 없어. 스트레스 받지 말고. 화낼 필요도 없단다."

나는 합리적인 것처럼 들리는 편지 내용을 들은 후 조지에게 어머니의 말을 어떻게 이해했는지 물었다. 내가 예상한 것처럼 조지는 위의 내용을 상당히 문자 그대로 읽었다. "너는 여동생의 남자친구와 편안하게 지내는 게 낫겠어. 왜냐하면 그가 여기서 지낼 테니 그에게 기회를 좀 주거라. 여동생과 남자친구가 너의 집에 도착했을 때 만약 그가 머무르는 것이 많이 불편하면 그때 계획을 바꿔서 우리 대신 그 둘이 호텔로 갈 거야." 반대로 나는 이메일을 이렇게 이해했다. "아직 마지막 합의는 내려지지 않았어. 어떤 것도 확정된 것은 없어. 그러니까 시간을 가지고 잘 생각해. 여동생의 남자친구를 편안하게 맞을 수 있을지 아닐지 잘 생각해보는 게 필요하니까. 만약 편안하지 않으면 우리는 여동생과 남자친구가 우리 대신 호텔에 머무르도록 미리 조정할 수 있어."

내가 조지에게 어머니의 대화에 대한 나의 의견을 전달했을 때 그도 즉각적으로 어머니가 말하려는 의미를 느꼈다.

"조지, 당신이 어머니의 메일을 읽어도 되느냐고 나의 허락을 구했을 때 나는 왜 당신이 그러는지 의아했습니다. 그러는 당신이 어린아이처럼 느껴졌거든요. 아마도 이 일화에서는 어머니가 당신을 3학년으로 퇴행시킨다기보다는 오히려 당신 스스로가 퇴행하는 것 같군요. 아마도 당신은 어머니에게 직면하는 행동이 정말 위험하고 무섭게, 그리고 응징을 두려워하는 어린아이처럼 느껴졌나봐요. 아마도 실제로 무슨 일이 일어났는지에 대해 더 성숙하고 은유적인 이야기의 진실을 보지 못한 것 같습니다."

"당신이 그렇게 이야기를 하다니 재미있네요. 사람들은 종종 내가 문자 그대로 이해한다고 지적해요."

"우리가 선형적이고 논리적인 뇌의 부분을 사용하여 너무 정확하게 살아간다면 일어날 수 있는 일입니다. 그러나 이런 일은 우리가 스트레스로 지쳐 있을 때, 그리고 우리의 마음이 살아남기 위한 방식을 취하느라 창의적 측면이 위축되었을 때도 일어날 수 있습니다."

"나는 지금 기분이 좋지 않습니다. 지난 이틀 동안 불필요하게 화가 나서 많은 에너지를 낭비한 것 같아요. 내가 이메일을 사용하지 않았다면 이런 일이 일어나지 않았을 겁니다. 어머니한테서 직접 얘기를 들었다면 나는 어머니의 목소리 톤으로 의미하는 바를 이해했을 겁니다. 그리고 모든 불필요한 혼란과 걱정을 피할 수 있었겠죠."

"당신은 메시지를 작성할 시간과 공간이 필요했기 때문에 이메일을 사용한 거죠. 당신은 어머니 바로 앞에서 압력을 받지 않고 당신이 마음속에 상상하듯이 쓰기를 원했어요."

"맞습니다. 내가 어머니에게 전화를 했다면 하고 싶은 말을 절대 하지 못했을 겁니다. 그러나 결국 역효과를 낳고 말았네요."

"왜 당신은 지금 과도하게 자신을 비하하죠?"

"나는 부모님에게 화가 나고 전화로 그들과 직면하던, 바로 그 시간 직후에 있는 것 같이 느낍니다. 나는 내가 참 멋진 일을 했다고 생각했어요. 나는 칭찬을 기대하고 여기에 왔어요. 그런데 당신은 내가 그들에게 감정적으로 대했고, 내 가치관과는 다른 아내의 행동을 방어했다고 지적했습니다."

"그래서 그때 나는 당신의 비누방울을 터트렸습니다. 바로 지금 내가 터트리고 있는 것과 같은 방법으로요."

"그러나 당신은 그때 옳았습니다. 지금도 당신이 옳고요."

"그래서요? 옳다는 것이 뭐가 중요하죠? 왜 진실이 감정을 이겨야 하죠? 기술적인 면에서, 어쩌면 문자 그대로의 의미에서도 내가 옳을 수도 있습니다. 그러나 감정적인 면에서는 당신이 옳습니다. 솔직히 말해서, 특히 관계에서는 감정적 진실이 지적인 것보다 더 근본적이고 더 중요합니다. 내가 당신에게 상처를 주었고 그것이 당신에게 수치심을 느끼게 했다면, 이것이 우리가 함께 다루어야할 진실입니다. 조지, 솔직히 말해서 나는 내 책에서 (문자 그대로든 은유적으로든) 이것이 기술적인 면에서 내가 옳고 그름보다 더 중요한 것이라고 썼습니다."

조지는 웃었고 동시에 울었다. 다시 한 번 그는 자신이 스스로 알아가는 자유 안에서 행복과 안도를 느끼면서도 내적 진실을 숨기는 정교한 체계에 대해 슬픔을 느꼈다. 그러나 다음 토론에서는 더 많은 일이 일어났다. 우리는 조지의 비누방울 심상에 대한 전이 차원의 이야기를 꺼냈다. 나의 좋은 의도와는 다르게 그와 나는 각자의 관점에 사로잡혔다. 나는 내가 알았던 것보다 더 그의 어머니와 닮아 있었다. 예민하게 조율하려는 나의 모든 시도에도 불구하고, 나는 조지의 비누방울에 아직도 갇혀 나의 의도와는 다르게, 그가 나를 이해하고 지지하기 위해 자신의 관점과 감정을 억압하게 했다. 내가 지속적으로 조지의 관점을 이기고 있었다는 것이 얼마나 역설적인지…. 옳다는 사실보다 그의 감정이 더 중요하다는 것을 지적하면서도 나는 그의 주장보다 내 관점을 더 주장하고 있었다.

상담이 끝날 무렵 우리는 일어서서 문으로 걸어갔다. 조지는 마치 나중에 생각해낸 것처럼 무심코 말했다. "나는 우리가 사용한 이미지에 진심으로 감사해요 나는 회기 사이사이에 그것에 대해 생각해요. 상담 시간에 일어난 것이나 우리가 이야기했던 상세한 것을 자주 잊어버리는 것은 우스운 일이죠. 그러나 나는 그 이미지들은 결코 잊어버리지 않아요."

요약

임상적 직관은 사물이 어떤지(환자가 세상을 어떻게 느끼고 보는지, 그리고 이런 관점이 그 상담에서 전이와 역전이 역동에 어떻게 반영되는지)뿐만 아니라, 그 사물이 어떤 것 같은지(사람들이 어떻게 치유하고 성장하는지, 어떻게 우리가 그들이 그렇게 되도록 도울 수 있을지)에 다가갈 수 있다. 상상Imagination과 심상imagery은 그런 잠재성을 이야기할 때 주요한 도구다. 상상은 결코 그렇지도 않았고 그럴 수도 없는 세상을 마음속에 그려보기 위한 인간의 능력에서 그 정점에 다다른다. 그러나 어떤 원형적 상상proto-imagination은 우리의 행동이 자동적으로, 그리고 반영적으로 미래를 향하도록 하는 의도의 핵심에 암묵적으로 연결되어 있다.

이 장에서 나는 어떻게 상상이 언어만으로 보여줄 수 있는지보다, 체화된 감정적·관계적 진실에 단서를 제공할 수 있는지를 밝히는 임상 사례를 선택했다. 이 사례에는 우리의 내적 기초를 다지게 하는 자유로운 상상 놀이에 대한 깊은 진실이 있다. 이는 우리가 살아가면서 안전한 선택을 하고 적합한 경로를 선별할 수 있게 한다.

이 장의 주제를 절실히 느끼게 하기 위해 다음과 같은 방법으로 당신 자신의 상상을 열려고 노력해보라.

- ★ 치료자로서 당신의 정체성에 관한 감정을 표현할 수 있는 은유를 발견해보라. 그 은유가 단어, 그림 혹은 다른 형태로 나타나는지 주의 깊게 보라.
- ★ 당신의 임상적 직관을 동물이라고 상상하라. 동물이 당신을 힘의 위치로 이끈다고 생각해보라. 당신이 힘을 갖게 되었을 때 이 동물과 소통할 수 있는 방법을 찾으라. 그것이 대화의 언어적 통로든, 상호간의 비언어적 시선의 통로든, 수화든, 춤이든.
- ★ 환자와 교착 상태에 있다고 느끼는 어려운 사례나 장소를 선택하라. 유도 심상을 이용해 내적인 창고를 찾으라. 산을 올라가라. 정상이나 근처 어딘가에서 오두막집을 찾아 당신의 안내자를 찾기 위해 문을 두드리라. 그것이 마법사든 마녀든 혹은 주름이 쪼글쪼글한 남자든 당신의 내적 안내자가 선택하는 형태에 주의하라. 당신의 딜레마에 질문을 제기하고, 언어를 사용하든 사용하지 않든 그 해결책을 가리키는 당신의 인내지로부터 선물을 받으라. 그게 무엇인지 알려고 하지 말라. 그것이 충분히 끓도록 그대로 두라.

다음 장에서는 여기에서 더 나아가, 살아가는 동안 외부 경로를 안내하는 내적 상상의 빛을 사용하는 것의 중요성을 다루고자 한다.

7장

바다를 항해하기

인간은 운명을 피하기 위해 선택한 길에서 자신의 운명을 마주치곤 한다. -장 드 라 퐁텐

당신은 당신의 편안한 세상을 떠나 직관의 황야로 들어가야 한다. 당신이 발견하는 것은 경이로울 것이다. 당신이 발견하게 되는 것은 당신 자신일 것이다. -앨런 알다

이미지든, 기억의 섬광이든, 마음에서 우러나오는 노래든, 직관은 자기 발견의 중심부에서 체화된 은유의 형태를 띠는 상상과 친밀하게 작업을 한다. 핵심적 은유는 신체감각적 경험, 감정적 경험, 관계적 경험과 함께 암묵적으로 시작되며, 삶의 의미와 방향을 제공하는 것을 돕는다. 유아기 초기에 핵심적 은유는 수직 상태verticality

및 균형과 연관되어 있고, 신체적·물리적 상태에 따라 구체적으로 일어나게 된다. 생의 후기에 이러한 은유는 인지적·언어적 능력이 부가되면서 좀 더 상징적으로 된다. 발달학적으로 우리는 무기력하고 다른 사람에게 의존적인 수평적 위치에 존재하는 것으로 시작하여 세상에서 균형, 기능, 힘을 획득할 수 있는 좀 더 수직적 위치로 우리 자신을 끌어올린다.

우리는 사회적 동물이므로 생의 시작부터 주변 환경에 대한 우리의 탐색은 물리적 세계를 넘어 확장된다. 우리의 신체, 우리 자신, 그리고 우리를 둘러싼 환경을 발견하면서 동시에 타인의 신체, 감정, 환경적 맥락을 탐색한다.

이 장에서 나는 주관성은 완전히 체화된 현상이라는 것, 그리고 상호주관성은 시간에 따라 확장되어가는 공간적·지형학적 조정 시스템이라는 것에 역점을 둘 것이다. 그렇게 함으로써 핵심적 은유의 레퍼토리를 균형과 수직 상태의 정적인 입장에서 역동적 작용과 지시된 움직임으로까지 확장하려고 한다.

여기에 나의 근원적인 입장이 있다. 삶에서든 임상작업에서든, 직관으로 자신을 이끌어나가는 것은 전적으로 사회적 공간에서 이루어져야 한다. 그렇게 해서 내면의 시각과 지시에 따라 외부의 정보와 사회적 단서를 처리함으로써 우리는 시간이 흐를수록 경험을 통해 내면에서 바깥세상으로 항해할 수 있다. 환자에게 접근할 때 방향이 잡혀 있을수록 정신치료자는 좀 더 근거 있고 확고한 입장을 취할 수 있다. 이는 우리가 어려운 감정과 다루기 힘든 문제를 직면할 수 있게 도와주며, 이로써 성공적인 만남의 기회를 높일 수 있게 된다.

내적 감각 능력, 감정 능력, 행동력, 인지 능력, 기억력 및 상상력을 처음에는 측정하고, 맞추고, 조정하는 것을 통해 자유 놀이가 어떻게 자신의 전체를 통합할 수 있게 하는지에 대해 나는 자세히 검증해볼 것이다. 이러한 시스템이 완전히 조정되고 나면, 아이들은 상상으로 조명되고 직관을 통해 안내받으면서 내부에서 나와 사회를 향해 항해할 준비를 갖추게 된다. 정신치료는 환자들이 내적 체계를 재조정할 수 있도록 이러한 생애 초기의 탐색의 자유를 회복할 수 있게 돕는다. 환자가 자신을 새로 발견할 수 있도록 꿈꾸고 작업하기 위한 안전지대를, 믿을 수 있고 안정적인 치료적 동맹이 제공할 때 이러한 것들이 가능해진다. 물리적 공간을 탐색했던 어린 시절의 기억을 회상하는 것에 대한 서막으로서 공간적·시간적 은유에 대한 예와 함께 이 장을 시작할 것이다. 그리고 거기서부터 사회적 공간을 항해하는 것에 관한 임상 이야기로 전환해갈 것이다. 나는 한 소년의 임상 사례를 제시할 텐데, 이 사례에서 소년의 공상 놀이는 갈등으로 가득찬 부모의 결혼생활로 인한 장애물을 조명하고 훈습하기 위해 암묵적으로 꾸며진 것이었다. 존재의 여러 단계에서 필요한 자유로운 탐색의 중요성을 강조하기 위해, 나는 주의집중을 돕는 낙서의 유용성에 대해 주의를 전환하고자 한다. 그 단계는 일종의 대인관계 신경생물학interpersonal neurobiology으로 완전히 준비될 것이다. 그 지점에서 나는 경험의 '무엇을', '어디서', '언제'로 내재화하는 해마hippocampus에 관해 논의하려고 한다. 내면에서 밖으로 나오는 자신에 대한 감정을 직관을 통해 촉진하기 위해서는, 직선적이고 목표지향적인 방식으로 움직이는 것보다는 두서없이 거닐듯 접근하는 것이 더 유용할 것이다. 이는 인간이 아닌 다른 생명체의 경우도 마찬가지다. 그러나 처음에는 언뜻 두서없는 것처럼 보이는 것도 더 큰 관점에서는 목적이 있는 패턴임이 종종 드러나기도 한다. 마지막 사례는 구조화되지 않았던 어린 시절의 놀이가 직업 분야에서 자기 표현으로 성숙되는 것과 같은, 일생에 걸친 연속성을 보여준다.

사회 공간에서 우리 자신을 정립하기

정신치료를 하는 동안 다음과 같은 언급을 흔히 들을 수 있다.

"그런 생각을 가지고 당신이 어디를 향해 가고 있는지 이해할

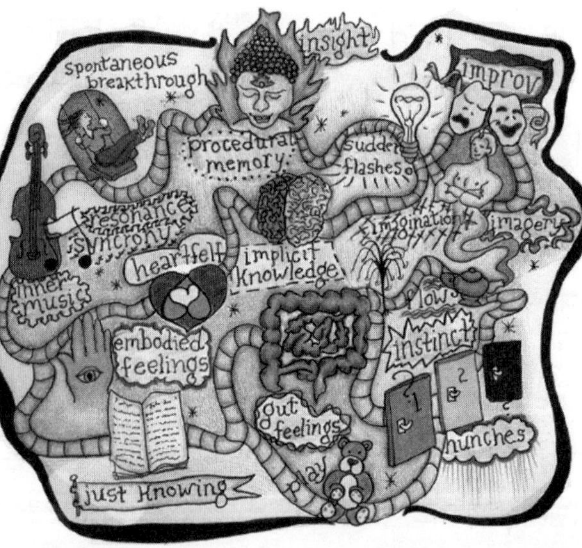

그림 7.1 역사적으로 내면 세계inner space는 공간이 확장된 영역의 형태로 만들어져왔다. 프로이트의 이드, 자아, 초자아의 구조 모델을 생각해보자. 이드의 무의식적 요소는 지하에 묻혀 있고, 의식적 자아는 현실의 표면에 있으며, 초자아의 도덕심의 고상한 이상과 충고는 더 위에 떠 있다. 임상적 직관에 특정 영역을 부여하는 것은 경험을 더 인식하고 실현할 수 있게 한다. (Courtesy of the author)

수 없군요."

"정말 길을 잃은 느낌이에요."

"내 딸은 정신차리지 않을 거예요."

"나 자신을 발견하기 위해서라면 이 결혼생활을 그만둬야 해요."

(그림 7.1)

각각의 언급은 신체가 있는 물리적 공간과, 감정적·관계적 삶이 있는 사회적 공간 사이의 연속성을 암시하는 은유를 포함한다. 관계를 이야기할 때 이런 식의 구체적 용어로 종종 이야기하기 때문에 우리는 공간적 연관성을 거의 인식하지 못한다. '우리를 분리시키는 벽과 장벽을 무너뜨린 후에' 누군가와 가까워지는 느낌으로 설명하는 것 외에 어떻게 달리 친밀감을 표현하겠는가?

생의 시작부터 우리는 물질적 공간에 있는 체화된 자아와 다른 사람과의 관계 속에 있는 사회적 자아를 같이 갖게 된다. 부모와 함께 창조한 상호주관적 영역은, 우리가 어디에 있는지를 확인하기 위해 지속적으로 다른 사람에게 의지하면서 평생 확장되어 간다.

엘리자베스 길버트Elizabeth Gilbert가 쓴 『먹고, 기도하고, 사랑하라Eat, Pray, Love』에서 인용된 글을 보자. 이 글에는 '감정'과 '다른 사람의 입장에서 공감하는 것'에 대한 시공 눈금spacetime grid의 은유가 나타나 있다.

> 어느 날 저녁 우리는 절망하는 누군가를 위로하려 할 때 사용하는 표현에 대한 이야기를 하고 있었다. 나는 그에게, 영국에서는 '나도 그런 적이 있었어I've been there'라는 말을 자주 한다고 말했다. 이것은

처음에는 그에게 명확하지가 않았다 (내가 어디에 있었다고?). 나는 깊은 슬픔이, 때로는 시간의 지도에서 특정 위치에 있는 것과 거의 유사하다고 그에게 설명했다. 슬픔의 숲속에 있을 때는, 더 나은 곳으로 가는 방법을 찾을 수 있다는 상상조차 할 수 없다. 그렇지만 누군가가 같은 곳에 함께 있었고 함께 벗어났다고 안심시켜줄 수 있다면, 때로는 이것이 희망을 가져다 줄 수 있다.

이러한 예는 라코프Lakoff와 존슨Johnson(1980)의 수직성verticality과 균형에 대한 핵심 은유를, 전생애에 걸쳐 볼 수 있는 운동locomotion과 방향성 있는 움직임이라는, 좀 더 역동적인 맥락 안에서 이해할 수 있도록 돕는다. 내적 시각과 안내로 지원되는 '내부에 근거하는 방향 감각internally grounded sense of direction'을 발전시킨다면 우리가 누구인지, 우리가 무엇을 하고 있는지에 대한 통합으로 나아가는 데 직관을 사용할 수 있게 된다. 이는 어떻게, 언제 직관을 사용할지, 그리고 어떻게, 언제 더 이성적이고 의식적인 방법으로 심사숙고할지, 언제 외부 자원에 자문을 구할지 등을 포함한다. 우리가 직관의 빛에 안내받아 내면에서 바깥을 향해 삶에서 움직여 나아갈 때 좌뇌의 조각나고 분열된 스타일을 우뇌의 전체론적이고 통합적인 기능으로 조직화할 수 있다. 직관을 총괄자로, 심사숙고하는 기능을 조력자 및 직관의 산물로 유지하는 방식으로 우리는 삶의 진로를 계획할 수 있게 된다.

자신을 혼란으로 몰아넣는 것

이 장을 쓰기 시작하면서 어린 시절의 장면이 갑자기 떠올랐다. 나는 그것의 연관성을 인식하기 전까지는 그것을 쓸모없는 것이라고 생각하려고 했다. 한번 더, 나의 무의식적 본능이 어떠한 의식적 의도보다 더 영리하다는 것을 증명했다. 다음의 내용은 아마도 가장 어린 시절의 명확한 기억일 것이다. 나는 엄마와 함께 차를 타고 시골길을 가고 있었다. 아동용 카 시트가 있기 전이어서 나는 앞좌석에 앉을 수 있었다. 나는 창밖을 보면서 지나쳐가는 풍경을 보는 것을 좋아했다. 이 날은 창밖을 보는 대신 엄마 쪽을 보았고, 엄마의 손과 팔의 움직임에 집중하기 시작했다. 처음엔 시계방향으로, 그다음엔 반대방향으로 엄마가 자동차 핸들을 어떻게 조정하는지를 관찰했다. 잡아당기고, 비틀고, 돌리고 하는 모든 미세한 움직임을 볼 수 있었다. 어떤 동작은 매우 부드럽고 길었으며, 어떤 동작은 급작스럽고 짧았다. 자동차 핸들이 움직이는 것에 따라 엄마의 손은 방향이 바뀌었다.

나는 그 안에서의 패턴을 알아내기 위해 보고 또 보았다. 하지만 그럴수록 한 순간에서 다른 순간으로의 일정한 경향을 알아낼 수가 없었다. 처음에는 나는 불규칙적 운율에 매료되었다. 그다음엔 무슨 일이 일어날 것인지 생각하기 시작했다. 나는 엄마가 앉아있는 핸들 바로 앞에 나 자신이 있는 것처럼 상상하기 시작했다. 이는 곧 나를 공황상태에 빠지게 했다.

"어, 어"하며 나는 생각했다. "내가 운전을 하면 분명히 충돌할 거야. 난 운전할 수 없을 거야. 이 많은 미세한 움직임의 명확한 패턴 없이 이 순서를 어떻게 내가 외워서 기억하겠어? 모든 운전이 이렇게 복잡한 거라면, 우리 엄마는 천재임이 분명해. 그리고 난 절대 운전하는 걸 배울 수 없을 거야." 즐거움과 경이로움으로 시작되었던 것이 무기력한 절망감으로 급격히 변질되었다.

돌아보면 내 어린 마음은 의식적으로 지시된 기능을 하는 좌뇌와 내재적으로 반응을 조직화하는 우뇌 사이의 지속적 혼란을 예고한 것이었다. 아마 이런 혼란은 오른손잡이를 위한 세상에서 왼손잡이로 살기 때문에 비롯된 것일 수도 있는데, 가위질이나 망치질을 할 때, 탁구를 칠 때, 바느질을 할 때 나의 손들은 항상 올바른 사용을 위해 양손이 끊임없이 경쟁해야만 했다. 아니면 부모가 있는데도 불구하고, 생애 초부터 이 세상에서 혼자이고 불안정하다는 느낌에서 나의 공포가 유래되었을 수도 있다. 공포의 원천이 무엇이든, 미숙한 마음에서 생겨난 생각의 오류는 이제 나에게 명백하게 보인다(그림 7.2). 잡아당기고 비틀고 하는 이러한 움직임은 의식적인 학습, 기억, 수행을 필요로 하는 정교한 순서가 아니다. 오히려 이는 광범위한 암묵적 학습의 배

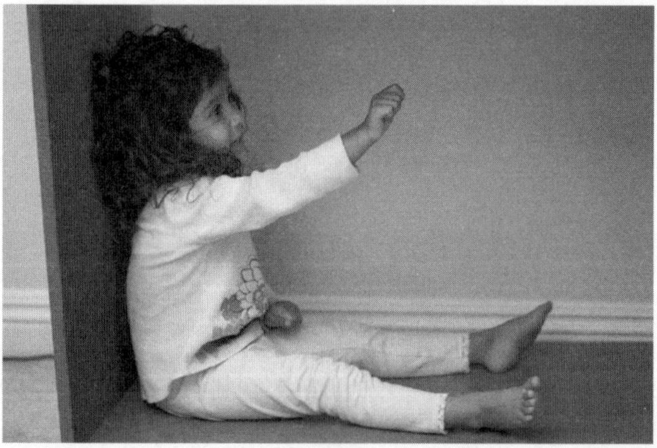

그림 7.2 이 작은 소녀는 엄마 책상 아래의 구석을 상상의 차를 운전하는 환상 공간으로 바꾸고 있다. 소녀가 얼마나 편안해보이고 이완되어 있는지를 주목하라. 그녀의 눈에서 환상의 목적지를 볼 수 있을 것 같기도 하다. 운전을 하는 생각에 대한 나의 어릴 적 공포감과 얼마나 대조적인지! (Courtesy of Remy Ashe)

경에서 출현한다. 즉, 지각의 정확성과 지시된 움직임의 정확한 판단을 가능하게 하는, 세부적인 것들에 대한 순간순간의 집중력과 피드백을 통합함으로써, 어떻게 운전해야 할지에 대한 직관적인 느낌을 엄마에게 심어주었던 것이다.

아주 어릴 때부터 나는 사람들이 세상을 통해 어떻게 자신만의 방식을 만들어가는지 이해하려고 애를 썼다. 슬프게도 나는 이 분야에서 준비가 부실하다는 느낌으로 인생을 시작했다. 다행히도 내 안의 집요한 지속성이 숙달과 안정감이라는 얻기 힘든 감정을 얻게 해주었다. 다음의 임상 사례는 초기 놀이가 이런 종류의 공포와 자기 의심에 대한 반작용으로 고안된 것처럼 보이는, 작은 소년에 관한 이야기다.

우유 왕 만세

칼Carl은 언어발달이 매우 늦어 세 살이 될 때까지 말을 하나씩 툭툭 내뱉듯이 말했다. 아들의 언어발달 지연으로 엄마의 걱정은 시작되었다. 두려운 마음으로 그녀는 아들을 언어치료에 보냈다. 그러나 모든 아이의 발달이 그렇듯 발달 속도는 균일하지 않으므로, 나이에 맞는 기준을 사용한다 하더라도 한 아이를 다른 아이들과 너무 세세하게 비교하는 것은 위험하다. 아이들의 발달은 저마다 매우 특유하며, 처음에는 느리더라도 나중에는 더 빨리 발달되기도 한다. 이는 바로 칼에게 일어난 일이었다. 말이 유창해지자 칼의 입에서는 어린 소년의 풍부한 상상 영역을 포화시킬 정도의 말들이 쏟아져 나왔다.

1학년 때 칼은 전쟁 게임을 좋아했다. 그의 상상 놀이는 정교한 지휘 계통 하에 조정되는 거대한 군대를 종종 포함했다. 칼은 자신의 게임에 아빠를 자주 끌어들였다. 칼의 아빠 역시 상상력이 풍부했으며, 아들의 창의성을 키우는 데 일조한다는 큰 자부심과 기쁨을 가지고 있었다. 전쟁 게임의 흔한 변형 중 하나는 빈 음료수병을 사용하여 우유 군대와 소다 군대가 맞붙는 것이었다. 하루는, 아빠가 자신의 병사들을 공격적으로 앞으로 전진시키기 시작했다. 칼이 갑자기 질문을 던졌다.

"지금 뭐하시는 거예요, 아빠?"

"공격하려고 하는데?"

"안 돼요. 그렇게 하기로 되어 있지 않은 거예요. 두 군대는 싸우지 않을 예정이었다고요."

"싸우지 않으려 했다고? 음, 그럼 무슨 일이 일어나기로 되어 있었는데?" 아빠는 당황스러웠지지만 흥미로운 표정을 지으며 아들에게 물었다.

"우유 군대의 장군이 소다 군대의 장군을 방문하고 싶어 해요."

"정말? 그 장군이 왜 그렇게 하기를 원하는데?"

"그는 선물과 우유 샘플을 갖다주려고 해요." 칼이 무미건조한 톤으로 대답했다.

"그의 임무가 뭔데?" 아빠가 물었다.

"그는 평화를 이루려고 노력하고 있어요. 아빠! 아빠가 이해해야 할 것이 있어요. 그의 의도는 전쟁에서 '이기는' 게 아니에요. 만약 진짜 전쟁이 일어난다면 누구나 지잖아요. 그의 의도는 소다 군대에게 우유를 마시는 것의 잇점을 설득하는 거예요. 그렇게 하면 소다 장군은 건강하지 못한 소다를 마시는 일을 그만두게 될 거예요."

이 이야기는 정신치료 중에 칼의 아버지가 매우 사랑스러운 일화

라며 나에게 이야기해준 것이다. 이에 합당한 작은 배경 원인이 있다. 칼의 아버지는 수년간 건강에 열광적인 관심을 보인 채식주의자였으며, 매우 마르고 홀쭉했다. 그는 자신이 먹는 모든 비타민과 음식에 대해 정확하게 알고 있었으며, 건강한 식습관에 대해 매우 큰 자부심이 있었다. 반면, 칼의 어머니는 직업을 비롯한 다른 영역에 관심이 쏠려 있었다. 그녀는 쉽게 안달이 났고, 끊임없이 걱정했으며, 특히 변화가 예정되어 있거나 미래가 불확실하다고 느낄 때 더욱 그러했다.

이 이야기를 할 무렵 칼의 아버지는 일을 쉬고 있는 것에 대한 비난을 받고 있었다. 그의 휴직 상태는 아내를 걱정시키고 화나게 만들었다. 은행 잔고가 넉넉하고, 직장에 좋은 해직 정책이 있으며, 남편이 재산 기여의 공백 기간이 거의 없었는데도 불구하고, 아버지가 장시간 휴직 상태였던 그녀의 과거가 그녀를 사로잡았고 파산에 대한 두려움을 유발했다. 남편이 낙관적이고 낙천적인 반면, 그녀는 쉽게 걱정하고 파국을 생각했다. 의식적으로 그녀는 문제를 예견하고 무엇이든 잘못될 수 있다고 생각했다. 이런 부정적인 생각에 집중함으로써 그녀는 가족을 보호하고자 했다. 불행히게도 이런 전략은 쉽게 실패했고 오히려 문제를 야기했다.

칼의 어머니는 자신의 걱정을 덜고자 끊임없이 간식을 먹곤 했다. 편하다는 이유로 패스트푸드점에서 정크푸드를 먹으면서 그녀의 체중은 계속 늘어났다. 게다가 그녀는 가족들과 함께 앉아서 저녁식사를 할 때 지나치게 우울하고 불안정했다. 이는 남편으로 하여금 (특히 이직 기간에) 아내로부터 충분히 지지받지 못한다는 느낌에 극도로 화나게 만들 뿐이었다. 칼의 아버지는 비밀스럽게 이혼에 대한 환상을 품고 있었다. 그러나 칼에 대한 사랑 때문에 그는 어쩔 수 없이 이 전투장으로 다시 돌아왔다.

칼은 아빠를 매우 존경했고, 여러 측면에서 그를 따라했다. 칼은 상점에서 파는 병, 상자, 음식 등에 적힌 성분을 읽는 것을 좋아했고, 곧 포화지방과 불포화지방의 차이점을 이해하기 시작했다. 또한 자기가 먹는 것에 대해서도 조심스럽게 살펴보기 시작했다. 초등학교 교육을 통해 강화된 영양에 대한 관심, 아빠에 대한 동경, 엄마에 대한 염려는 그의 상상 놀이에 모두 나타났다. 칼은 영리하게도 평화를 만드는 전쟁 게임을 했다. 이 게임은 부모 사이에서 인지된 해결하기 힘든 문제를 표현할 뿐만 아니라, 가족에게 전적으로 결여되어 있는 두 가지 구성요소인 공감과 의사소통에 기초하여 문제를 해결하는 현명한 방법이기도 했다.

칼이 놀이에서 보여주는 놀라울 정도의 영특함은 최고의 단계에서 작동하는 직관을 반영한 것이었다. 부모 사이에서 일어나는 조용한 전투 속에서 칼은 부모의 갈등의 강도를 이해했다. 그는 중개자와 대사의 역할을 하라는 숨겨진 지령을 명확하게 받아들였다. 칼은 부모가 각자 어디에 위치하는지에 대한 암묵적 이해를 보여주었고, 이기고/지는 패러다임에서 전형적으로 존재하는 큰 이해관계 같은 것을 인정하지 않는다는 것을 암시했다. 부부가 갈등하는 동안, 한 사람의 희생으로 이루어진 다른 한 사람의 승리는 결국 전 가족의 패배를 가져오는 것이다. 아빠에 대한 섬세한 공감과 더불어 더 큰 건강함, 친밀함, 놀이, 대화를 위해 엄마를 끌어들이고자 하는 소망으로 칼은 다같이 싸우는 것을 피하는 쪽으로 전쟁을 지휘하는 영리한 계획을 고안해냈다. 그는 대화와 타협을 통해 문제를 해결하는 데 중심을 두기 시작했다. 놀이 중 이런 방식으로 자신의 희망과 낙관을 표현하면서, 그는 가족 체계 내에서 강력한 리더십을 나타냈다.

칼의 놀이 공간 안에서 나는 환상과 현실 사이에 존재하는 위니코트(1971)의 이행 공간transitional space을 발견했다. 칼의 게임은 부부 싸움의 현실적 측면과, 칼의 주관성의 렌즈를 통해 새로운 미래, 새로운 장면으로 상상해가는 부분을 담고 있었다. 실제 세계의 심각한 걱정을 안전한 놀이 장면에서 묘사함으로써 칼은 직관의 놀이를 이용하여 부모의 갈등 속에서 자신의 방식을 느끼고, 자신만의 언어로 해결책을 제시했다. 게임에 정기적으로 아빠를 끌어들임으로써 지속적으로 아빠가 자신(칼)의 영리한 환상의 삶에 매혹되게끔 하여, 결혼생활을 유지하려는 아빠의 욕구를 암묵적으로 강화시켰다. 가끔 엄마도 게임에 끌어들여서 아빠가 편안해진 바로 그 장면으로 초대하여 엄마의 기분이 밝아질 수 있도록 도왔다.

칼이 부모의 갈등으로 더 많은 외상을 겪었다면, 그의 자유 놀이는 덜 복잡하고, 덜 일관적으로 되었을 것이다. 다행히도 그는 부모 각자와 개별적으로 안정적인 애착이 형성되어 있었다. 이는 폭발적일 수 있는 부모 간의 잠재적 차이점을 탐색하는 안전한 플랫폼이 되어주었다.

수많은 낙서

칼의 사례는, 때때로 논점을 측면에서 접근하는 유용성에 대한 이해를 돕는다. 직관적으로 이끄는 자유 놀이는 인지적, 사회적, 정서적, 행동적 기술이 학습될 수 있는 발달의 최첨단을 제공하면서, 종종 암묵적 수준에서 심각한 문제를 다룬다. 소아 치료자들은 이러한 부분을 보았을 때 암묵적으로 이해하고, 어린 환자가 인형이나 동물인형을 이용하여 외상적 상황으로 돌아갈 수 있게끔 격려한다.

우뇌의 직관적 기능이 주도할 때 분명히 그 기능은 전체적이고 비선형적인 특징이 있다. 이 때문에 논점은 때때로 매우 두서없는 방식으로 측면에서 접근된다. 이런 측면적 접근은 직접적이고, 똑바르고, 선형적인 좌뇌의 스타일과 크게 다르다. 그러나 엄밀히 우뇌는 새로운 것을 처리하고 동화하는 데 특화되어 있기 때문에, 두서없고 에두르는 스타일을 인내하고 존중할 필요가 있다. 이러한 점을 확실하게 보여주는 예가 여기 있다.

2009년 3월 12일 국립공영라디오방송NPR은 다보스에서 열리는 세계경제포럼에 빌 게이츠, 빌 클린턴, 그리고 록스타 보노와 함께 패널로 참석했던 영국 총리 토니 블레어에 관한 이야기를 들려주었다.

행사가 끝난 후, 한 기자가 무대를 돌아다니다가 블레어의 자리 가까이에 놓인 종이를 발견했다. 그 종이에는 동그라미, 세모, 네모, 화살표 등이 그려져 있었는데, 한 마디로 종이는 온통 낙서 투성이였다. 기자는 이 보물을 영국의 필적학자에게 갖다주었는데, 그는 총리가 혼란스러운 세상에서 통제권을 유지하기 위해 고군분투하고 있으며, 확고하지 못하고, 더 나쁘게는 타고난 리더가 아닌, 목사와 같은 영적인 사람에 가깝다고 결론지었다. 이 이야기는 영국 신문을 통해 삽시간에 퍼져나갔다. 이틀 후 영국 수상관저에서는 의기양양하게 중대 발표를 했다. 그 낙서를 한 사람은 토리 블레어가 아니라 바로 빌 게이츠라는 것이었다.

게이츠는 린든 존슨, 랄프 왈도 에머슨, 로널드 레이건, 버락 오바마와 같은 낙서꾼들 중 한 명이었다. 살면서 어느 순간 낙서를 해보지 않은 사람이 있을까? 국립공영라디오의 이야기는 플리머스 대학의 심리학 교수인 재키 안드라데Jackie Andrade의 자문을 받아 낙서 충동의 분석에 관한 이야기로 넘어갔다. 안드라데는 사람들이 지루한 상태일 때도 뇌는 여전히 매우 활동적이며 많은 에너지를 소모한다고 설명했다. 전문적으로 말하자면 이러한 뇌 영역, 특히 배외측 전전두피질과 내측 전전두피질의 지속적인 활동성은 '기본 모드'로 알려져 있다.

뇌는 지속적으로 정보를 처리하게끔 만들어져 있기 때문에, 자극이 없는 환경은 다음과 같은 문제를 야기한다. "당신은 뇌의 작동이 멈추기를 원하지 않을 겁니다. 왜냐하면 곰이 당신 뒤로 다가와서 당신을 공격할 수도 있기 때문이죠. 무슨 일이 일어나는지 항상 경계할 필요가 있습니다." 충분한 자극이 없는 뇌는 주의를 기울일 만한 뭔가를 찾아 헤맨다. 가장 흔한 해결책 중 하나는 공상이나 환상에 빠지면서 스스로의 자료를 생성해내는 것이다. 그렇지만 이 역시 인지적 집중 만큼이나 엄청난 에너지를 필요로 한다. 낙서는 훨씬 나은 선택이다. 낙서하기는 충분한 인지적 자극을 제공하여 마음이 완전히 무관심하거나 환상으로 빠지는 것을 막아준다.

안드라데(2009)는 실험 대상자에게 길고 지루한 전화 메시지 테이프를 틀어주는 방법으로 자신의 이론을 시험해보았다. 절반은 낙서를 하게끔 했고, 절반은 그렇게 하지 않았다. 테이프 듣기가 끝났을 때 대상자들은 내용을 얼마나 기억하는지 테스트받았다. 낙서를 했던 사람들이 하지 않았던 사람들보다 29%나 더 많은 정보를 기억하고 있었다. 방송은 "나이 많은 록 스타와 말 많은 전직 대통령과 함께 느리게 진행되는 토론의 패널로 출연해 옴짝달싹 못하는 상황에 처했을 때 낙서는 아주 좋은 전략이다"라고 결론지었다(그림 7.3).

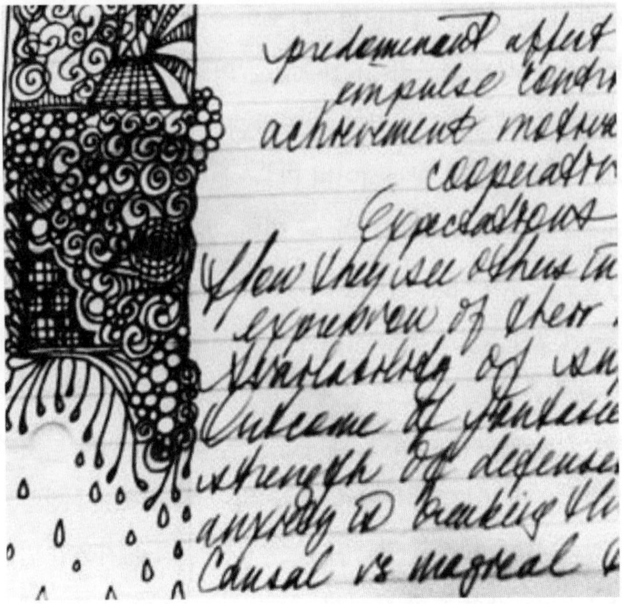

그림 7.3 내 신경생물학 강의를 들었던 졸업생의 낙서다. 세 아이의 출산과 그 후의 생활에 모든 노력을 기울여야 했기에 그녀는 수업에 집중하고자 애썼다. 너무 지루하지 않기를 바라면서 그녀는 수업에 집중하기 위해 끊임없이 펜을 움직이며 낙서를 했다. (Courtesy of the doodler)

움직임을 통해 보기

빌 게이츠가 다른 관심사를 추구하기 위해 하버드를 중퇴하긴 했지만, 그는 절대 게으름뱅이가 아니다. 낙서가 방황하는 마음의 징후이기는 커녕 오히려 집중을 돕는다는 사실은 놀라운 일이다. 이는 '놀이가 심각한 문제에서의 핵심 요소 vital ingredient'라는, 이 책의 광범위한 주제의 한 변형이다. 한편 우리의 논리적 마음이 지시하거나 소망하는 것처럼 일들이 그렇게 간단하지는 않다는 하위 주제도 있다. 비선형 과학이 우리의 관점에 영향을 미치면서, 이런 것과 같은 더 많은 놀라운 것이 기다리고 있다(Marks-Tarlow, 2008a).

어린아이의 수용적 마음에 대한 고전적인, 그렇지만 잘못된 관점은 고대 그리스까지 거슬러 올라간다. 바로 백지 상태의 마음tabula rasa 혹은 빈 석판blank slate이라는 개념이다. 이 은유에 내포되어 있는 뜻은 눈, 귀, 촉각과 기타 다른 감각들로부터 수동적으로 받아들인 감각 정보를 통해, 처음에는 텅 비어 있던 아이의 마음에 환경으로부터 입력된 것들이 새겨진다는 것을 의미한다. 만약 마음이 빈 석판이고 불규칙한 곡선이나 낙서로 이 석판을 채운다면, 더 중요한 정보가 들어갈 여지가 없게 될 것이다. 그렇지만 앞서 말했듯이 이러한 은유는 우리를 잘못된 길로 인도한다(나는 이러한 공간적 왜곡을 도입하지 않을 수 없다). 기본 모드의 존재는 마음이 수동적이 아니라 항상 활성화되어 있다는 것과, 몸/마음/뇌 시스템이 정보를 생성할 때 몸이 주된 역할을 한다는 것을 시사한다.

감각 정보에는 본질적으로 의미 있는 것이 없다. 대신 감각들에서 의미를 유추해내는 능력은 세상과의 상호작용을 통한 경험 의존적인 것이다. 대부분의 경우 의미 있는 지각을 유추해내는 능력은 결정적 발달 시기에 나타난다. 이 시기에 감각들은 세상 속에서 물리적으로 움직이는 신체로부터 받는 피드백에 따라 조정된다(혹은 정렬되고 조율된다). 시각을 예로 들어보자. 헬드Held와 하인Hein은 고전적인 연구(1963)에서, 갓 태어난 두 마리 고양이를 시각적으로 제한된 환경 속에서 둥글게 원이 쳐진 벨트 안에 서로 같이 묶여 있게 했다. 그 중 한 마리는 자유롭게 움직일 수 있도록 한 반면, 다른 한 마리는 바구니를 씌워 수동적으로 움직이게 했다. 외부 환경에 대한 비슷한 시야를 공유했지만 자유롭게 이동한 고양이만이 정상적으로 시각이 발달했다(그림 7.4).

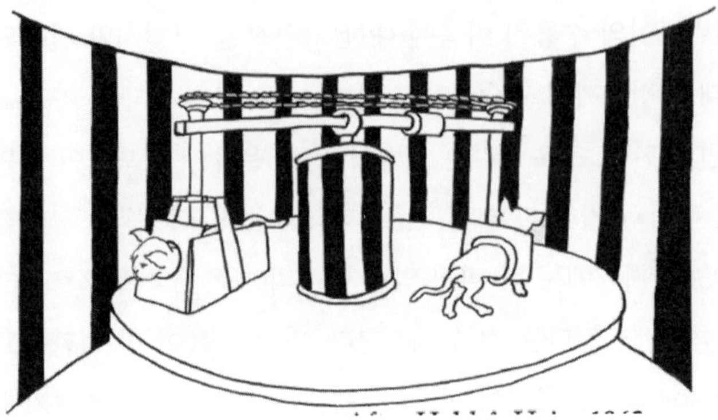

그림 7.4 이 그림은 1963년 헬드와 하인이 발표한 것으로서, 멍에를 씌운 새끼고양이에 대한 실험을 묘사한 것이다. 이 연구에서 두 고양이는 같은 시각적 환경을 경험하지만, 환경 속에서 자유롭게 움직인 고양이만 정상적으로 시각이 발달했다. 이 고전적 연구는 지각이 시각적 자극에 대한 수동적 수용이 아니라는 증거를 보여준다. 오히려 지각은 전체 신체의 몰입에서 오는 감각운동의 피드백을 필요로 한다. (Courtesy of the author)

이와 같은 조건은 사람에게도 적용할 수 있다. 이는 선천적으로 눈이 먼 성인의 시각을 회복하려는 것이 왜 소용이 없는지를 설명해준다(Ostrovsky, Andalman and Sinha, 2006). 감각 신호가 정상적이라 하더라도 기관의 내적 정렬 혹은 조정의 결정적 시기가 지나갔기 때문이다. 시력을 회복한 많은 사람이 윌리엄 제임스가 신생아의 세계를 잘못 묘사한 '윙윙거리는 엄청난 혼란blooming, buzzing coufusion'의 상태에 머문 채 실명 상태로 되돌아가는 것을 선택했다.

새끼고양이든 사람이든 초기의 결정적 기간에 '움직임으로 유발되는 감각적 피드백'은, 시각적으로 인도되는 행동을 가능하게 하는

데 필수적이다. 조금 다르게 본다면, 시각만으로 전달되는, 외부에서 입력되는 단서에 따라 세상을 탐색하기 위해 우리 신체는 내부에서 외부로 표현되는 시각적 환경을 통해 나름의 방식을 느낄 충분한 기회를 먼저 가져야 한다. 뿐만 아니라 시각에서는 사실로 인정된 이러한 동일한 조건들은, 상호주관적 공간 안에서 우리가 어떻게 문화적·사회적으로 지향하게 되는지에 대해서도 광범위하게 적용될 수 있을 것이다.

외부 세계를 탐색하기

해마hippocampus는 내측두엽 깊숙이 편도체 가까이 위치한 양측성(한 반구에 하나씩 양쪽에 있는) 뇌 구조물이다(그림 7.5, 7.6). 해마와 편도체 모두 인간의 기억을 부호화하는 데 중요하다. 편도체가 내재적이고 의식적이지 않은 방식으로 처리되는 감정적 기억을 저장하는 반면, 해마는 명시적이고 의식적으로 처리되는 자전적 기억을 처리함과 동시에, 우리가 어디에 있고 무슨 일이 일어나고 있는지 확인함으로써 탐색할 수 있게 도와준다. 인간의 해마 구조는 각자의 특이한 기억 정보의 창고를 촉진시키는 독특하고 임의적인 것이 전문인, 다소 무작위적인 그래프 같은 것이다(Buzsàki, 2006). 변연계 및 비변연계 측면을 모두 포함하는 이러한 구불구불한 구조는 계층적으로 정열된 대뇌피질의 감각 영역과는 확연하게 대조적이다. 정리된 기둥과 층으로 배열된 감각 영역은 외부 환경으로 인해 변하지 않고, 안정적인 순서를 추출하는 데 최적화되어 있다.

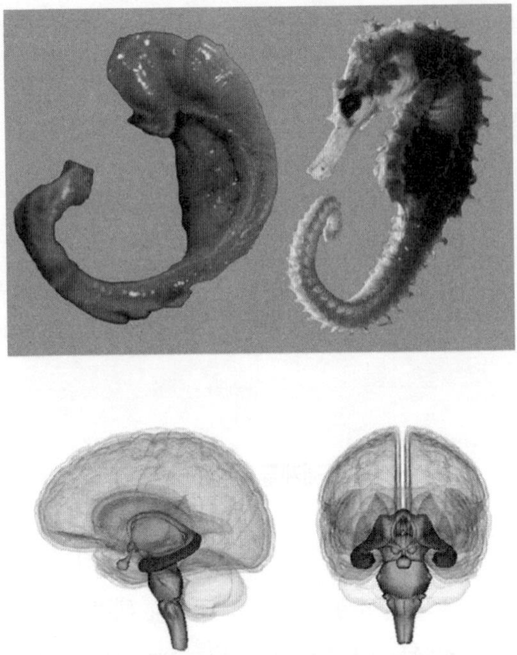

그림 7.5 위쪽 : 사람의 해마를 해마sea horse와 나란히 놓은 사진. '해마hippocampus'라는 단어는 라틴어에서 유래한다. hippo라는 말은 '말'을, campus라는 말은 '바다'를 의미한다.
아래쪽 : 해마의 측면과 정면 모습. 해마가 대뇌피질 아래쪽에 놓여있지만, 구조적으로는 좀 더 고대의 원초적 피질을 포함하는 것으로 볼 수도 있다. 신피질은 6층으로 구성되어 있고, 해마는 3층으로 구성되어 있다.
(From Anatomography, website maintained by Life Science Databases [LSDB])

죄르지 부자키György Buzsaki는 쥐의 해마에 특히 관심이 있는 신경연구자다. 부자키의 연구실에서는 해마의 개별장소세포place cell의 신경세포 발화를 수십년 동안 연구했다. 쥐가 물리적 공간을 성공적으로 항해하려면 환경 내에서 방향성을 갖는 것becoming oriented이 필요한데, 이 뇌 영역이 이를 담당한다. 부자키(2006)는 쥐가 방향성을 가지게 되

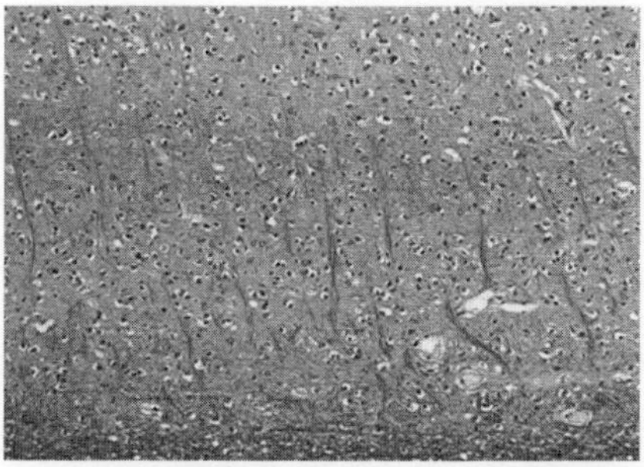

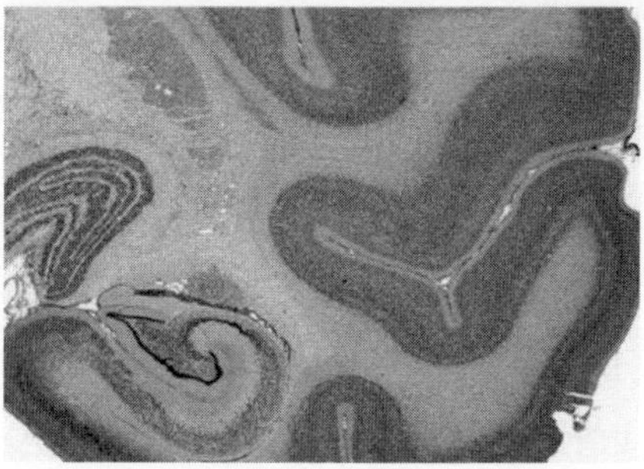

그림 7.6 위쪽 : 정돈된 수직 기둥과 수평층으로 나누어지는, 시각 및 감각 피질의 규칙적이고 계층적인 세포 구조를 보여준다.
아래쪽 : 소용돌이치고 불규칙한 해마의 세포 구조로, 개별적인 경험을 기록하게 고안되어 있다. 감각피질은 불변의 특성을 추출해냄으로써 외부 환경의 지각을 안정화시키는 반면, 해마는 컴퓨터의 램RAM처럼 배치되어, 있을 것 같지 않은 상호 연결을 촉진시키고 경험의 특이한 요소를 조명한다.
(Public domain, courtesy of brainmaps.org)

는 데 있어 확연히 구분되는 2단계가 있다는 것을 발견했다. 첫 번째 단계에서는, 쥐가 자유롭게 환경을 탐색하는 동안 해마에 있는 개별장소세포들은 인식이 있을 때 발화한다. 이는 계속 진행되는 일차원적인 현재 중심적 경험을 생성하는데, 부자키는 이를 추측 항법dead reckoning이라는 항해 기술과 연관시켰다. 초보 선원이 언제나 계속해서 항해의 방향, 속도, 시간 등의 항로를 추적 유지하는 것처럼, 쥐도 느낌에 따라 환경 속에서 자신의 방식을 찾기 시작한다. 외수용적exteroceptive 피드백(냄새, 맛, 촉각, 시각, 소리, 균형감각) 및 자기수용적proprioceptive 피드백(몸이 움직이고 있는지, 각 신체 부위가 다른 부위와 어디서 연관되고 있는지)과 더불어 내부감각수용적interoceptive 피드백(내부 기관)에 의해, 내부 체계는 바깥세상의 외부 지도가 만들어지는 것과 동시에 정렬되고 조정된다.

조정이 이런 방법으로 이루어지고 나면, 쥐는 방식 변경에 대한 신뢰할 만한 기초를 갖게 된다. 부자키가 지도 기반의 항해map-based navigation라고 명명한 방향의 두 번째 시기에는 물그릇이나 친숙한 쳇바퀴 같은 외부 랜드마크나 인식 가능한 단서에 따라 환경 속을 돌아다닐 수 있게 된다. 이 시기를 부자키는 선원의 랜드마크 항해와 연관시켰다. 수학이 발달하여 별, 해, 달과 같은 천체 양상의 위치에 따라 배의 소재를 계산할 수 있게 되었을 때, 위치를 지속적으로 추적할 필요가 더는 없어졌다. 이는 선원들이 자신들의 위치를 하루에 한두 번만 불규칙적으로 업데이트해도 되도록 자유롭게 해주었다.

부자키의 연구는 중요한 결론을 이끌어냈다. 외부 시각적 단서에만 근거해서 방향을 정하고 탐색할 수 있게 되기 전에, 다른 감각운동기관들에 맞춰 조정된 촉각을 통해 내부에서 바깥으로 환경을 탐색할 자유가 쥐에게 필요하다는 것이다. 그렇지만 이 쥐의 이야기tale/꼬리tail에 추가적인 비선형적 꼬임nonlinear twist이 있다. 쥐가 탐험하는 동안 일직선 방향의 트랙을 따라 달리게끔 제한한다면, 쥐는 자신의 환경에 대해 전체적으로 방향을 잡는 데 실패하게 된다. 왜냐하면 해마에 있는 장소세포는 전방향성omnidirectional이 있으며, 이로 인해 외부 공간에 대한 2차원적 격자선을 형성하기 위해서는 다양한 각도의 자극이 필요하기 때문이다. '혼란스럽게 목적 없이 돌아다니고, 공간 속에서 한 지점에서 다른 지점으로 접근할 수 있는' 완전한 자유로움을 즐길 수 있을 때만 쥐는 외부 경험이 '무엇'이고 '어디에' 있는지를 정말로 내재화할 수 있게 된다. 그렇지만 아직까지, 적어도 이 쥐들에게는 '언제'는 잘 모르는 것으로 남겨져 있다.

기억을 더듬어 항해하기

이전에 쓴 논문(Marks-Tarlow, 2011)에서 나는, 쥐가 물리적 공간에서 길을 찾듯이 사람도 사회적 공간에서 방향orienting과 항해navigating라는 두 단계를 통과한다고 제안한 바 있다. 즉, 사람은 우선 '추측 항법dead reckoning'(내부의 접촉과 느낌을 가지고 외부로 방향을 잡는 것)을 통해 내적 감각, 운동, 정동, 인지, 행동, 상상 등의 체계를 가늠한 후 항해도의 스위치를 켠다. 항해도는 바깥의 신호에 따라 여행을 안내하며, 이러한 과정 내내 해마가 사용된다.

인간의 해마는 실제로 이렇게 작동하는 것일까? 연구자들이 내린 결론은, 해마는 개인의 기억 흔적을 저장하여 현재 진행 중인 경험을 통해 우리의 항해를 돕는다는 것이다. 왜냐하면 이 뇌 구조가 손상되면 심각한 기억의 문제를 야기할 수 있기 때문이다. 아마 가장 유명한 사례는 헨리 구스타프 몰래슨Henry Gustav Molaison(HM이라는 약칭으로 알려져 있다) 사례일 것이다. 9세에 자전거 사고를 당해 심각한 간질을 앓고 있었던 HM은 19세가 되던 1957년에 측두엽 대부분을 제거하는 수술을 받았다. 그때부터 2008년 죽을 때까지 HM은 그의 뇌와 마음의 작동에 매료된 수많은 뇌신경학자의 방문을 끊임없이 받았다.

HM의 암묵적 기억은 완벽하게 온전한 상태였다. 그는 빙고놀이를 할 수 있었으며, 퍼즐을 풀고, 돌봐주는 사람들과의 교제를 즐길 수 있었다. 다른 말로 하면 HM의 신체는 수술 이전에 배운 복잡한 행위와 사교의 순서를 기억하고 있었으며, 심지어 수술 후에 배운 것[2]도 기억했다(Newhouse, 2008). 그러나 해마를 상실했기 때문에 HM은 단기 사건을 새로운 장기 기억으로 변환할 수 없었다. 그는 당일 아침에 자신이 무엇을 먹었는지 기억할 수 없었으며, 지난 한 주나 한 해 동안 어떤 일이 있었는지 얘기할 수 없었다. 사고 후 몇 년 동안은 자신의 일상을 돌봐주는 사람들의 이름조차 말할 수 없었다.

해마에 존재하는 인간의 자전적 기억에 대한 연구와, 이와 동일한 뇌 구조 안에 존재하는 쥐의 공간 세포에 대한 연구는 어떻게 수렴되는가? 빠진 연결고리는 부자키가 밝혀낸 시간적 차원 또는 경험의 '때when'이다. 쥐의 해마에서 일어나는 개별 장소의 발화를 추적한 결과, 부자키 연구소는 암묵적 수준에서 시간에 주목했다. 그래서 쥐가 특정한 위치에 도달했을 때 이 세포들이 정확히 언제 발화하는가를 주의 깊게 관찰했다. 사람 안에 있는 자전적 기억과 대조해보면 그 장소에서 시간의 측면은 더 명시적이 된다. 다른 말로 하면 쥐가 때(when)라는 뇌신경을 발화시켜 자기 몸이 물리적 공간('어떤 것what' 그리고 '장소where')을 통해 따라가야 할 곳으로 이행하는 것은, 인간으로 진화하는 과정 속에서는 인간의 마음이 어떻게 사회적 공간과 시간(what, where, when) 속으로 찾아 들어가야 하는지로 이행했다고 볼 수 있다. 시간적

2) 예를 들어 그림을 이렇게 그리라고 하면 그린다. 하지만 어디서 배웠느냐고 물어보면 모른다. -역주

차원에서 일어나는 뇌신경 발화의 동시성(Vogel, Rössler, & Marks-Tarlow, 2008)에 주목하여 부자키는 쥐가 물리적 공간을 찾아가는 방식에 대한 연구와 인간이 사회적 공간(즉, 개인의 기억)을 찾아가는 방식에 대한 연구를 직접 연결시켰다.

포유류의 해마 내비게이션 안에서 또는 시간과 공간의 연결에서 암묵적인 것이 인간의 해마 기억에서는 명시적인 것이 되었다. 최근의 연구(Yin & Troger, 2011)는 해마가 뇌 안에서 광범위하게 정확하고 신뢰할 만한 타이밍을 유지하는 데 중요한 역할을 한다는 점을 알려준다. 이는 진화론적으로 초기의 뇌 구조가 어떻게 다른 용도(인간의 일화 기억 episodic memory의 형태를 한 새롭고 창발적인 기능 등)로 쓰이게 되었는지를 보여주는 훌륭한 예다.

나는 치료자들이 이 연구를 두 가지 이유에서 반드시 참고해야 한다고 믿는다. 첫째, 이 연구는 물리적/육체적 공간의 구체적 속성과 사회적 공간의 상징적 속성 사이의 연속성을 제공하는 데 도움을 준다. 육체적 삶과 사회적 삶의 경계들이 유동적이라는 것은 몸과 마음의 문제를 고민하는 모든 치료자에게는 명확하고 분명한 사실이다. 예를 들어 육체적 증상이 지닌 상징적 중요성의 해석은 강력한 힘이 있다(하향식 접근). 몸이 정서적 이슈와 연결되어 있음을 찾아내는 것(상향식 접근) 또한 강력한 힘을 가진다. 두 번째, 부자키의 연구는 임상 작업에서 (심지어 대화 치료자들도) 언급하지 않았던 몸을 기억의 중심으로 회복시켰다. 이전에 언급한 것처럼 치료자들 사이에서, 특히 트라우마 치료에 관심이 있는 치료자들 사이에서 어떻게 몸이 증상과 정서와 힐링을 탐지하는가에 대한 관심이 커졌다. 몸의 기능, 특히 자율적이고 변연계적인 기능도 임상적 직관의 중심이 되었다. 사회 세계에 대한 몸의 느낌을 통해 우리는 임상의 매순간 방향성을 유지하는 것을 배운다. 이는 비록 우리가 불확실하다고 느낄지라도 다음 순간을 찾아가는 데 필요한 암묵적 기능을 준비하도록 도와준다.

치료자가 사회적 공간(안정 애착 혹은 획득된 애착에서 나오는)으로의 방향성을 온전히 가진다면 우리는 환자와 함께 미지의 영역을 좀 더 열린 태도로 탐험해갈 수 있다. 우리는 잠재적으로 위험할 수는 있지만 풍요로움이 가득한 상황에 직면해서 정서적 위험을 좀 더 기꺼이 감수하게 될 것이다. 이는 우리가 환자와 함께 경험한 공포 혹은 분노가 격렬해지는 상황에서 정서적인 도전과 딜레마를 헤쳐나갈 수 있도록 돕는다. 우리는 내적으로 조율되어 있고 굳건하기 때문에 외부로부터 들어오는 정보들을 더 많이 수용할 수 있다. 우리는 높은 수준의 각성 상태에서도 여러 감각의 흐름에 대해 더 잘 이해할 수 있으며, 지속적인 피드백을 통합하고 이에 대응할 수 있다. 이 모든 것은 우리가 새로운 환경을 만날 때 좀 더 자발적으로, 유연하게, 그리고 기쁘게 앞으로 나아가도록 돕는다. 이는 사회적 민감성과 근사한 판단력에 의지하여 내적 굳건함과 자기 신뢰를 증진시킨다.

뇌 속의 리듬

생리학적으로 쥐 해마 내의 단일 장소 세포 발화가 인간 해마 내의 전체 구소 작동으로 도약할 때, 대규모 신경 행동을 하기 위해 뇌의 리듬은 순서상 중요한 매개변수(조직화 변수)가 된다. 포유류의 뇌에서는 서로 다른 파동의 스펙트럼이 공존하는데, 각각은 서로 다른 주파수 대에서 작동한다(그림 7.7). 이 리듬들은 모두 합쳐져서 동시에 전기적 자극을 만들어내고, 이는 정서, 인지, 주의집중, 상상, 행위 등의 과정을 연결시킨다.

뇌의 주파수
Brain Frequencies

델타 = 1~3헤르츠
세타 = 4~7헤르츠
알파 = 8~11헤르츠
베타 = 12~29헤르츠
감마 = 30~50헤르츠

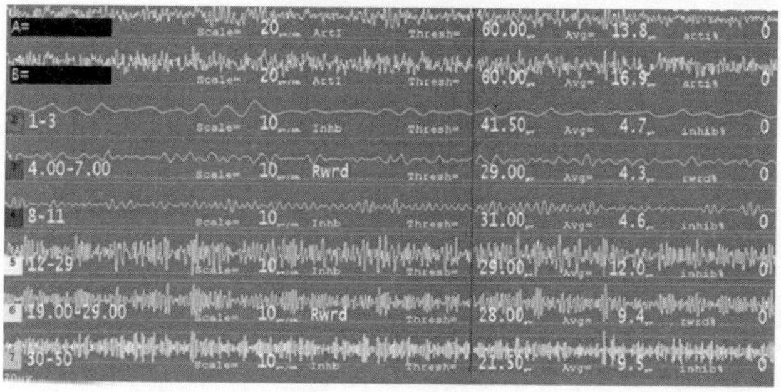

그림 7.7 EGG뉴로피드백 시스템을 이용한 이 뇌파 주파수 대역들은 비연속적 평가nontraining evaluation로 얻어진 것이다.

다음은 가장 느린 것부터 가장 빠른 것까지 인간 뇌 리듬의 대략적인 가이드라인이다.

1. 델타delta(초당 1에서 3회전)는 억제하는 파동으로, 특히 수면 중에 활성화되고 다른 리듬과 최상의 조율을 하며 싱크를 맞춘다.
2. 세타theta(초당 4에서 7회전)는 우리가 의식적인 방향성을 갖도록 도와준다. 우리를 둘러싼 외부세계로의 혹은 외부로의 주의집중을 어떻게 할당해야 하는지 지배할 뿐만 아니라, 백일몽을 꿀

때처럼 내부로의 주의집중을 어떻게 할당해야 하는지를 통제한다.

3. 알파alpha(초당 8에서 11회전)는 우리가 내면으로 들어갈 때 휴식과 이완을 돕는다.
4. 베타beta(초당 12에서 29회전)는 뇌가 활발하게 각성 중일 때와 정신적 활동을 할 때 나온다.
5. 감마gamma(초당 30에서 50회전)는 실시간 이벤트가 일어나는 동안 뇌의 상이한 부분과 영역을 묶어주며, 동시적 혹은 비동시적 이벤트의 역동들 사이의 조정을 제공한다.

해마의 세타파는 포유류의 뇌에서 최초로 관찰되는 피질 리듬이다. 이는 움직임이 없는 마비된 토끼에서 발견되었다. 그라스티안(Grastyán, Lissák, Madarász, & Donhogger, 1959)은 이후 움직이는 고양이가 지향반사(指向反射, orienting reflex)를 할 때 세타 리듬이 중요하다고 주장했다. 세타 뇌파 파동에 대한 연구가 더 많이 진행됨에 따라 행위적 상관성들의 리스트는 더 길어져 종국에는 운동 출력motor output 전체가 포함되었다. 이는 밴더울프Vanderwolf(1969)가 세타파의 수의운동隨意運動 가설voluntary movement hypothesis of theta을 제기하도록 이끈 반면, 그라스티안은 세타파가 놀이와 불변의 관련성이 있다고 추론했다. 그라스티안의 결론은 우리를 다시 놀이의 중요성으로 회귀시킨다. 만약 세타 리듬이 놀이뿐만 아니라 방향성, 의식적 주목의 할당, 자발적 반응 등에 중요한 것이라면 세타파는 내적 경관과 외적 경관 사이의 이행과 조화가 일어나는 구역에 있다는 시그널로 나타날 것이다. 탐색navigation, 기억, 상상으로 미래와 전망을 그려보는 능력은 모두 동일한 기초 신경생리학과 연관이 있음이 여러 소스를 통해 점점 더 확실해지고 있다(Knox, 2010).

자유 놀이를 통해 내면 밖을 탐색하기

태아, 아동, 성인이 신체 및 외부 환경에 적응하는 바에 따라(즉, 귀의 내부 균형을 통해, 몸의 촉감을 통해, 감정의 표현과 수용을 통해, 그리고 다른 감각들과 동시에 작동하는 눈의 응시를 통해) 초기 발달에는 수많은 길이 존재한다. 요가나 여러 가지 무술에 몰입하는 것도 제4의 균형/방향성의 원천으로 작동하여 우리를 우리의 중심과 한층 더 가깝게 연결시켜주는 것 같다.

우리는 우리 몸을 움직여 구체적으로 행동하기도 하고, 지리적 위치를 찾으려는 듯이 다른 사람들 속에서 우리의 자리를 찾아 사회적 공간 안에서 상징적으로 행동하기도 한다. 엘리자베스 길버트가 인도네시아 여행에서 영감을 얻어 쓴 첫 번째 회고록에서 인용한 구절을 살펴보자.

> 발리에 대한 모든 생각은 하나의 매트릭스다. 이는 영혼들과 안내자들, 길들과 풍습들로 짜인 엄청나게 거대한 보이지 않는 그리드이다. 모든 발리인은 이 거대한 무형의 지도 안에 자신이 어디에 속해 있는지 어디를 향하고 있는지 정확하게 알고 있다. 거의 모든 발리 시민이 가지고 있는 4개의 이름 – 첫 번째, 두 번째, 세 번째, 네 번째 – 을 보라. 이 이름들은 가족 내에서 그들이 언제 태어났는지 어디에 소속되어 있는지를 상기시킨다. 만약 당신이 당신 아이들을 북쪽, 남쪽, 동쪽, 그리고 서쪽으로 부를 수 있다면 이보다 더 선명한 사회적 지도가

> 있을 수 있겠는가. 이탈리아계 인도네시아인인 나의 새 친구 마리오는 자신이 수직선과 수평선이 교차되는 지점에서 정신적으로나 영적으로 완벽한 균형 상태에 있을 때 자기 자신을 유지하며 행복을 느낀다고 말했다. 이렇게 하기 위해 매순간 그는 자신이 어디에 위치하고 있는지, 그 완벽한 균형감을 정확히 알 필요가 있다고 한다. 이런 이유로 이 세상에서 가족과의 관계와 신과의 관계에서 매순간 자신이 위치한 곳을 알아야 할 필요가 있다. 만약 그가 균형을 잃는다면 그는 자신의 힘 또한 잃어버리게 된다(2006, p. 227).

여담이지만, 남편과 나는 발리에서 허니문을 보냈는데 이곳의 작명법에 매우 고무되어 첫째 아이의 중간 이름을 위안Wyan으로 지었다. 위안은 발리 어로 첫 번째로 태어난 아들이라는 의미다. 발리 사람들의 사회적 매핑 시스템mapping system은, 신 및 가족과의 관계 안에 있는 개개인의 고유한 자기는 세상에 속한 존재라는 것과 관련이 있음을 말해준다. 신경생리학적 관점에서 보더라도 자기는 몸 속에 있다. 자기는 몸으로 둘러싸여 있고, 몸은 육체적, 사회적, 문화적 환경 안에 존재한다. 한편 앞에서 언급한 것처럼 자기는 정서적 기반을 가지고 있다(Damasio, 1999; Varela, Thompson, & Rosch, 1991). '근원적 정동의 핵primary affective core'(Emde, 1983)은 자궁 안에서 존재하는 비의식적이고 전언어적이며 암묵적인 과정을 포함한다(Schore, 1994; Siegel, 1999). 이 정동의 핵은 현재 중심적 감각, 정동, 내적 수용(내적 세계를 감지하는), 외적 수용(외적 세계를 감지하는) – 물리적, 사회적 세계와의 상호작용에서 나온 경험들 – 등의 꾸준한 흐름을 통해 발달한다. 이 경험들은 살아있음aliveness이라는 기초적 감정과(Fogel & Garvey, 2007) 체화된 자기 인식(Fogel, 2009)으로 구성되어 있다. 자기의 중심이 되는 또 다른 병렬적 흐름에는 개념적 자기 인식이 포함되는데, 이는 태어난 지 2년 후부터 발달한다. 좀 더 의식적이고 언어적이며 이성 기반의 측면들은 이름이 붙여지고, 판단, 이야기, 자전적 기억들, 지적인 설명, 그리고 방어를 구성한다. 자기 인식의 흐름은 각각 다른 두뇌 구조, 회로, 시간적 척도, 신경생리학적 근거 등을 뚜렷하게 함의한다. 이상적으로 보면 두 기능은 통합 방식으로 기능한다. 후에 제안하겠지만 놀이는 이 두 개의 분리된 흐름을 조정하고 맞추는 역할을 한다.

한편 쥐는 내면에서 외부로inside out의 방향성을 갖기 위해 공간 안의 다른 지점을 탐색할 자유가 필요하다. 어린아이 역시 그렇다. 내면 밖을 지향하게 하는 비구조화된 놀이를 통해 사회적 공간 안에 있는 어떤 지점도 탐색할 자유가 필요하다. 이 놀이 또한 내면 밖으로의 방향성을 갖게 된다(Marks-Tarlow, 2010). 이것이 왜 아이들이 규칙과 역할, 관계를 약간씩(때로는 많이) 변형시키자고 제안하면서 자꾸만 똑같은 게임으로 되돌아가려는지에 대한 하나의 이유가 된다. 나는 예전에 다음과 같이 기술한 바 있다.

> 놀이 이야기에서 우여곡절twists and turns은 180도 뒤바뀌는 모순을 심심치 않게 촉발시킨다. 소방수 역할 놀이를 하는 아이가 갑자기 화염에 휩싸인 집을 구하기 위해 불이 나는 장면으로 돌진하는가 하면, 다음 순간 우리의 작은 영웅은 악당으로 변신해서 집을 화염 속으로 집어 던진다. 안전한 환경 안에서 완전히 반대의 상황이 아이의 열정을 불러일으킨다. 그곳에는 진짜로 불타는 것은 전혀 없으며, 모든 것은 창조적 영감이라는 불길에 연료가 된다(2010, p. 41).

또 다른 예가 있다. 어느 날 사라는 의사가 되고 빌리는 환자가 된다. 그다음 날에는 빌리가 의사인데 사라가 죽는다. 셋째 날 빌리는 앰뷸런스 운전사이고 사라는 장의사가 된다. 아이들은 각각의 역할을 탐색함으로써 의료 체계를 전체적으로 완벽하게 이해하고 내재화하고 있음을 알 수 있었다. 브라이언 서튼스미스Brian Sutton-Smith(1979, 1997)도 연구를 통해 발달이 사회적 방향성이라는 개념과 관련이 있음을 밝혔다. 여타의 많은 지점의 관점에서 사회적 공간 속의 각각의 지점을 탐색해보니 감각, 정서, 행위, 인지, 상상 등 모든 체계는 조율되고 보정된다. 이 체계들이 한 번 완벽하게 방향성을 갖게 되면 아이들은 부자키가 '랜드마크 항해landmark navigation'라고 묘사한 제2단계를 선회할 수 있다. 이 외부의 정보와 사회적 신호는 내적 명령과 직관에 따라 처리되면서 진행하며 항해를 돕는다.

자유 놀이를 통해 아이들은 협력하는 언어, 행동, 사회적 세팅 안에서의 상상력 등 사회적 기술을 습득할 뿐만 아니라 모든 능력을 최대한 동원함으로써 이 현재의 순간에 어떻게 완전한 방향성을 가져야 하는지, 어떻게 반영해야 하는지도 배우게 된다(그림 7.8). 이 '내부에서 외부로inside out'의 탐색은 발달상 아이들이 세상에 대한 팩트와 사랑에 빠지는, '외부에서 내부로 향하는outside in' 이후의 발달단계를 준비한다.

같은 논문(Marks-Tarlow, 2010)에서 나는 '내부에서 외부로'의 탐색에서 '외부에서 내부로'의 탐색으로 가는 두 단계의 이행이, 포겔(2009)이 말한 자기 인식의 병렬적 흐름들(초기에 체화되는 우뇌의 흐름인 암묵적 과정과 이후 발달하는 좌뇌의 개념적 흐름인 명시적 과정) 사이의 조율을 설명한다고 제안한 바 있다. 이 두 개의 흐름은 적절하게 이어지는 타이밍과의 조

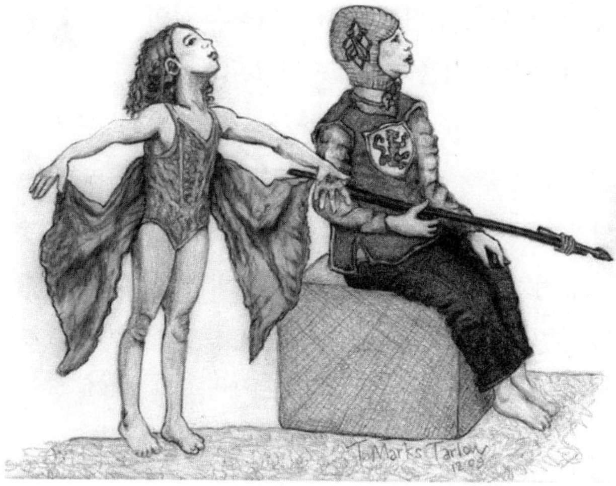

그림 7.8 상상의 자유놀이(Free-play of imagination)의 안내를 받을 때 아이들은 직관, 호기심, 즐거움, 열정 등의 동기부여를 받아 사회라는 세상을 선행적으로 탐색한다. 내적 기능과 외적 세계는 조화를 이루게 되고, 아이들 자신의 주체성과 정체성이 발견된다. 어른조차 심리치료를 받는 동안 이 상상의 자유놀이의 도움을 받아 안전한 맥락 하에서 참신한 새로움을 만나고 감정과 동기, 인지, 행동 능력 등을 현실화시킬 수 있다. (Courtesy of the author)

화를 통해서뿐만 아니라 뇌량을 가로시르는 피드백을 통해 조율되어 간다. 신체에 기반한 정보가 보내는 순간순간의 피질하 흐름 역시 단어, 생각, 평가 등 체화되지 않은 개념적 흐름을 키우고 기초를 다지게 된다.

이 두 가지 자기 인식의 흐름이 완전히 조율되기만 한다면 상상력이 전 생애에 걸쳐 외부로의 여행을 안내하는 내적 신호등으로 기능할 수 있게 될 것이다. 내적 측량기가 완전히 획득되지 않은 사례에서 체화된 자기 인식과 개념적 자기 인식이라는 두 개의 흐름이 정렬되지 않으면, 신체화로 나타나는 혼란이나 사회적 관계의 혼란이 야기

될 수 있다. 또 다른 길버트Gilbert는 다음과 같이 정서적 과정에 대한 공간적 은유라는 맥락을 제공할 수도 있다.

> 만약 당신이 숲속에서 길을 잃었을 때 당신이 길을 잃었다는 것을 깨닫기까지 시간이 좀 걸릴지도 모른다. 아주 오랫동안 당신은 길에서 조금 벗어났을 뿐이며 금방이라도 길의 기점으로 되돌아갈 길을 찾을 수 있다고 확신할 수 있을 것이다. 그런데 밤이 오고 또 다시 밤이 오면 당신은 더 이상 당신이 어디에 있는지 생각할 수 없고, 길에서 너무 많이 벗어나 있으며, 심지어 해가 어디서 떠오르는지조차 혼동하고 있음을 인정하는 시간이 올 것이다(2006, p. 48).

우리의 내적 기능들이 조율되지 않고 통합되지 않을 때, 상상력은 미래의 신호등으로 기능하기보다는 우리를 위해 작동할 수 없거나 방어적으로 기능하여 취약해진 자기를 보호하고 벽을 세우게 되며, 결과적으로 제한되고 억눌려지고 억압됨으로써 해리된 정동의 핵core을 초래하게 된다(그림 7.9; Fogel, 2009). 2장의 수제트Suzette 사례를 기억해보라. 그녀는 배우가 되려고 캘리포니아로 갔다. 그런 다음 그녀는 바로 매춘으로 체포되는 상황에 처했던 것일까? 수제트는 길을 너무 많이 벗어나 배회하고 있었다. 그럼에도 그녀가 했던 유일한 연기는 모든 것이 다 잘 돌아가고 있는 척을 하는 것뿐이었다.

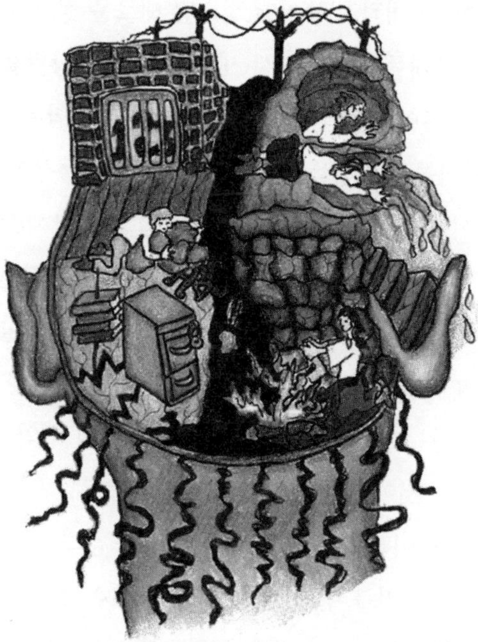

그림 7.9 이 그림은 8세의 우크라이나 아동을 입양한 어머니로부터 제공받은 것이다. 아이는 심각한 애착장애로 고통받고 있었다. 그림은 양쪽으로 나누어진 뇌의 두 개 반구의 물리적 위치를 보여주고 있다. 그림에서 보이는 집, 홍수, 벽, 늘어진 전화선 등은, 아이가 자신을 조절하기 매우 어려울 때 뇌에서 어떤 일이 일어나고 있는지를 이해할 수 있는 수단이 된다. (Courtesy of the author)

내부에서 외부로의 탐색을 통한 정신치료

나는 아동기의 놀이에서 어떻게 하면 직관적 기능이 자리잡을 수 있는지를 설명했다. 이에 대해 나는, 놀이의 안전감이 자유와 결합되어 우리의 상상력이 마음껏 날아오르고, 그래서 아이들로 하여금 내부 세계와 외부 세계를 조율하고 조화할 수 있게 해야 한다고 제안했다. 이런 방식으로 한 번 내적 기능이 조정되면 새로운 정보를 처리할 수 있게 된다. 내적 안내를 따라가면서 새로운 사회적 상황을 항해하는 동안 그 정보는 외부에서 입수된 새로운 정보를 처리할 수 있다.

이러한 원칙들을 임상적 직관의 작동에서도 똑같이 적용할 수 있다. 치료자로서 우리는 임상적으로 모든 입장을 항해할 자유를 가질 필요가 있다. 이것이 함의하는 한 가지는, 두 가지 역할을 수행해본 입장에서 접근하는 전문 직업의 중요성이다. 두 가지 역할은 환자의 역할과 치료자의 역할이다. 여기서 환자의 역할을 한다는 것은 단지 정신병리를 치료받는 입장에 있었다거나 역전이의 취약성을 찾아내는 것에만 몰두하는 것이 아니다. 시스템이라는 전체론적 관점을 제공하여 다양한 부분을 이해하는 데 더 큰 유동성을 준다는 것이다.

이 관점에서 그려볼 수 있는 또 따른 중요한 결론이 있다. 변화의 가장 깊은 층위는, 치료자와 환자가 융통성 없는 구조나 외부적 제한 없이 상호주관적 영역을 이리저리 노니는 자유가 있을 때만 가능하다. 단선적이고 환원주의적으로 접근하면 할수록, 이러한 유영을 통해 가능한 완전한 복합성을 잡아낼 수 없게 되고, 대신 증상들만 다룰 뿐 근원적 원인은 다룰 수 없게 된다. 신속한 치료와 엄격한 책임의 필요성에도 불구하고 위험은 고도로 구조화된 정신치료의 형태(모든 종류의 자발성과 즉흥성을 죽이는, 준비된 정신치료 대본) 속에 숨어 있다. 너무 지나친 정형화와 증거 중심적 접근에 의지하는 것은, 안전하고 개방적인 놀이터에서 상상력과 직관을 키울 기회를 치료자에게서 빼앗는 것이다.

다음 사례는 장기 치료로 촉진된 자유 놀이와 이후의 삶의 열정이 이어짐을 보여준다.

랄프의 슈팅 게임 놀이

정신치료를 하는 즐거움에는, 평소에는 우리가 접근할 수 없는 세상을 창문을 통해 볼 수 있는 것도 포함된다. 10년이 넘는 동안 랄프Ralph와 작업하는 특권도 이 같은 경우였다. 아동이었을 때 랄프는 또래 이웃 아이들과 놀았던 끝없는 상상 게임들을 기억해냈다. 때때로 소년들은 도둑잡기 놀이Cops and Robbers를 했다. 다른 때는 군인 놀이 또는 카우보이 놀이와 인디언 놀이를 했다. 어떤 편에 있든 랄프는 게임에 항상 열정적이었고, 대개는 최후에 살해당하거나 총에 맞는 역할을 했다.

이러한 역동은 랄프 가족의 생활에 비추어보면 주목할 만한 것이다. 랄프가 부모의 생물학적 아들인 반면 랄프의 동생은 입양아였다. 수년 뒤 동생으로 인한 혼돈이 폭풍우처럼 일어나 일시에 터져나오기 전까지 랄프는 차분함의 대명사였다. 랄프의 동생은 약물중독된 어머니에게서 받은 손상으로 인해 태어나기 전부터 고통받았던 것 같다. 동생은 과잉 행동, 공격성, 충동성이 있었다. 동생은 시간이 흐르면서 비행 청소년이 되어 범죄 성향으로 굳어졌고, 성인기 초기에 수없이 교도소를 들락거렸다.

형제간의 엄청난 차이점에도 불구하고, 두 형제는 잘 어울려 놀았다. 사랑이 많은 어머니는 둘째 아들에 대해 고뇌하고 고통스러워하며 그녀의 정서적 에너지의 대부분을 이 아이에게 쏟아부었다. 랄프의 어머니는 입양한 아들을 위해 그녀가 할 수 있는 모든 것을 다 했다. 이 전문가에서 다른 전문가로 아들을 데리고 종종걸음을 했지만 아무것도 도움이 되지 못했다. 가족 모두가 엄청난 스트레스를 받았고, 가족 체계는 이 드라마를 중심으로 조직화되었다. 랄프가 8세였을 때 아버지에게 첫 번째 조울 에피소드가 일어났고, 그 후 수년간 심각하게 반복되었다. 랄프가 10대의 나이가 되었을 때는 어머니가 난소암에 걸렸고, 발병 후 얼마 되지 않아 사망했다.

랄프는 자기희생적인 어머니를 흠모하고 존경했다. 도움이 되지 않는 아버지에 대해서는 역겨워하고 경멸했다. 랄프는 독실한 가톨릭 신자였던 어머니가 늘 타인의 이익을 위해 모든 욕구를 억제하고 '선'을 위해 분투해야 한다는 방식을 초기부터 따라 배웠다. 랄프는 특히 아버지의 무력함과 분노를 철저히 근절하여 부정적 감정을 잘라냈고, 부족한 가족 경제를 축내는 부담스러운 욕구들을 끊었다.

앞서 많이 설명한 칼Carl처럼 랄프의 아동기 놀이에서 우리는 그의 가족생활 전체를 볼 수 있다. '총 쏘기shoot-'em-up' 게임은 랄프 동생과 가족의 결코 끝나지 않는 싸움이라는 중심 주제를 재생했다. 네이버후드 게임스neighborhood games는 랄프의 가족을 찢어놓은 폭력을 다룰 수 있는 안전하고 적절한 방법을 제공했다. 집에서 희생된 랄프의 정서적 자기는, 게임이 되게 하기 위해 동네 아이들에게 죽는 아이로 선발됨으로써 구체적으로 행동화한 것이다. 한편, 나쁜 놈을 하다가 착한 놈을 하는 랄프의 번복은 그가 동생과 부모에 대한 공감을 유지하도록 했다.

나는 환자의 초기 놀이 경험을 관찰하는 것이 진단적 가치가 있음을 예시하기 위해 이 사례를 가져왔다. 환자의 놀이 경험은 직업은 물론이고 열정, 몰입, 염려, 그리고 평생에 걸친 집착을 조망할 수 있는 임상적 직관을 제공한다. 실제로 아동기 놀이를 통해 가능하게 된 관점의 이면이 랄프로 하여금 법의 양면이 가진 정신을 경험할 수 있게 해주었다. 이는 지금도 계속해서 랄프가 FBI 수사팀원으로 전문직업의 생활을 잘 영위할 수 있게 해준다.

'네이버후드' 갱과 한통속인 아파트 관리인이나 새로운 은닉처를 찾아다니는 시시껄렁한 삼류 마약 딜러의 역할을 하든, 혹은 어린 희생양을 찾아 해외로 여행을 떠나는 소아성애자 역할을 하든, 랄프는 매우 미묘한 시각으로 자신의 일에 임했다. 그는 자신이 범죄자의 마음을 이해한다는 점에서 스스로 자부심을 느꼈다. 심지어 영상 녹취를 위해 폭력의 현장에서 위험한 범죄자들을 데려오라는 지시를 받았을 때조차 직관적 이해와의 관계 속에서 안전감을 느꼈다.

랄프의 정교함이 나타나게 된 것은, 어린 시절의 놀이 경험이라는 맥락에서 자신의 직업적 직관을 발달시켜왔기 때문이다. 한편 랄프는 동생에 대한 애착과 공감에서 벗어났지만, 범죄자들을 다룰 때는 그들의 마음에 침투해 들어가면서도 여전히 연민을 유지할 수 있었다. 마침내 랄프는 초기 사회화의 연장선에서 타인에 대한 타고난 연민과 자신의 직업에 대한 열정으로 형사들 사이에서 팀장으로 선발되었다. 랄프는 자신의 야망을 충족시키기 위해 이러한 친사회적 가치를 단 한 번도 버리지 않았다.

랄프가 정신치료를 받으러 온 것은 한밤중에 공황 발작이 일어나기 시작했을 무렵이었다. 발작은 심각한 관계의 붕괴가 있던 기념일 후에 시작했다. 나의 작업은 랄프가 자신의 내적 감정, 특히 공포와 분노를 깨닫고 표현하기 시작하도록, 그리고 자신의 내적 안내자의 충동을 신뢰하도록 돕는 것이었다. 임상적 직관은 단지 우리의 존재, 행위, 세계와의 관계성을 위한 건강하고도 필요한 기초를 표상하는 평범한 직관의 파생물에 불과하다. 모든 것이 잘 되어갈 때 어린시절의 놀이부터 성인기의 열정까지 아름다운 연속성이 존재할 것이다. 우리 치료자들은 자신의 직관적 측면을 믿고 활용할 때 가장 건강할 수 있다. 이는 우리가 환자를 대할 때도 마찬가지다. 치료자는 이러한 자세를 삶의 기본 태도로 삼아 치료를 직관으로 이끌어갈 수도 있다. 우리의 자연스러운 본능에 좀 더 기반을 두게 된다면, 우리는 자신의 전일적 존재와 조율된 방식으로 점점 더 외부의 정보를 받아들이고, 흡수하고, 반응할 수 있을 것이다.

영감의 영역

시간을 통해 확장되는 공간적이고 지형적인 협력 체계로서의 상호주관성이라는 이 장의 은유에 따라서, 나는 임상적 직관이 깊은 접촉의 영역이라고 상상해본다. 이 영역으로 들어간다는 것은, 내가 미지의 영역strange waters으로 항해하기 위해 일상적 존재라는 안정적 해안을 떠나는 것과 같다. 거기에서 항해를 계속할 수 있다면, 나는 때때로 나를 통과해 지나가는 한줄기 바람을 타고 가는 배의 역할을 할 것이다. 이처럼 움직이는 것을 느끼는 것은 영감을 느끼는 것이다. 영감은 임상적 직관의 핵심이다.

영감에 관해서는 최근 조지George가 나에게 전달한 이야기를 들려주고 싶다. 그는 앞장에서 언급했듯이 감정을 억누르고 창의성을 짓눌렀던 이야기의 주인공이다. 최근 조지는 창의적 글쓰기 작업으로 돌아가려는 용기를 냈다. 어느 저녁 조지는 잠시 짬을 내어 아내와 함께 월드뮤직 즉흥 콘서트에 참가했다. 참가한 뮤지션들은 이전에 같이 연주를 해본 적이 없었다. 그들은 함께 리프(반복적인 즉흥 연주 –역주)를 마친 후에 그 경험을 토의해보기로 했다. 평소 준비를 잘하고 리허설을 잘 준비해 연주에 임하는 한 뮤지션은, 편치 않은 도전을 즐기기는 했지만 분야가 낯설어서 극도의 불편함을 느꼈다고 했다. 한편 즉흥 연주를 중심으로 이력을 쌓아온 다른 연주자는, 뮤지션들이 완전히 독창적이고 결코 재현할 수 없는 어떤 것으로 들어가 함께 어우러지며 자발적 창조가 절정에 이르는 순간에 자신이 살아 있는 것 같았다고 설명했다. 이 연주가는 계속 토론을 이어가며 '영감'이란 단어의 기원을 분석했다. 기원상 영감이라는 단어는 숨 또는 영혼을 받아들이는 행위를 포함한다. 히브리어에서 영감은 '영혼'과 동일한 단어다. 하지만 우리를 통해 영혼을 움직이게 하려면, 먼저 우리는 비워져야 한다. 마치 플루트가 구멍이 파이고 속이 텅 비어 있어야 숨을 넣어 새로운 소리를 만들 수 있는 것과 같다. 영감을 받은 영혼에 의해 움직일 때 반전이 일어날 수 있고, 거기에서 악기가 뮤지션이 되고 뮤지션은 악기가 된다.

이것은 얼마나 아름다운 모습인가? 영감을 받은 음악이나 정신치료나 그 밑바탕은 감정인 것이다! 정신치료를 하는 동안 치료자와 환자 사이에서도 유사한 반전이 일어난다. 임상적 직관을 하며 극심한 고통을 느낄 때나 치료를 하며 진정으로 영감을 받을 때, 자기와 타인 사이에서 종종 완전한 상호침투가 일어난다. 환자는 우리를 움직이고, 우리는 환자를 움직인다. 감정, 에너지, 정보 등의 자발적 교환은 고동치는 리듬으로 주고 받는 것call and response, 동시성synchrony, 하모니, 대위법 등과 함께 즉흥 형태가 되어간다. 이런 식으로 영감을 받을 때 나의 전체는 타인과 통일되었다고 느끼는 동시에 타인의 전체와 깊게 연결되었다고 느낀다. 마음, 육체, 영혼은 직관이라는 채널을 통해 휘슬을 부는 바람에 의해 미지의 영역으로 이동하게 된다. 위험한 여행

이어도 상관없고, 우리가 무엇을 보더라도 상관없다는 신뢰가 있기에 함께하는 이 여행은 안전하다.

요약

이 글을 읽는 독자들은 지난 장에서 언급된 기쁨에 넘친 단어 fingerspitzengefühl을 기억할 것이다. 이 단어는 문자 그대로 당신의 손끝으로 알게 되는 직관적 감각이라는 뜻이다. 이 '손끝의 느낌'은 영어의 '잘 파악하다have one's finger on the pulse'라는 표현과 다르지 않다. 영어와 독일어 표현 모두 명백하게 직관이란 움직임, 감각, 느낌에 대한 몸의 능력에서 비롯한다. 이 장에서 나는 임상 작업에서 느낌의 중심에 몸이 있다는 다수의 주장에 함께한다. 나는 해마가 쥐에게서는 물리적 공간에서의 방향성과 관련이 있고 사람에게서는 사회적 공간에서의 방향성과 관련이 있다는 신경생물학적 증거를 보여주었다. 두 가지 종류의 공간에서 감정적, 감각적, 인지적, 그리고 심상적 과정의 조화와 조정은 신체 기반의 피드백을 통한 '느낌'에 의해 일어난다.

쥐가 모든 각도에서 물리적 공간을 탐색할 필요가 있는 것처럼, 아이들 역시 상상력의 모든 각도에서 사회적 공간을 탐색할 자유가 반드시 있어야 한다. 내면에서 외부로 향하는 것만으로도 아이들은 외부의 현실을 내면의 판타지 게임의 충만함으로 포용하여 그들 자신의 전체를 정렬시키고, 그럼으로써 견고한 직관의 토대에 기초한 삶을 통해 이후의 항해를 준비하게 된다.

이러한 공식에 따르면, 지나친 구조화가 유아의 사회적 환경에 위험하다는 것이 확실해진다. 구조가 너무 많으면, 상상력이 넘치는 놀이의 가능성을 빼앗을 수 있다.

비슷한 위험성은 고도로 구조화된 정신치료 안에도 존재하는 것처럼 보인다. 공식화와 증거 중심적 접근법에 너무 많이 의존하는 것은 우리의 자율성과 창조성을 위협한다. 열린 바다 위에서 직관은 배, 영감은 바람, 심사숙고는 뱃사람일 때 우리 치료자들은 (미지의 바다 위에서 바람의 영감을 맞으며 직관의 배를 심사숙고해 움직이는 뱃사람이 되어) 명료한 지각, 현실감 있는 반응을 통해 미지의 어떤 것들과 성공적으로 조우할 최고의 기회를 가질 수 있다. 하지만 성공적인 조우의 의미는 개인마다 다를 것이며, 시시각각 변동하는 상호주관적 흐름에 따른 매순간의 치료적 한쌍에게도 다를 것이다. 이 장의 주제를 독자 자신과 독자의 임상 실습에 적용하려면 다음 사항들을 참작하기 바란다.

- ★ 만약 당신이 임상적 직관을 하나의 영역으로 상상해본다면, 그 영역을 어떻게 그려볼 수 있을까? 하나의 그림, 느낌, 기억 또는 일련의 단어들이 떠오르는가?
- ★ 이 장소는 당신에게 은유적인 것인가? 물리적인 것인가?
- ★ 그것은 느낌의 영역인가, 행위의 영역인가, 존재의 영역인가, 생각 혹은 관계의 영역인가?
- ★ 길들여지고 사육당하는 느낌을 주는 영역인가? 이성적이고 고분고분하지 않은 영역인가?
- ★ 이 영역의 영토는 환자마다 다양한가? 혹은 한결같다고 느껴지는가?
- ★ 환자와 함께 길을 잃었다고 느꼈을 때를 회상해보라. 당신은 어떻게 다시 길을 찾았는가? 모험은 어떻게 되었는가?

★ 이제 환자 때문에 감동받았을 때를 회상해보라. 이렇게 감동을 받았다는 것이 당신에게 어떤 의미인가?

임상적 직관을 최대한 자기 표현의 맥락 안에 위치시키려는 노력을 기울이며, 마지막 장인 지혜에 관한 장을 시작해보자.

8장

지혜를 추구하며

지혜의 문은 결코 닫히지 않는다. –밴자민 프랭클린

인간은 경험 자체보다는 경험을 감당할 역량에 비례하여 지혜롭다.
–제임스 보스웰

자연과 지혜는 서로 다른 것을 이야기하지 않는다. –유베날리스

정신치료는 진선미(truth, goodness, beauty)의 영역 주위에서 춤을 춘다. 의미와 패턴, 통찰력을 찾는 과정은 커다란 고통이 따르지만 거기에는 아름다움이 있다. 모든 사람의 눈, 심장, 정신 안에서 발견되는 감정의 진실이 있다. 자기 자신에게 윤리적이고 진실하며 다른 사람의 행복에 헌신하는 올바른 행동을 취하는 것에는 선함이 있다.

순간순간의 기준에서, 임상적 직관을 통해 때로는 의식적으로, 좀 더 자주는 무의식적으로 우리는 이러한 세 가지 가치를 발견하고, 그것들 사이에서 저글링한다. 임상적 순간에 참여하는 방법과, 무엇을 증폭시키고 무엇을 무시할 것인지를 선택하는 과정에서 우리는 지속적으로 직관에 의존한다. 지혜wisdom는 직관을 수년 동안 듣는 과정에서 만들어진 결실이다. 현명하게 이러한 선택을 하는 것은 임상의로서 우리의 완벽한 성취를 대표한다. 따라서 정신치료를 행할 때 지혜를 탐구하면서 직관과 정신치료의 주제를 다루는 것은 꽤 적절해 보인다.

지혜의 주제는 고대 때부터 인문학 사상가들에게 호기심을 유발시켰다. 그러나 그 구성 개념은 최근에 와서야 심리 연구자들에 의해 운용할 수 있게 되었다. 펍메드PubMed 데이터베이스에서 '지혜'를 핵심어로 행한 미크스Meeks와 제스테Jeste(2009)의 문헌 고찰은, 1970년대부터 2008년까지 이 주제에 대한 논문이 7배 증가했음을 보여주었다. 그러나 전체 숫자는 충격적으로 적었는데, 이 주제에 대한 연구의 틀이 시작될 때는 대략 20개의 문서였던 것이 마지막에는 150개의 문서에 그쳤다. 이들 문서에서 전문가 집단이 다룬 지혜의 주제는 임상 훈련의 표준적 측면도 아니고, 전문적인 대화의 정규 부분도 아니었다.

긍정심리학을 주로 다루는 '어메리칸 사이컬러지스트American Psychologist'에 실린 글에서, 발테스Baltes와 슈타우딩어Staudinger(2000)는 지혜를 '삶의 기본적인 화용론'에 관한 전문 지식으로 정의했다. 화용론pramatics은 삶의 의미와 행위에 대한 이해와 판단, 탁월함을 향한 인간 발달의 편성orchestration, 그리고 개인과 집단의 웰빙에 동시에 집중하는 것을 포함한다. 나는 정신치료자 대다수가 화용론에 따른 이러한 가치를 견지한다고 추측한다. 돈을 벌기 위해 이 분야로 들어온 사람은 없을 것이다. 대부분은 삶의 질을 향상시킬 수 있도록 환자를 도움으로써 훌륭한 서비스를 열심히 제공하고자 한다. 많은 치료자가 자신의 영혼에 영양분을 제공하는 방법으로 다른 사람을 도와주는 기쁨을 맛보았다. 가장 현명한 치료자들은 가장 높은 가치에 따라 작업함으로써 환자와 함께 계속 꽃을 피우게 될 것이라고 나는 믿는다.

나는 지혜가 직관의 완전한 성숙과 관련이 있다고 본다. 이러한 직관을 통해 우리는 순간순간, 또는 해마다 육체적·사회적 세계를 탐색한다. 밖에서 안으로 쏟아져 들어오는 감정, 에너지, 정보 등이 많을수록, 타당한 선택을 향해하는 감각, 느낌, 사실 등을 통해 유영할 견고한 내적 기반의 중요성은 더 커질 것이다. 직관은 전후 관계에서 얻은 암묵적 지식에 의존하기 때문에, 지혜가 생기는 광범위한 경험을 토대로 견고한 내적 기반은 시간이 지나야 구축될 수 있다. 초보 치료자는 때때로 절묘하게 조율된 감성을 가지고 경력을 시작하지만, 가장 높세 공감하는 사람들 또한 엄청난 탈진과 공명 외상resonant trauma의 위험을 무릅써야 한다(Oakley, Knafo, Madhavan, & Wilson, 2011). 진정한 지혜는 자기 돌봄과 타인 돌봄의 사이에서 균형이 필요하다.

명확한 것은 아니지만, 지혜의 인식은 임상 훈련의 멘토 모델 안에 내재되어 있다. 높은 존경을 받는 경험 많은 치료자 옆에 있으면서, 그들이 반응하는 것을 관찰하고, 그들의 경험 이야기를 듣고, 우리의 깊은 투쟁과 취약함을 대담하게 공유하는 동안 우리는 경험 많은 치료자의 직관에 대한 관심을 보고 배울 기회를 갖게 되며, 그의 지혜를 흡수한다. 직업 생활의 초기든 수십년의 경험이 있든, 우리는 모두 타인과의 진전된 관계를 누림으로써 이익을 얻을 수 있다. 멘토 모델은 직관 채널을 통해 지혜를 전달하는 오래된 수단이다. 이제는 지혜의 주제를 더 정밀하게 의식의 초점으로 끌어올릴 수 있게 된 것 같다. 바로 이것이 이 장의 목적이다.

나는 여기에서 나 자신의 야망에 의해 겸손해진 것을, 그게 아니라면 위축된 것을 인정한다. 지혜라는 고상한 주제를 언급하는 나는 누구인가? 이 렌즈를 통해 나의 임상 작업을 볼 가치가 있다고 왜 나는 주창하는가? 결국, 마하트마 간디가 말한 것처럼 "자기 자신의 현명함을 지나치게 확신하는 것은 현명하지 않다". 가장 강한 것도 약해지고 가장 현명한 것도 실수할 수 있다는 것을 상기하는 것은 건강한 것이다. 자기 회의에도 불구하고, 나의 '제3의 귀'(레이크Reik[1983]의 임상적 직관을 위한 글)에서 울리는 라틴어 경구인 '사페레 아우데sapere aude'에 영감을 받고 어쨌든 나는 뛰어들었다.

호라티우스Horace에 의해 처음 언급된 모토 '사페레 아우데'는 전 세계의 교육 또는 시민 기관을 우아하게 한다(그림 8.1). 이 문구는 '지혜를 얻기 위해 대담하게 위험을 감수하는 것'으로 해석된다. 훗날 임마누엘 칸트와 미셸 푸코는, 개울이 멈추기를 기다리며 건너지 못하는 순진한 바보에 관한 이야기의 교훈을 제공할 목적으로 이 문구를 인용했다. 확실히 이 은유는 임상 작업에서 늘 있는 고통에 적용할 수 있다. 엉망이고, 길들여지지 않고, 무섭고, 해결되지 않을 것 같은 환자의 문제와 씨름할 때, 우리는 투쟁에 단단히 대비하고, 일어나는 모든 것을 헤쳐 나가고, 빛을 향해 끈질기게 나아가기 위해 노력한다. 이러한 노력 자체만으로도 가치가 있다. 요컨대 우리는 때때로 보이지 않는 장애물을 극복하기 위해 필요한 모든 노력을 동원해야 한다.

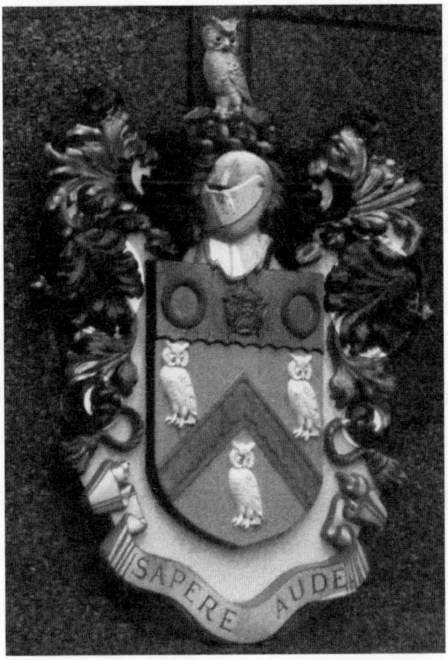

그림 8.1 'sapere aude'는 '감히 현명해져라'로 번역할 수 있다. 이 문장은 켄터키 주 올드햄 카운티에 있는 올드햄 폴리스 스테이션 빌딩에 부착된 문장에서도 볼 수 있다. (Public Domain)

이 장에서 나는 '임상 영역에서 볼 때 지혜는 이중적이다'라고 주장하려고 한다. 일차원적인 것은 자기 돌봄에 뛰어난 것이고, 다른 차원은 다른 사람을 돌보는 것에 뛰어난 것이다. 진정한 작용은 이 둘 사이의 균형과 상호작용에 있다. 다음 항목에서는 철학의 기초를 소개한 후에 자기 돌봄에서 지혜로 이동할 것이다. 다시 한 번 나는 도덕적 감수성과 윤리적 행동의 가장 높은 영역에서조차 동물들이 우리에게 많은 것을 가르쳐주고 있다는 것을 보여주는 동물 이야기를 소개할 것이다. 그러고 나서 두 번째 갈래, 즉 다른 사람을 현명하게 돌보는 것으로 전환할 것이다. 나는 2장에서 처음 소개된 거스의 사례로 다시 돌아갈 것이다. 다음과 같은 것을 보여주기 위해서다. 즉, 현명한 치료자는 충분한 정보가 없을 때 모호함을 용인한다. 현명한 치료자는 너무 많은 정보가 퍼부어질 때 역설에 대해 우아한 태도를 취한다. 현명한 치료자는 동시에 다중좌표를 고려한다. 그리고 작은 세부 사항에서 커다란 사건으로 유연하게 초점을 옮긴다. 현명한 치료자는 환자의 과거, 치료실 안에서의 관계 전개, 현재 상황에서 핵심적인 부분, 향상된 미래의 가능성 등으로부터 연관된 사건 사이를 기술적으로 오간다. 요컨대 현명한 치료자는 가장 넓고 가능한 관점으로, 진행하는 경험의 조각들을 놓을 수 있는 배경을 잡는다.

불안정의 지혜

정신치료에서 지식knowledge, 직관intuition, 지혜wisdom의 영역을 구별하는 것은 중요하다. 지식이 이론에서 우리 영역에 관한 사실의 축적과 응용을 대표한다면, 직관은 맥락 안에서 지식과 전문성expertise의 축적과 응용을 대표한다. 직관이 특정 순간에 진짜 사람과 진짜 관계의 살아있는 틀 안에서 지식을 적용한다면, 지혜는 순간순간 평가와 결정, 반응, 개입 등을 할 때 가장 넓고도 깊은 맥락을 사용할 수 있는 역량을 대표한다. 철학은 이러한 차이를 쉽게 구별할 수 있는 분야인데, 철학의 어원이 그리스 말 philo-sophia, 즉 '지혜의 사랑'에서 유래했기 때문이다(그림 8.2).

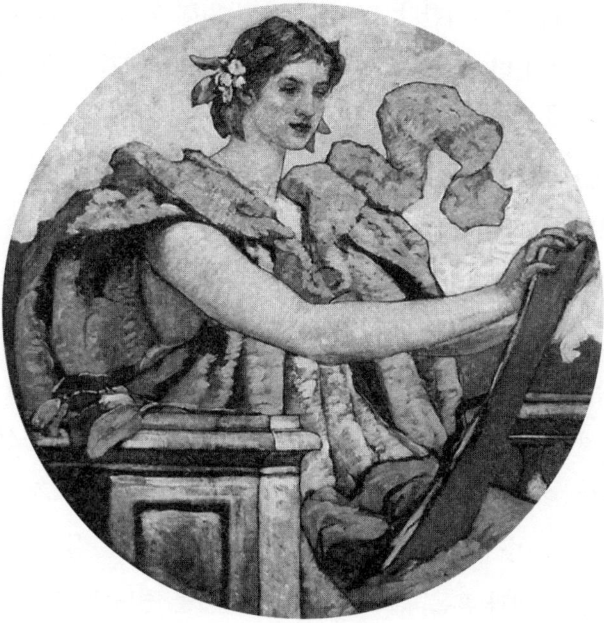

그림 8.2 '지혜'(로버트 루이스 리드의 그림, 1896). 지혜의 여신 소피아에 영감을 받았다. 이 벽화는 워싱턴 D.C에 있는 토머스 제퍼슨 빌딩 안의 의회 도서관 북쪽 회랑 2층에 있다. 아래 설명문에 "지식은 곧바로 오지만 지혜는 더디게 온다"고 쓰여 있다. (Public domain, courtesy of Carol Highsmith)

내가 1970년대 성인기를 향하여 갈팡질팡할 때 우연히 앨런 왓츠 Alan Watts(동양의 철학적 지혜의 진주를 모으기 위해 서양에서 온 문화대사이자 학자)의 책에서 지혜의 기둥pillar of wisdom에 관한 글을 읽게 되었다. 『불안정의 지혜The Wisdom of Insecurity』(1958) 서문에서 왓츠는 자신의 이전 책들은 '종교, 철학, 형이상학을 재해석함으로써 특정 규칙을 정당화하기 위해 노력했다'고 기술했다. 왓츠는 이러한 노력을 '불필요하고 혼돈스럽게 하는 사족'으로 비유했다. 『불안정의 지혜』에서 그는 중국의 현자인 노자처럼 이야기한다. “진실을 알기 위해 우리는 지식을 버려야 한다. 공허보다 더 강력하고 창조적인 것은 없다. 인간은 공허할 때 작아진다.”

삶에 내재된 이러한 철학은 정신치료에서 ‘전사의 자세warrior stance’로 번역된다(Coburn, 2011: Marks-Tarlow, 2011). 전사가 되기까지 길고 험난한 수련을 받는 무술에서 유래된 이 문구는, 무엇이 다가오든 깨어 있고 준비된 상태로 있기 위해 순간의 열기 안에서 내적으로는 조용히, 외적으로는 고요히 서있기 위한 것이다. 나는 임상적으로 불확실성의 포용으로 바뀌는 전사의 자세에 위대한 힘이 있다고 믿는다. 정신치료를 하는 동안, 이것은 ‘아직까지 알 수 없었던 것을 알려고 하지 않는 것’을 의미한다. 이러한 정신 자세를 취하는 것은 자신은 물론 환자 안에 있는 강한 감정과 혼돈, 심지어 망상의 열기를 견뎌내기에 충분한 강한 정서적 개방 및 인지적으로 침착한 상태를 유지하도록 한다.

전사의 자세는 ‘안전하지만 지나치게 안전하지 않은’(Bromberg, 2006) 각성 구역 안의 정서적 내성의 창(Ogden et al., 2006; Siegel, 1999)의 ‘가장자리’에서, 다음에 무엇이 일어날지 ‘알려고 하지 않는’ 가운데 마주치는 것을 허락한다. 높은 강도의 각성 상태에서 작업할 때, 모른다는 자세는 우리가 애매모호함, 모순, 갈등 등으로 가득한 상태에서도 파산하지 않으려는 상태를 유지하도록 도와준다. 좀 더 낮은 각성 상태에서 전사의 자세는 개방과 배우고자 하는 열망, 새로운 입력의 수용성을 최대화하여 호기심, 놀이, 창조성을 개발한다.

「불확실성의 확실성The Certainty of Uncertainty」(Marks-Tarlow, 2003)이라는 이전의 논문에서 나는 고대 중국의 지혜가 카오스 이론의 비선형 과학과 어떻게 들어맞는지를 조사하면서 이 둘을 창조신화와 비교했다. 기원에 관한 동서양의 전통적 창조신화는 우주의 기원과 본성에 대해 추측하는 고정된 이야기를 보여준다. 과학은 그 형태가 선형이든 비선형이든 특수한 종류의 창조 신화를 나타내는데, 그 신화는 역동적이며, 자연과 지속적인 열린 대화를 함으로써 끊임없이 진화한다. 고대 중국의 지혜와 비선형 과학은 우주와 창조 기원을 이해하는 데 있어 애매모호함과 역설적인 것을 품는다는 점에서 공통의 모습을 보인다.

민속심리학folk psychology은 개인의 지혜를 수집하지만, 창조신화는 문화의 지혜를 수집한다. 가장 높은 지혜가 보편적인 화음을 낼 때, 고대 인간의 암묵적 지식은 훗날 과학적 증거에 의해 나중에 증명되기도 한다(그림 8.3). 이것은 카오스 이론에서도 나타난다. 전사의 지혜(즉, 불안정의 지혜)는 매우 비선형인 체계 안에서 발견되는 예측과 조절의 한계를 보여준다(예를 들어 Gleick, 1987). 카오스 이론에 따르면, 복잡한 체계의 현재와 심지어 과거 상태에 대한 우리의 이해가 아무리 많더라도 (특히 장기적으로는) 미래 상태를 예측하는 데 실패할 운명인 상태로 남게 된다.

정신치료를 하는 동안, 우리가 환자에 대해 아무리 잘 알지라도(즉, 환자의 문제의 기원, 논쟁의 복잡성, 환자 개인의 독특함, 역경 등을 많이 이해하더라도) 우리는 환자가 어디로 향해 가는지, 미래에 무슨 일이 벌어질지 정확하게 확신할 수는 없다. 사실 전사의 자세는 너무 세세하게 예측하려고 노력하는 것은 시간 낭비라고 제안한다. 호흡에 의해 영감받는 것을 기다리는 플루트처럼 전사는 정신 에너지를 소모하지 않기 위해 마음을 비워둔다. 모르는 상태의 두려움과 마주하는 것에 도전하는 것도 정신치료의 한 부분이다. '~하면 어쩌지 ?'의 끝이 없는 목록을 생각

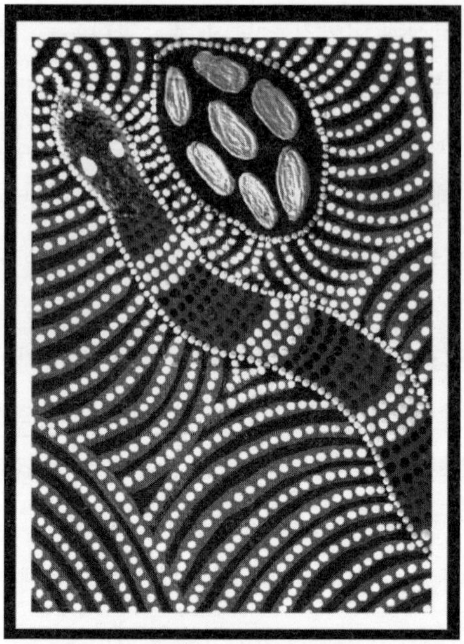

그림 8.3 픽시 브라운Pixie Brown이 점과 선만으로 그림을 그리는 호주 원주민의 방식(Aboriginal dot painting)으로 그린 작품의 일부분. 임상심리학자 얀 베를린Jan Berlin의 소장품이다. 지혜의 가장 넓은 맥락 안에서 직관을 고려할 때, 경험을 틀에 넣어 이상ideals의 형태를 만드는 데 기여하는 문화와 신화의 역할을 고려해보자. 어떤 문화들은 다른 문화들보다 자연스럽게 직관적이다. 호주 원주민은 지구에서 가장 가혹한 환경 중의 한 곳에서 살아왔고 모든 존재와 깊이 연결되어 있다고 느끼기 때문에 그들의 문화는 매우 직관적이다. 정신치료는 각 개인의 이야기에서, 조율과 상호성 및 문화의 영향을 통해 지혜를 찾기 위하여 상호 연결의 아이디어에 의지할 수 있다. 이러한 부분은 원주민의 창조 이야기를 묘사한다. 뱀은 자신의 알들을 울루루Uluru(원주민이 경애하는 중앙 호주의 커다란 돌기둥)로 옮긴 비단뱀 여성인 쿠니야Kuniya를 대표한다. 강력한 보호자인 쿠니야는 원주민 우주론의 중심인 무지개 뱀으로 변형된다. 물결 무늬는 쿠니야가 음식을 찾는 과정에서 만든 흔적과 모든 지구상의 노래에 의한 떨림이라고 생각되는 활동적인 양식을 대표한다. 현명한 치료자는 민족, 유전, 성별, 기술 등 다양한 다양성의 원천을 축하하면서 다양한 시대와 영역에서 발생하는 의미와 명예로운 전통을 포용한다.

하면 우리는 심란해진다. 이러한 염려는 대부분 일어나지도 않는다. 무슨 일이 일어나도 준비되어 있다는 자기 신뢰의 느낌, 위험을 무릅쓰기, 기대 등으로 편안해질 수 있다면 실제의 문제를 다루는 데 확고한 상태를 유지할 수 있다. 이는 실제로 알게 되는 순간까지 모르는 상태를 견뎌내도록 우리를 도와준다.

이러한 정신적 자세는 특히 초보 치료자인 경우 매우 어려울 수 있다. 자신의 두려움을 측정할 수 있는 풍부한 경험이 없다면 치료자가 자신과 다른 사람 사이의 경계에서 일어나는 것을 감지하는 것은 어렵다. 여기에 학생이 발표한 임상 사례가 있다. 환자는 8세의 매우 우울한 소년인데, 지나치게 비활동적이고 말이 없어 치료자도 두려워할 정도였다. 환자가 자살하고 싶어하지 않는 것은 분명했지만, 대응에 민감한 이 치료자는 소년의 삶을 걱정했다. 신출내기 치료자가 어린 환자의 꿈을 정신분석 지도교수에게 가져올 무렵에도, 그의 집착과 걱정은 온종일 지속되었다. 경험 많은 지도교수는 꿈의 미묘한 측면에서 나타나는 감춰진 힘을 지적했다. 이 지적은 그 학생을 안심시켜 편안하게 치료할 수 있게 했다. 이렇게 정확하게 판단할 수 있으려면, 꿈이 다른 감정 상태에서 나올 때 다른 꿈들과의 맥락 하에서 좀 더 넓은 시각으로 현재의 정보를 해석할 수 있는 현명한 지도교수가 필요하다. 다시 말하지만 이런 능력은 많은 경험과 시간이 지나서야 가능하다. 맥락에 의존하고 맥락에 민감한 이러한 앎은, (비록 내용이 일치하더라도) 체계적인 교육을 통한 지식의 사실과 매우 다르다.

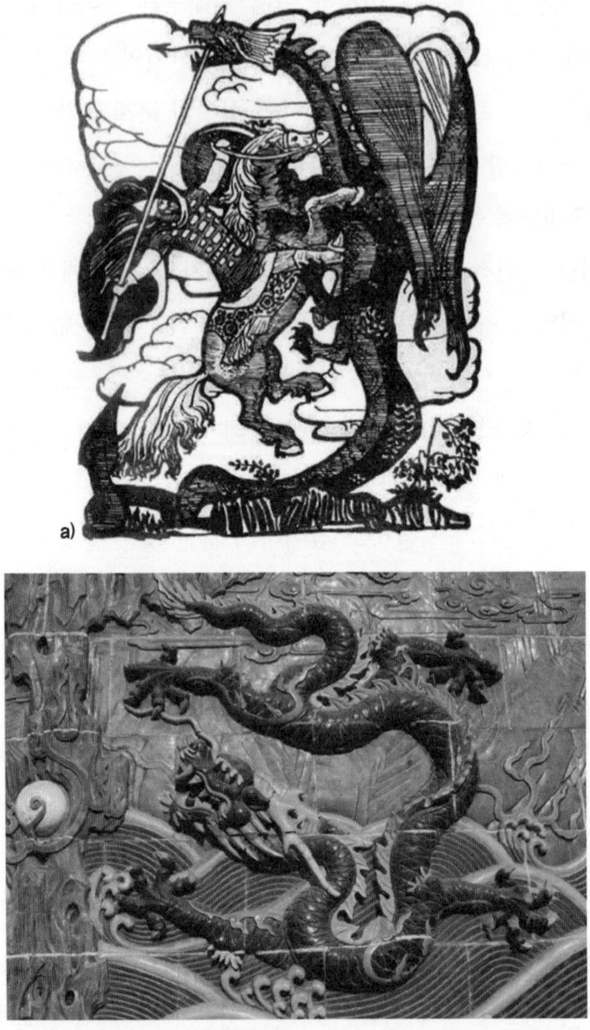

그림 8.4 a) 서구 창조신화에서 질서가 혼란을 추방하는 모습. b) 중국 창조신화에서 혼란과 질서가 혼합되어 있는 모습.

지식과 지혜의 차이를 더 잘 이해하기 위해 동서양의 창조신화(모든 곳에 있는 전통문화를 포함하여)를 비교하는 것은 도움이 된다. 서양 신화의 원형은 흑백논리를 표현한다. 그림 8.4a에서 보는 것처럼 용감한 기사가 무시무시한 용을 죽인다. 선이 악을 이겨낸다. 질서가 혼돈을 추방한다. 이야기는 간단하고 직설적이다. 문명사회가 시작하거나 발전하려면 혼돈은 제거되어야 한다(Hayles, 1990). 엄격한 이분법은, 아리스토텔레스의 논리(참 또는 거짓)에 기반을 둔 현대의 과학적 조사를 포함하는 좌뇌, 즉 이성 기반의 사고를 위한 무대를 만든다.

서양의 창조신화는 다음과 같은 특징이 있는 좌뇌의 사고 방식을 보여준다.

★ 선형의Linear : 순차적인 사고를 따르는 생각의 선들.
★ 추상적Abstract : 주제는 맥락에서 추론된다.
★ 수렴적Convergent : 관심을 세부 사항에 집중한다.
★ 분석적Analytic : 복잡한 주제를 논리적으로 분리한다.
★ 환원주의적Reductive : 전체는 밑에 있는 부분으로 단순하게 쪼개진다.

반대로 동양의 전통 창조신화는 흑과 백 사이에 역동적이고 소용돌이치고 애매모호한 지역을 강조한다. 이러한 신화 속에서 혼돈과 질서는 상호 의존적이고, 서로 관통한다. 원형의 중국 용은 무섭고 위협적이지만 인류를 풍요롭게 하는데, 결론적으로 협조하는 용에 의해 회색빛의 그늘이 드러난다. 용은 하늘에 있는 지혜의 진주(그림 8.4b에 그려진)를 보호하기도 한다. 또한 용은 천둥과 번개, 그리고 곡식을 위한 비를 만들기 위해 구름 안에서 살기도 한다. 또는 강력한 꼬리로 못을 파기 위해 들판에 있기도 한다.

동양의 창조신화는 다음과 같은 특징이 있는 우뇌의 사고 방식을 보여준다.

- ★ 비선형의Nonlinear : 사고가 '주기적이거나 순환적'이며, 혼합blend과 모순contradict의 양극성을 포함한다.
- ★ 구체적Concrete : 주제가 문맥 안에 살아 있다.
- ★ 확산적Divergent : 주목이 넓어져 넓은 각도의 견해를 포함한다.
- ★ 종합적Synthetic : 좀 더 단순한 부분 사이의 '복잡한 관계'를 통해 이해가 나온다.
- ★ 전체론적Holistic : '사물의 전체가 부분에 영향을 주거나 부분을 형성하는 방법'을 통해 복잡한 이해가 가능해진다.

그림 8.5에서 보듯이 우리는 음양의 상징 안에 있는, 복잡하고 완전히 서로 관통하는 빛과 어둠의 영역을 쉽게 상상할 수 있다. 선이 아닌 원으로 생각하면, 부분들이 함께하여 오롯이 전체를 구성하고, 각각의 씨앗이 다른 것의 한가운데에 있는 구멍 안에 심어진다. 더 복잡한, 무한히 반복되는 형태는 내부 원이 다른 쪽의 작은 형태로 대체될 때 형성된다.

이전의 책에서(Marks-Tarlow, 2008a) 나는 임상에 적용하고자 동양의 지혜와 비선형 과학 사이의 접점을 탐구했다. 임상 실습에 타당한 비선형 과학의 분야는 카오스 이론, 퍼지 논리fuzzy logic, 복잡도 이론complexity theory, 그리고 프랙털 기하학fractal geometry을 포함한다. 카오스

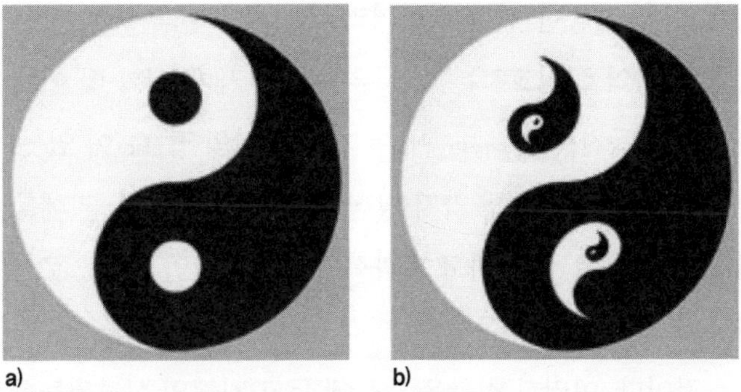

그림 8.5 음양 부호의 전통적인 형태(a)와 반복되는 형태(b). 고대 중국인들의 생각에 따르면 음양은 자연의 반대되는 힘들을 대표하는데, 이 힘들은 역동적으로 소용돌이치고, 부분적으로 서로 관통한다. 음은 어둡고, 아래를 향해 움직이고, 춥고, 수동적이고, 수축하고, 약하다. 양은 밝고, 활동적이고, 위를 향해 움직이고, 따뜻하고, 팽창하고, 강하다. 음은 임상적 직관을 상징하는데, 임상적 직관은 보이지 않는 어두운 무의식에서 나오기 때문이다. 양은 의식적 숙고를 상징하는데, 의식적 숙고는 이성의 분명한 빛과 알려진 사실에서 나오기 때문이다. (Courtesy of the author)

이론은 특히 위기나 과도기의 불완전한 시간에 사람이나 관계가 어디를 향해 가고 있는지를 정확하게 예측하려는 노력의 소용 없음과 특징 지식의 한계를 밝힌다. 퍼지 논리는 감정과 무의식의 영역에 쉽게 적용할 수 있는 논리의 다가 시스템multivalent system(참과 거짓을 벗어난 많은 가치)을 제공한다. 복잡도 이론은 상호주관적 기반에서 예측 불가능하게 나타나는 복잡하고 새로운 구조를 밝혀준다. 마지막으로, 프랙털 기하학은 매우 복잡한 시스템의 경계에서 발견되는, 순환하고 반복되는 자연의 방식을 보여준다. 정신치료에서 프랙털 기하학은 나와 세계와 타인 사이의, 엉망으로 얼기설기 얽힌 경계의 모형을 만들어준다.

동양의 신화는 겹치지 않은 이해 영역을 만들어 서양의 신화를 보완한다. 맥길크리스트(2009) 식으로 말하면 앎의 두 영역, 즉 좌뇌의 숙고를 통해 이용 가능한 선형의 영역과 우뇌의 직관을 통해 이용 가능한 비선형의 영역을 비교하는 것은 유용하다. 세계 신화 및 이에 동반하는 문화로 가득찬 직물tapestry에 두 가지 방식의 장place이 있듯이, 정신치료를 하는 동안에도 두 가지 방식을 위한 장이 있다. 지혜를 이해하는 한 가지 방법은, 가능하고 효과적이고 실용적인 방식으로 지각하고 알아내고 조사하는 이 두 가지 방식 사이를 오가는 기술을 매우 잘 활용하는 것이다. 이러한 철학을 염두에 두고 지혜의 신경생물학적 근원인 인간 윤리로 돌아가보자. 우리는 인간 윤리를 이용해 다른 사람과 우리 자신의 관계 안에서 정의와 공정함에 대해 직관하고 관심을 가질 수 있다.

정의의 놀이

3장에서 나는 포유류의 양육 시스템 안에 존재하는 임상적 직관의 근원에 대해 조사했다. 생존을 위해 다른 사람에게 전적으로 의존하는 미성숙한 영아로 태어난다는 것을 고려하면, 우리가 아기의 욕구에 반응하기 위해 다른 사람의 마음을 이해하는 능력을 갖고 있다는 것은 중요하다. 철학자 패트리샤 처치랜드Patricia Churchland(2011)는 『브레인트러스트Braintrust』라는 책에서 인간의 도덕 직관의 근원이 포유류의 양육 시스템임을 밝혀냈다. 여기에서 양육과 다른 사람을 도우려는 동기는 좀 더 일반적인 사회 지능의 사항으로서, 윤리적이기를 바라는 마음과 바르게 행동하기를 바라는 마음에 부합한다. 여기에서 또한 이러한 고차원의 것들은, 호모사피엔스가 다른 사회적 동물과 공유하는 피질하부 역량에서 나온다.

분노와 공포 같은 인간의 원초적 감정 상태를 하등동물도 가지고 있다는 것은 별로 놀랍지 않다. 하지만 정의와 공정함의 감각을 비롯한, 좀 더 발달된 감성 역시 동물도 가지고 있다는 사실은 매우 놀라운 일이다. 우리가 모든 동물을 (특히 자연 서식지에서) 유심히 관찰하면 할수록, 이 저등동물들은 자주 자기 돌봄이나 타인 돌봄을 위해 놀랍도록 정교한 행위를 한다는 것을 보여준다. 벌들은 복잡한 실룩실룩 댄스 wiggle dances를 통해 벌집 동료들에게 음식의 소재에 관해 대화를 나눈다. 생쥐는 (낯선 생쥐에게는 그렇게 하지 않지만) 우리 안에 있는 동료의 통증을 목격할 때 스스로 먹는 것을 중단한다. 코끼리는 때때로 죽은 동료를 묻고 200마리 이상의 동료를 인식하는 뛰어난 기억력을 가지고 움직인다. 큰돌고래는 먹이를 찾는 동안 코를 보호하기 위해 해면 조각을 분리하여 도구를 만든다. 고릴라는 건너기를 바라는 강의 깊이를

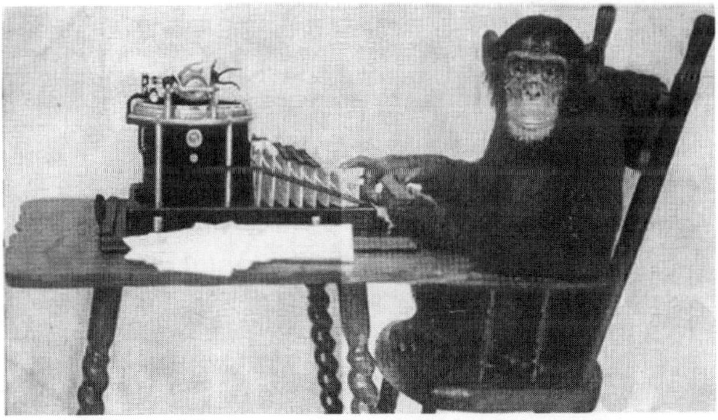

그림 8.6 요스트Yost 타자기 앞에 앉아 있는 이 침팬지는 이런 형태의 구식 기계에서 의미 있는 문장을 실제로 만들 수는 없지만, 요즘은 컴퓨터를 이용하여 기호의 배열 방식으로 사람과 의사소통하는 데 꽤 능숙하다. 침팬지가 사람의 언어를 사용할 수 있는지에 대해서는 더 이상 논란이 없다. 이제는 침팬지가 사람과 의사소통할 때 문법을 사용하는지로 논란 중이다. (Produced by the New York Zoological Society, 1907)

측정하기 위해 지팡이를 이용해 계산한다. 침팬지는 신호 언어를 배움으로써, 또는 종족과 대화를 나누고자 컴퓨터를 이용해 인간의 상징을 사용한다(그림 8.6).

자연 연구가들은 커다란 사회를 이루며 사는 모든 포유류가 윤리 규칙을 보여준다는 사실을 밝혀냈다. 게다가 공명정대하게 다른 동료를 대하는 경향은 놀이를 하는 모습에서 대부분 쉽게 발견할 수 있다. 다시 얘기하면 놀이가 진지한 것serious business임을 우리는 알 수 있다. 마크 베코프Mark Bekoff(생태학 및 진화생물학자)는 「야생의 정의와 페어플레이 : 동물의 협동, 용서, 도덕」이라는 제목의 2004년 논문에서 그룹 생활을 하는 동물의 사회놀이에 대한 연구는 사회도덕성의 진화적 기원을 이해하는 데 도움이 된다고 주장했다. 베코프는 진화가 협동적인 페어플레이를 강력하게 선택했다고 믿는다. 페어플레이는 개체가 생존과 번식의 기회를 최대화하고 동시에 그룹을 안정화시키는 사회계약을 수립하고 유지하는 것을 가능하게 한다.

최근의 책에서 베코프와 피어스Pierce(2009)는 개과의 동물들이 4개의 핵심 규칙에 따라 윤리적인 놀이를 한다는 것을 보여주었다.

1. 분명히 의사소통한다 : 개과 동물은 장난을 위한 일관된 초대로서 의식화된 놀이인사를 사용하여 동반자에게 싸움보다는 놀이의 의도를 보여준다. 개들은 뒷다리는 세우고 앞다리는 쪼그린다. 이는 요가에서 아래로 향하는 개 자세와 위치가 비슷하다(그림 8.7). 이 겸손한 자세는 사지가 땅에 닿게 하여 무거운 생각이 중력에 의해 머리끝에서 빠져나가도록 한다.
2. 예의를 지킨다 : 개과 동물은 상대방의 감정과 능력을 고려한

다. 예를 들면 코요테는 공정함을 위해 스스로 불리한 조건(self-handicap)으로 놀이친구를 지나치게 세게 무는 것을 삼간다. 또는 우세한 무리 구성원이 순종의 신호를 주기 위해 뒹굴어서 등을 바닥에 대는 역할 바꾸기를 수행하기도 한다.

3. 잘못했을 때 인정하기 : 놀이가 과격해져서 상대방에게 우연히 상처를 준 경우, 사과가 곧 있게 된다. 예를 들면 심하게 물고 난 후, 공격한 동물은 "미안해, 단지 놀이였어. 상처 줄려는 의도는 없었어. 가지마, 페어플레이할게"라고 의사소통하듯이 인사를 한다. 상대방은 놀이를 새로 시작하기 위해 위반을 용서한다. 용서는 매일매일의 무리 생활과 놀이에서 자주 나타나고 이해와 관용이 곧 뒤따른다.
4. 정직하다 : 사과를 할 때 진심이어야 한다. 비신사적으로 놀이를 하거나 정직하지 못하다는 신호를 보내는 동물은 명백하게 추방당하게 된다. 베코프의 현장 연구에 따르면, 무리에서 떠나도록 강요된 어린 코요테는 무리 안에 남아있는 어린 코요테보다 죽을 확률이 4배까지 올라간다고 한다.

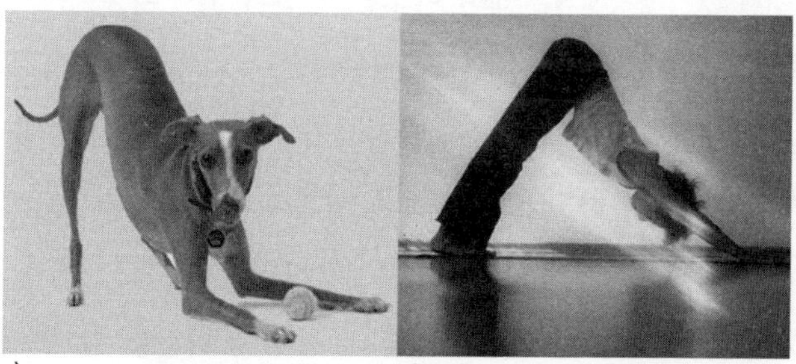

a) b)

그림 8.7 a) 놀이를 하려고 허리를 굽히는 개. b) 얼굴을 숙여 개의 자세를 취하는 여성. (8.7a ©Margaret Bryant Photography; 8.7b Courtesy of Jeanne Heileman)

이러한 핵심 규칙은 동물놀이를 하는 동안 감정의 단절과 회복을 다루는 지침이 된다. 임상심리 이론에서 단절과 회복은 환자의 정서 성장의 핵심 원리다(예를 들어 Lewis, 2000; Shore, 2003a). 특히 어린 시절의 관계 외상이 클 때, 전해지는 임상 지식은 초기 양육자와의 단절과 유사한 혼란 상황을 우리 치료자들이 환자에게 유발시킨다고 본다. 이는 환자가 과거에 경험된 외상의 다양함과는 다른 결과로 진행할 기회를 열기 시작한다. 치료자가 조심스럽게 환자의 관점에서 공감하면, 이러한 관점의 다양함에도 불구하고 새로운 구조가 세워진다. 이런 방식으로 치료자는 환자의 혼란 상황을 자극하거나 만든 역할에 대해 책임감을 가지게 된다. 이런 식으로 책임감을 갖는다는 것은 치료자가 행한 둔감성과 실수에 대한 사과를 종종 의미한다. 현명한 치료자는 선선히, 겸손하게 공감과 사과를 할 수 있는 사람이다. 혼란과 갈등에 대한 연민어린 비방어적 참여를 모델링함으로써 치료자는 두 사람의 욕구와 감정과 관점을 동시에 염두에 두는 환자의 역량이 길러지는 것을 도와줄 수 있다. 이것이 상호주관성의 핵심이다.

베코프의 동물 연구는 놀이에서 수행된 단절과 회복의 과정이, 돌봄 회로(새로운 고통을 달래는)에서 나오는 단절과 회복의 과정을 어떻게 보완하는지를 보여준다. 공정한 놀이는 포유류가 긍정적인 의도와 정의로운 행동을 직계가족을 넘어 확장시키는 중요한 방식을 대표한다. 이는 혼란감을 치유하고 상호 갈등을 해결하려는 동기가 너그러운 사람만의 성질은 아니라는 것을 제안한다. 이러한 동기는 문자 그대로 페어플레이에서 나오는 건전한 윤리와 공평한 취급을 할 수 있는 역량을 보여준다. 이것을 인식하는 것은 치료자의 동기, 특히 우리가 특별히 좋아하지 않는 환자에게조차 전반적으로 좋은 돌봄을 제공하는 것이 중요하다고 느끼는 것을 이해하는 데 도움이 된다.

단절과 회복의 과정은 프란츠 알렉산더Franz Alexander(Alexander, 1961: Alexander & French, 1946)가 관계 치유의 주춧돌로 오래전에 제안한 교정적 감정 경험corrective emotional experience을 구성한다. 흥미롭게도 같은 과정이 동물의 페어플레이에서 발견될 수 있으며, 이는 사회적 레벨에서 진화론적 기원을 대표할 수도 있을 것이다. 신경 가소성 연습을 위한 수단과 같이, 놀이 회로는 사회공동체 도처에 공정 행위를 확장하는 필수적인 방법으로서 돌봄 회로와 같이 발달했다. 도덕 행위의 고귀한 주제에서도 우리는 공정하고 연민이 있는 행동을 동물에서도 발견할 수 있는 것 같다. 의사소통, 자기 인식, 공감적 공명, 도구 사용, 또한 윤리 행동에 이르기까지, 사람과 동물 사이의 분명한 구분선으로 세워져온 이러한 역량들의 벽이 허물어지고 있다.

지혜 : 두 갈래의 문제

임상 영역에서 나는 지혜를 두 갈래의 문제로 제안했다. 한 갈래는 다른 사람을 돌보는 뛰어난 치료와 관련이 있다. 위에서 보았듯이 이는 사회적 동물의 사례에서 분명히 나타나는 것처럼 공정한 놀이뿐만 아니라 어리고 약한 집단 구성원을 돌보는 본능으로부터 대체로 파생된다. 다른 한 갈래는 자신을 잘 돌보는 것과 관련이 있다. 다른 사람을 공정하게 돌보는 것이 자신을 잘 돌보는 것과 무슨 관계가 있는 것일까? 이는 티베트 불교 신자들에 의해 지혜의 기둥으로 여겨지는 달라이 라마에 관한 이야기를 상기시킨다(예를 들어 Dalai Lama, 2010). 젊은 시절 미국을 처음 방문한 달라이 라마는 미국인들의 자기 혐오에 대단한 충격을 받고 실망했다. 그는 전에 이러한 현상을 본 적이 없었기에 문화적으로 그것을 이해하는 데 어려움을 겪었다. 실제로 티베트 불교 신자에게는 다른 사람에 대한 연민과 자신에 대한 연민 사이에 차이가 없다. 티베트 불교 신자들은 서로 함께한다고 생각하기 때문에 자신과 타인에 대한 분리된 개념이 없다. 지혜는 자신을 돌보고 존중하는 역량이 다른 사람을 돌보고 존중하는 역량에 필수적이라는 것을 보여준다(그림 8.8). 우리는 놀이의 사례를 통해 동물이 서로에 대해 정의감, 공정함, 연민을 가지고 있다는 것을 보았다. 지혜의 구성 요소 중 하나인 자기 돌봄은 어떨까? 동물 역시 이것을 공유할까? 다음 항

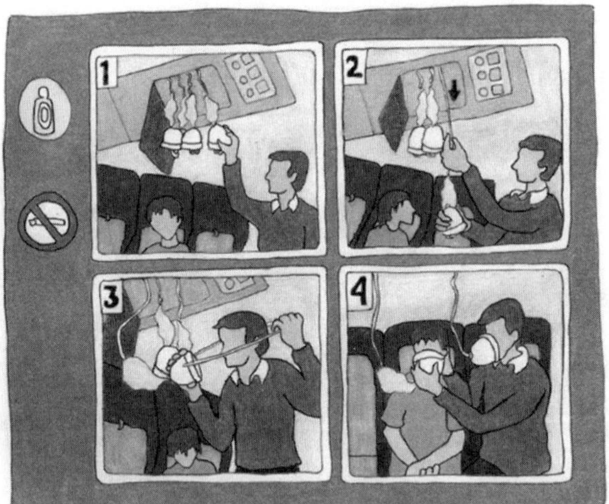

그림 8.8 자기 돌봄과 타인 돌봄에서 무엇이 우선인가에 대해 의문이 있는 사람은 이 이미지를 자세히 살펴봐야 한다. 이 카드 그림은 모든 항공사 좌석의 앞주머니에 그려져 있는데, 일상적으로 이용할 수 있는 작업 지시표에 따라 만들어졌다. 이 카드는, 산소 공급이 되지 않는 경우 모든 승객은 먼저 자신의 산소 마스크를 착용한 후에 어린아이를 비롯한 다른 사람의 산소 마스크 착용을 도와주라고 지시하고 있다. 기본 신뢰는 신체의 지혜와 함께 시작되는 경우가 많다. (Courtesy of the author)

목의 글은 큰 소리로 '그렇다'고 말한다.

자기 돌봄의 상식

콜린스 영어사전은 'horse sense'를 '상식'과 '건전한 실용적 판단' 둘 다로 정의한다. 말이 어떻게 자기 돌봄 및 타인 돌봄과 관련되어 건전한 실용적 판단을 가지게 되었는지를 보여주기 위해, 나는 내 어린 시절의 동물 이야기를 사례로 들고자 한다. 그 시절 나는 다른 소녀들처럼 말을 사랑했다. 매해 여름 나는 메인 주에 있는 소녀 캠프에서 두 달 동안을 지내곤 했다. 해가 갈수록 나는 마구간에서 점점 더 많은 시간을 보내기 시작했고, 부모님에게 말을 사달라고 끈질기게 졸라대는 시점까지 왔다. 부모님은 반대했다.

엄마는 말했다. "우리는 말에 관심이 있는 가족이 아니란다. 우리 가족 중에 말을 타는 사람도 없고, 말을 돌보는 것이라든가 말에 대해 아는 사람이 없어. 그런데 네가 말에 재능이 있다고 생각하게 만든 것은 도대체 뭐니?"(독자들도 간파할 수 있듯이 나의 어머니는 다소 엘리트주의자다.)

말할 필요도 없이 그 당시 나는 말을 가지고 있지 않았다. 그러나 나는 다가오는 여름에 버몬트에 있는 승마 캠프에 참여하게 해달라고 부모님을 용케 설득했다. 소녀들은 각각 캠핑 기간 내내 타고 돌볼 수 있는 본인만의 말을 배당받았다. 처음에 나는 나에게 배당된 말에 실망했다. 이름만으로도 알수 있듯이 청키chunky(짜리몽땅)는 날씬하지도, 예쁘지도, 화려하지도 않았다. 이 말은 24세로 나이가 많이 들어 말로서는 거의 유물이나 다름 없었다. 그럼에도 나는 승마 캠프에 있는 것만으로도 기뻤기 때문에 최선을 다하려고 마음 먹었다.

여름이 지나가는 동안 나는 최고의 스릴을 느꼈다. 경마장과 들길에서 많은 훈련과 승마를 한 후에 모든 사람이 참여하는 지역 승마대회가 열렸고, 그해 여름은 절정을 이루었다. 나는 모든 캠프 참여자 중에서 유일하게 사냥과 점프 분야에서 2등을 하여 리본을 받았다. 인상적인 실력을 습득했기 때문에 여름이 끝날 무렵에는 베스트 기수 상을 받았다. 솔직히 나보다는 청키가 그 상을 받을 자격이 있다는 것을 알게 되면서 흥분은 꺾였지만, 그럼에도 나는 손으로 리본을 들고 행복하게 집으로 달려왔다. 우선은 승마 경기에 내가 재능이 있다는 증거를 부모님에게 보여줄 요량이었다.

그 계획은 효과적이었다. 그해 가을 부모님은 증권중개인이 소유하고 있던 티커탭Tickertape이라는 이름의 네 살짜리 밤색 순종 말을 사주었다. 나는 몹시 행복했다. 가능한 한 자주 말을 타고 싶었다. 그러나 곧 큰 문제가 발생했다. 티커탭에 탈 때마다 나는 땅으로 떨어졌다. 이 활발한 말은 정지된 상태에서 뛰어오르거나 뒷다리로 서서 나를 떨어트렸다. 다행히도 부모님은 말에 관심이 없었다. 부모님은 나를 경마 조련장에 내려주고 끝날 때쯤 나를 데리러 왔는데, 그 사이에 무슨 일이 일어났는지는 몰랐다. 만약 부모님이 알았다면 티커탭을 팔아버렸을 것이다. 처음 1년 동안 멍이 많이 들어 고생했지만, 그것을 끝까지 해내어 행복했다. 몇 년이 지나지 않아 나는 실제로 훌륭한 기수가 되었다. 이제 나이가 들었지만 지금까지도 나는 두려움 없이 어떤 말이라도 탈 수 있다는 자신감을 유지하고 있다.

뒤돌아 보면, 내가 완벽하게 승마를 할 수 있었던 것은 청키의 지혜 덕분이다. 캠프에서 상을 받은 것은 내가 잘해서가 아니었다. 나는 당시에 훌륭한 기수는 아니었다. 하지만 청키는 자신과 나를 모두 훌륭하게 돌보는 방법을 아는 성숙한 말이었고, 이 말을 배정받은 것은 나의 행운이었다. 나이가 들어가면 연약해지지만 현명해진다. 청키는 점프에 다가갈 때 완벽하게 자신의 페이스를 지킬 수 있었다. 내가 사냥과 점프 경쟁에서 우위에 있게 된 유일한 이유가 이것이었다. 청키는 정말로 점프를 좋아했다. 내가 한 일은 말에게 정확한 방향을 제시하고 등 위에 머무르는 것이 전부였다. 나는 엉망인 기수였고 완벽하게 이끌지 못했지만, 청키는 나를 이끌 수 있는 충분한 능력이 있는 현명한 말이었다. 청키는 자신을 돌보면서 동시에 나를 돌보았다.

신체 안의 지혜

청키 이야기는 연령과 지혜가 비례 관계라는 것을 어느 정도 보여준다. 연령은 지혜에 대한 사람들의 암묵적 견해에 확실히 영향을 미친다 (Bluck & Gl ück, 2005). 젊은 말은 야생적이고 무모할 수 있다. 변덕과 열정 때문에 젊은 말은 자주 다친다. 원치 않는 울타리에서 벗어나기 위해 뭔가를 하는 사존심 강한 말들, 또는 지신의 능력을 넘어서 도약을 시도하는 지나치게 야심적인 말들에 관한 이야기가 수없이 많다. 나이 많은 말은 현명하지 않은 선택을 거절하는 경우가 더 많다. 예를 들면 부적절한 도약을 꺼리거나 마지막 순간에 옆으로 주춤거린다. 말들조차 시간이 흐르고 경험을 하면서 상식이 발전한다.

초보 치료자들 중에는 타고난 공감이 있거나 유익한 초기 삶의 경험 덕분에 처음부터 꽤 능숙하게 치료하는 사람도 있다. 그러나 지혜는 경험을 바탕으로 내재화되기 때문에 오직 경험 많은 임상의만이 현명할 수 있다. 전문기술에 대한 연구는 이른바 '10년, 10,000시간

규칙'이라는 것을 밝혀냈다(Gladwell, 2009; Obler & Fein, 1988). 즉, 숙달된 전문기술 분야에서 충분히 경쟁력 있는 능력을 얻기 위해서는 10년 또는 10,000시간의 연습이 필요하다. 이 법칙은 체스, 비올라, 뮤지컬 작곡, 요리, 춤, 과학은 물론, 인문학, 예술, 과학 등 다른 분야의 숙달에도 적용된다. 이제 우리는 '10년, 10,000시간 규칙'이 작동하는 법을 이해한다. 복잡한 기술의 충분한 숙달은 명시적 영역보다는 암묵적 영역에 속하는 것이기 때문에, 미래 가능성을 수용하기 위해 근본적인 신경 회로망의 필요한 기반을 수립하려면 상당한 시간이 걸린다. 달리 말하면, 10.000시간 또는 10년 후에는 문제에 대한 기술과 연관된 다양한 가변성을 시도할 수 있게 된다. 그러면 그때 충분한 통합, 효율성, 복합성이 가능해진다.

정신치료 영역에서 나는 꽤 훌륭한 본능을 가지고 임상 실무를 시작했지만, 나 역시 대략 10년의 작업을 통해 감수성이 달라진 것을 분명히 알게 되었다(Marks-Tarlow, 2008a). 아이러니하게도 가장 크게 달라진 것은 '내가 몰랐던 것'에 대한 태도다. 내가 필요한 또는 알기 원하는 것을 모른다는 것이 더는 나의 결함이라거나 전문지식의 부족으로 여겨지지 않게 되었다. 오히려 나는 아직 소유하지 못한 정보를 갖기 위해 몸부림치는 것을 멈추었다. 나는 이러한 불확실성의 느낌을 정상적인 것으로 인지하기 시작했다. 임상의 영역에 존재론적으로 놓여있는 이것이, 무슨 일이 일어나고 있고 어떻게 대처해야 할지를 모를 때 나로 하여금 좀 더 감정적으로 잘 조절되고 있다는 느낌과 덜 공포스럽다는 느낌을 가능하게 했다.

"지식은 많은 것을 알기 때문에 오만하고, 지혜는 적은 것만을 이해할 수 있기 때문에 겸손하다" 라는 영국의 옛말이 있다. 임상 영역에서 지혜와 겸손은 분명히 함께 간다. 지혜는 번득임과 직감과 관련된, 알쏭달쏭하고 어둡고 불확실한 직관적 우뇌의 영역에서 나온다. 반면에 지식은 예리하고, 산뜻하고, 명확하고, 확실한 감수성이 작동하는 좌뇌의 사고에서 수집된다. 이러한 두 기능의 관계는 음과 양의, 안전과 위험의 끊임없는 유희를 보여준다.

청키 이야기는 연령이, 또는 최소한 확장된 경험이 지혜를 위해서는 필요한 구성요소임을 보여주지만, 연령과 경험이 지혜에 이르는 직관의 완전한 개화를 보장하지는 않는다. 사실 암묵적 이론에서는 연령과 지혜가 종종 연관되지만, 실증적 연구에서는 지혜와 연령 두 변수 사이에 존재하는 좀 더 복잡한 관계를 보여준다(Stenberg & Jordon, 2005). 그러나 연령이 지혜를 보장해주지 못한다면, 다른 무엇이 필요할까? 청키 이야기로 돌아가면, 이 말은 한계를 포함하여 자신의 신체를 완벽하게 이해했기 때문에 매우 정확하게 성숙했다. 경험이 부족한 어린 기수와 장애물의 세상을 탐색하게 되었을 때, 청키에게 상식horse sense을 제공한 것은 청키 자신과 신체와의 관계 – 자기 돌봄의 형식 – 였다.

나는 이와 같은 것을 정신치료에도 적용할 수 있다고 믿는다. 정신치료 영역에서 자기 돌봄은 관계의 맥락 안에서 자신의 신체, 정신, 영혼을 돌보는 것을 포함한다. 즉, 먹고 운동하고 쉬는 균형 잡힌 생활을 하면서 우리의 한계와 경계에 유의하고, 감정의 이해와 자기 이해self-knowledge를 통해 우리 자신에 대한 연민을 확장하는 것이다. 이러한 체화된 부분이 없다면 연령과 경험이 많다고 해도 전문지식이 보장되는 것은 아니다. 체화된 부분이 없다면 우리는 탈진하고, 공감 능력이 약해지고, 장기간에 걸쳐 열정을 유지하거나 타고난 재능을 유지하지 못할 위험에 처한다. 임상 현장에서 최고의 지혜는 현재의 우리 전체를 이용할 수 있는 최대한의 역량에서 나온다. 다른 사람을 잘 돌보기 위해서는 우리의 마음뿐만 아니라 우리의 신체도 읽을 수 있어야 한다. 또한 다른 사람뿐만 아니라 우리 자신에게도 반응할 수 있어야 한다. 이렇게 하려면 감정, 직감, 예감, 영감 등의 직관이 우리의 특별한 생물학적 기능과 원리 안에서 발현되는 방법을 이해하는 것이 필요하다. 또한 우리 신체의 존재가 세상에 주는 영향을 읽을 수 있어야 한다. 이러한 피드백은 매우 중요하다.

임상심리학자 및 요가 강사로서 나는 요가와 정신치료의 유사점을 보여주기 위해 환자에게 요가를 권유하곤 한다. 나는 이렇게 하는 것이 매우 가치있다는 것을 안다. 왜냐하면 요가는 체화된 진전embodied progress을 위한 시스템이기 때문이다. 30년 동안 요가 연습에 몰두한 이래 나는 아마도 10,000번은 매트에 올라갔을 것이다. 그럴 때마다 나는 어떤 형태의 새로운 경험을 하기를 바란다. 나는 매트 위에서 몸/마음/뇌가 느끼는 다양함을 인지하게 되었다. 한편에서는 아직 도착하지 않은 어딘가에 도착하기를 바라면서 서둘러 갈 때 얇고 미세한 호흡을 경험한다. 다른 한편에서는 풍부하고 깊은 경험, 복잡하게 겹겹이 접힌 층위(음미할 층이 여럿 있음을 알게 되는), 그리고 더 나은 곳으로 좀 더 천천히 나아간다.

요가가 체화된 진전의 모델을 제공한다고 나는 위에서 언급했다. 그러나 실제로 진전progress이란 무엇인가? 우리의 문화에서는 우리 자신이 좀 더 나아지고 완벽해지는 것을 진전으로 생각하기 쉽다. 삶에서 진전은 완벽주의를 끈질기게(무자비하지는 않게) 추구하는 것에 이르는 것이다. 요가에서 진전은 그림 8.9처럼 신체 능력과 어려운 자세를 강조하는 것으로 해석될 수 있다. 그러나 나는 문자 그대로의 체화된 단어의 의미, 즉 점진적인 진전progress as progression을 더 선호한다. 이는 하나의 역동적인 흐름이며 시간이 지남에 따라 자연스럽게 펼쳐지는 것을 의미한다. 우리의 과거에 온전히 주의를 기울이면, 매트를 마주할 때마다 오롯이 휴식이나 회복을 위한 새로운 기회가 된다. 우리는 우리의 현재 상태와 발달 단계의 역학이 변화하는 순간의 역동에 주의를 기울일 수 있다.

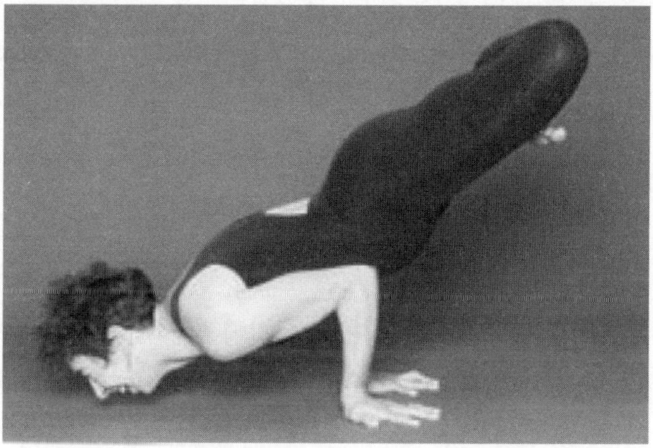

그림 8.9 나이 든 여성 요가 수행자가 새로운 동작을 배울 수 없다고 누가 말했는가? 이 사진은 나의 53번째 생일을 기념하기 위해 찍은 사진 중 하나다. (Courtesy of Victoria Davis Photography)

젊을 때는 신체의 운동 능력이 저절로 흘러넘쳐 스스로에게 매료된다. 나이가 들어감에 따라 우리는 신체의 영성spirituality에 의해 제공된 초월을 뒤쉬는다. 이상적으로 말하면, 삶의 모든 단계와 존재의 모든 상태에서 각 순간의 도전은 투지와 항복, 힘과 유연성 사이의 균형을 찾는 것이다. 이러한 균형은 힘이 들지 않는 노력의 순간으로 이어진다. 이러한 상태들은 성취하고자 하는 노력을 중단할 때 나타난다. 대신에 행위는 존재의 중심에서 직관적으로 자연스럽게 나타난다. 여기에서 표현의 순수한 기쁨이 규칙적으로 놀이의 즐거움과 만나게 된다. 단순히 연습에 참여하고, 정렬을 위해 애쓰고, 동작과 호흡을 조절하고, 그 과정에 자신을 완전히 몰입하는 것만으로도 우리의 신체, 정신, 영혼의 변화는 거의 보장된다. 각 회기를 시작할 때 우리의 초점과 집중을 이끌어갈 의도를 설정하고 경험있는 스승의 조정을 받게 되면, 연습에 충분히 참여하기만 해도 우리의 힘과 유연성, 균형, 초점, 조정력은 반드시 나아진다.

요가에서 현명해진다는 것은, 우리가 살아가는 동안 물질적 외장外裝인 몸의 특질을 존중한다는 것이다. 매트에 오를 때마다 그것은 새로운 경험이 된다. 그때마다 우리의 신체는 다르고 우리의 마음도 다르다. 누군가와 경쟁하는 것, 심지어 이전에 이룬 자신의 성과와 비교하는 것은 도움이 되지 않는다. 어떤 날은 에너지가 넘치고 빨리 하고 싶어 몸이 근질거릴 수도 있다. 다음날은 피곤이 쌓여있거나 감기와 싸우기도 한다. 어떤 날은 슬픔으로 가득차 있기도 하다. 이러한 조건들은 각각 우리의 신체에 다르게 영향을 준다(Fogel, 2009; Ogden et al., 2006). 각 조건은 다른 반응을 요구한다. 활기차 있을 때 우리는 새롭고 도전적이고, 또는 위험한 자세를 시도하는 것에 열린 마음을 가질 수도 있다. 컨디션이 나쁘면 신체적 적응을 하지 않고 원기 회복과 휴식 상태를 추구한다. 슬플 때는 명상을 하거나 정신의 중심에 연결함으로써 우리의 취약함을 보살피고자 한다. 각 경우마다 우리가 추구하는 것은 다르다.

깊은 연습과 경험으로 얻게 되는 지혜의 산스크리트 어는 비디야 vidya 다. 비디야는 명확한 시야와 깊은 연결이 가능한 장소 – 다른 사람, 존재의 근원, 진짜 자기 – 에 이르기 위해 모호한 인식과 무지에 잠기는 것을 허용한다. 정신치료를 하는 동안에도 지혜는 커다란 돌봄과 배려 속에 자기 성찰의 은총을 가져온다. 현명한 치료자는 내부적으로나 외부적으로 적절히 자신의 충만함을 알고 지지한다. 이런저런 형태의 자기 돌봄이 없다면 우리는 환자와 함께하거나 도움이 되지 못한다. 정신치료에서 자기 돌봄은 다양한 의미를 지닌다. 기본적으로 이는 우리가 회기에 들어올 때 자신이 어떻게 느끼는지 주의를 기울이고, 환자를 돌보기 위한 기반으로서 그 느낌의 정보를 존중하는 것을 의미한다.

더 큰 관점에서 보면, 정신치료에 우리 자신을 포함하도록 최선을 다하는 것을 의미한다. 우리가 성직자와 종교인에게 높은 도덕적 가치관을 기대하는 것처럼, 치료자는 민감한 자기 이해를 발전시키고, 훌륭한 관계를 유지하고, 모범적인 삶을 살아감으로써 이상적으로 지혜를 지향한다. 라코프와 존슨(1980)이 말한 중요한 은유로 돌아가서, 우리 자신의 작업을 체화하는 것은 삶에 있어서 똑바른 자세와 균형 잡힌 태도를 추구하는 것을 수반한다. 가치 주도적·윤리적 행동과 더불어 이는 좋은 영양, 규칙적 운동, 폭넓은 자기 표현의 추구를 포함한다. 의미와 의미있는 관계로 우리의 삶을 채우는 것 외에도, 모범적인 삶은 또한 다른 사람(자문가, 지도교수, 의사, 또는 물론 정신치료자)의 도움을 받기 위해 언제 손을 뻗을지를 아는 것도 의미한다.

부족한 것 속의 온전한 것

치료적 지혜의 첫 이야기로 자신에 대한 훌륭한 돌봄을 다루었으므로 이제 두 번째 이야기로 타인을 돌보는 것에 대해 다루기로 한다. 타인 돌봄의 지혜에는 '애매모호함에 대한 관용', '반대되는 것에 대한 수용', '복잡성의 유지', '알지 못하는 것' 등의 중요한 특성이 있다. 이러한 주요 특성을 설명하고 독자들이 조금 더 몰입할 수 있도록, 이전 논문(Marks-Tarlow, 2011)에서 무게 있게 다루었던 거스의 치료 사례를 인용하고자 한다. 이 논문의 2장에 등장하는 거스는 때때로 자신이 여자라고 느끼며, 이런 느낌을 없애고자 나에게 도움을 청해온 62세의 남성이다. 나는 이제 그의 감정에 대한 배경을 다루려고 한다. 이는 15년간의 첫 번째 결혼 생활을 끝내고 36세가 되던 해부터 이따금 자신이 여성으로 느껴지기 시작한, 즐겁지만 한편으론 불편한 감정에 관한 이야기다.

거스는 가족들에게 인정받지 못하고, 소진되었으며, 가족들에게 제공했던 물질적 지원에 대해 본인이 '이용당했다'고 느끼는 감정이 극에 달했다. 극심한 상처와 커져가는 분노의 감정에 대해 아내에게 직접적으로 말할 수 없었기 때문에, 거스는 정신적 고통을 드러내기 시작했다. 이는 그들이 두 번째로 얻은 집 근처에 있는 스키 리프트에서의 격렬한 대화로 이어졌다. 거스의 아내는 해변가에 세 번째 집을 얻기를 원했다. 거스는 자신이 그동안 해왔던 물질적 지원을 떠나서, 아내의 사랑을 의심하기 시작했다. 그는 곧 사업을 망하게 하여 자신의 이론을 무의식적으로 시험했다. 불행히도 그의 생각은 맞아떨어졌고, 아내는 그를 떠났다. 그 후 수십년 동안 그는 감정적으로 무시받는 것, 또는 부당하게 이용당하는 것을 경험하게 되는 비슷한 종류의 다른 관계들로 힘들어했다.

이러한 패턴은 거스의 두 번째 아내와의 관계에서 깨지게 된다. 두 번째 아내는 거스의 재정적 어려움에도 불구하고 그를 진심으로 사랑했다. 그러나 거스는 여전히 자신의 감정들에 대해, 그리고 내면의 삶에서 중요한 부분을 차지하는 것들에 대해 소통하는 것을 힘들어했다. 거스는 점점 자신 안에 있는 여성적인 부분을 도피처로 삼기 시작했다. 그 속에서 거스는 자신의 감정을 인식하는 것에 대해 조금 더 편안함을 느꼈고, 자신의 남성적인 부분으로부터 완벽히 자신을 고립시키는 것은 물론, 타인으로부터 고립시켜 다른 사람과 소통해야 한다는 압박감을 완화시켰다.

치료를 시작했을 때 거스는 직장에서 받은 트라우마에서도 벗어나지 못한 상태였다. 이혼 후 여러 힘든 관계를 거치면서 직장에서의 성과도 하향 곡선을 타기 시작했다. 여러 가지 일이 겹치면서 거스는 더욱 더 몰락해갔다. 심장 발작을 겪은 후 그는 CEO 자리에서 해고되었다. 사업이 망하면서 큰 돈을 잃었을 뿐만 아니라 동업자인 절친한 친구도 잃게 되었다. 거스가 나를 찾아 왔을 때 그는 능력 이하의 일을 하고 능력 이하의 돈을 받고 있었으며, 가혹하고 편집증적인 상사 때문에 심한 스트레스에 시달리고 있었다.

나는 로스앤젤레스 지역에서 매우 다양한 사람들을 편안하게 만나왔지만, 거스와 같은 사람은 만나본 적이 없었다. 친숙한 느낌이 들지 않았던 까닭에 나는 치료를 시작하면서 무의식적으로 전사의 태도를 택했다. 이 말은, 내가 알지 못하는 것에 대한 불편한 마음을 다잡으려고 노력했다는 뜻이다. 나는 다른 사람들의 사례에서 조언을 구하고 관련 문헌을 읽기보다는, 싹트기 시작하는 우리 관계에 집중했다. 나는 내가 알아야 할 모든 것이 언젠가는 알맞은 시간에 알맞은 방식으로 나타나리라는 것을 믿었다. (하나 말해주고 싶은 것은, 나는 30여 년의 경험이 있다는 것이다. 나는 독자들에게 자신이 감당할 만한 역량을 넘어서는 것을 시도하라고 권하지는 않는다.)

사실 이 시기는 나에게 혹독한 고난의 시간이었다. 잘 알지 못하는 상황에 완전히 나 자신을 몰입해야 한다는 믿음은 끊임없이 흔들렸다. 거스의 '증상'이 없어지기는커녕 더 심화되었던 초창기에 그랬다. 또 치료를 하는 동안 거스의 삶에 예상치 못한 일이 많이 일어났을 때도 그랬다. 그 예로 거스와 음악과의 관계를 들 수 있다. 거스는 성적 판타지뿐만 아니라 오랜 시간 음악을 작곡하는 것으로도 위안을 삼곤 했다. 지난 장에서 나는 거스와 음악의 관계 속에서 궁극적으로 나타나는 공감각을 묘사했다. 이 표현 영역은 비유적으로 말하면 거스가 자신의 신체를 벗어나 물리적으로 확장함으로써 청각 공간인 음악 속으로 들어갈 수 있게 했다.

하지만 치료를 처음 시작했을 때 그는 12년 동안 곡을 쓰지 않은 상태였다. 아버지의 죽음에서 영감을 얻고 마리화나의 도움을 받아 쓰게 된 그의 마지막 작품은 죽음을 주제로 다룬 것이다. 그 곡은 솔로 보컬을 위한 것으로서, 어떠한 악기도 사용되지 않았다. 이 곡은 단 한 번 불려졌는데, 거스 자신이 어두운 스튜디오에서 음향 기사를 등진 채 불렀다. 거스가 그 노래를 들을 때 참을 수 없는 고통을 느꼈기 때문에 누구도 그 곡을 들은 적이 없다.

그가 제거하고 싶어하는 자신에 관한 여러 측면과 음악을 그만두고 싶어하는 것 사이의 관계에 대해 많은 얘기를 한 후, 거스는 치료의 일환으로 음악을 준비하기 시작했다. 이 과정은 여러 달이 걸렸다. 우리가 가까워지면서, 거스는 내 사무실로 CD 플레이어를 가져오곤 했다. 우리는 그 CD 플레이어를 알맞은 시점이 올 때까지 사무실에 두었다. 그리고 그 시기가 왔을 때 거스는 여러 가지 다른 노래들을 먼저 들려주고, 그가 마지막으로 창작한 노래를 들려주었다. 거스는 이 노래를 마지막으로 틀며 다른 노래를 더는 들려주지 않았다. 거스의 마음속에는 이 노래가 '너무나도 완벽한' 곡이어서 이 후에 어떠한 노래도 들려주고 싶지 않았기 때문이다. 그에게는 다른 노래를 써야 할 이유조차 존재하지 않았다.

거스의 노래를 들으면서 나는 감정이 충만해지면서 큰 감명을 받았다. 낯설고 통렬한 나의 복합적인 감정은 말로 표현하기 어려웠다. 그것은 마치 음악이 꺼낸 감정의 조각들이 너무 깊어서 묻어둘 수 밖에 없는 상처로 가득한 마음의 중심에 나를 떨어뜨려 놓는 듯했다. 나는 가사가 나타내는 격렬한 감정에 주목했다. 가사에는 고통을 인지하면서도 고통을 느끼지 못하도록 자신을 마비시키는 것에 대한 생각이 표현되어 있었다. 나는 특히 노래의 마무리에서 나타나는 '고요'와 '집'이라는 두 단어 사이에 존재하는, 길고 예상할 수 없으며 불규칙적인 틈에서 편안함을 느꼈다. 이후 나는 그가 실제로 노래를 녹음하는 동안 이 두 단어 사이에서 해리 증세를 겪었다는 것을 알게 되었고, 그것이 그 침묵과 불규칙성을 만들어냈다는 것을 깨달았다.

다음 회기에서 우리는 계속 노래를 같이 듣곤 했다. 그는 자신의 꿈에 대해 다음과 같이 얘기했다.

나는 임신을 했습니다. 남편과 함께 병원에 도착했지만, 그는 그 장면에서 사라졌고, 나는 다시 그를 볼 수 없었습니다. 나는 간호사와 함께 휠체어를 타고 분만실로 향하는 긴 복도를 지나갔습니다. 분만을 준비하는 동안 나는 항의했습니다. "나는 분만을 어떻게 하는지 몰라요! 전에 해본 적이 없어요! 모든 것을 망칠까 봐 두려워요." 그 간호사는 나를 안심시키며 여러 번 반복해서 말했습니다. "당신은 괜찮을 거예요. 우리는 함께 해낼수 있을 거예요."

거스와 나는 그의 노래와 꿈 사이의 유사점에 대해 토론했다. 노래와 꿈 모두 알 수 없는 것에 대한, 어둡고 커다란 구멍을 마주하고 있었다. 그것은 둘 다 끝이 보이지 않는 고통의 구덩이를 포함하고 있었고, 뒤에 어떤 것이 올지 알 수 없었다. 하지만 두 경우 모두, 누군가가 "걱정하지 마. 나는 너와 함께 있어. 다 괜찮아질 거야" 라고 말하고 있었다. 거스는 내가 자신의 음악을 듣고 어떤 감정을 일으키는지 느끼고 싶은 욕망이 있었는데, 이 욕망은 음악을 들을 때의 고통과 합쳐져 우리의 대화를 활짝 열리게 했다. 우리는 거스의 감정적인 불안정과 정서적인 삶에서 드러나는 모든 상처에 대해 새로운 경지에 다다르게 되었다.

거스의 노래는 전쟁으로 인한 죽음의 주제를 노래로 다루었는데, 이는 거스의 마음속에서 일어나는 전쟁 – 자신의 여성적인 면과, 자신과 싸우는 자신에 대한 반복적인 뒤틀림 – 을 부각시켰다. 이러한 내면의 혼란은 오히려 텅 빈(a void) 공간처럼 보였는데, 이는 내면에 존재하는 대립되는 감정의 전쟁에서 늘 도피하고(a-void) 싶어하는 거스의 암묵적 규율과 함께 드러났다. 수개월 동안 우리는, 알 수 없는 곳으로 연결된 복도를 간호사와 함께 지나는 거스의 꿈을 계속 다루었다. 우리는 거스가 내면에서 어떤 것을 '임신'하기를 원했는지 파악하는 데 주력했고, 감정적으로 취약한 순간에 비로소 극적인 만남이 이루어졌다. 거스가 자신의 음악에 대한 산파 역할을 내가 해주기를 갈망했다고 이야기했던 것이다.

말Words에서 나타나는 음악

얼마 지나지 않아 거스는 비서인 티나가 임신했다는 사실을 알게 되었다. 19세의 미혼인 그녀는 아이를 낳아서 키워야 할지 고민했다. 거스는 그녀를 응원해주는 유일한 사람이 되었다. 그녀의 삶은 그의 삶과 비슷한 면이 있었다. 거스의 어머니는 임신 중에 남편에게 버림받았다. 이후 거스의 어머니는 사랑하는 남자를 만났고, 그는 거스를 입양했다. 거스는 양아버지를 '진짜' 아버지로 느꼈다. 흥미롭게도 이러한 패턴은 세대를 이어 반복되었다. 거스의 현재 아내도 다른 남자와의 사이에서 낳은 아이가 있었다. 그리고 거스의 어머니처럼 두 번째 아내도 아이의 아버지에게 버림받았다. 거스를 만날 무렵 아이는 세 살이었다. 거스는 이 아이를 양아버지가 자신을 바라보았던 것처럼 대했다. 실제로, 18년이 지난 지금까지도 거스는 첫 번째 아내와의 사이에서 낳은 딸보다 입양한 아들을 더욱 가깝게 느꼈다.

이러한 배경 때문에 거스는 티나의 가까운 친구가 되었다. 그는 계획되지 않은 임신과 그녀가 처음으로 겪는 어려움을 지지하고 격려했다. 두 사람은 감정적으로 매우 친밀해졌다. 두 사람이 가까워질수록, 그의 여성적인 측면은 티나의 여성성에 동화되어 갔다. 실제로, 그는 티나가 임신하는 동안 겪는 다양한 단계와 감각을 공유하며 티나와 발을 맞추었다. 거스의 신체적 경험은 생리학적으로 탄탄한 기반을 가지고 있었다. 티나는 자신의 경험에 공감하는 그의 능력을 놀랍게 여겼다. 티나의 출산이 가까워지면서 거스는 꿈을 꾸었다.

> 티나가 곧 출산할 예정이다. 그녀는 완벽하게 혼자다. 그녀의 어머니는 아이를 선택한 그녀에게 화가 났고, 도와주지 않을 생각이다. 티나는 내 사무실에 와서 라마즈 분만의 코치가 되어줄 것을 요청한다. 나는 망설이지 않고 "물론이죠!" 라고 대답한다. 물론 내 마음 깊은 곳에서는 아내가 내 결정에 화내리라는 것을 알고 있다.

비서의 임신은 거스의 마음을 열게 하는 영감이 되었다. '그들 각자의' 임신 기간에 거스는 음악을 되찾았다. 그는 마리화나의 도움 없이, 어머니가 자식을 위해 쓴 것 같은 사랑의 노래를 들었다. 하지만 거스가 노래에 대해 묘사할 때 나는 중의적인 의미를 깨달았다. 나는 그것이 마치 거스가 어린 비서에게 보여준 무의식적인 사랑의 표현인 것 같았다. 동시에 그가 치료 중에 비서와 아이의 돌봄에 대해 더 많이 이야기하면 할수록, 그는 마음 속에서 일어나는 흥분을 두려워하는 '두려움의 포로'가 되지 않고자 하는 결심이 강해졌다. 그가 감정을 드러내고자 하는 결심이 강해질수록, 나는 일어나는 일들에 대해 점점 더 불안하고 두려워졌다.

나는 마치 재앙이 다가오는 양 모든 것이 불안정하고 불길하게 느껴졌다. 거칠게 뒤섞인 감정들의 균형을 맞추기 위해 노력하면서 내면의 전쟁을 겪게 된 것이다. 하지만 한편으로는, 거스가 음악과의 재결합을 통해 감정의 문을 연 것이 기뻤다. 나는 거스의 음악이 여성적인 면에서 기인했으며, 이로 인해 그가 통합에 가까워졌다는 것을 직감했다. 하지만 동시에 나는 강렬한 부정적 감정으로 힘들어했다. 라마즈 분만 꿈과 연결된 사랑 노래에 대한 거스의 집착은 아내의 감정과는 매우 동떨어진 것이었고, 나는 온몸의 털이 곤두서는 듯한 느낌이 들었다. 나는 그의 결혼 생활에 큰 위기가 왔음을 감지했다. 어떤 이미지가 나의 마음 안에서 촉발되었다. 오래되고 반복된 패턴의 내부 붕괴와 외부 폭발로 인해 내리막길로 추락하는 기차의 이미지였다. 또한 나는 나의 복합적인 감정을 거스와 어떤 비중으로 나누어야 할지를 두고 매우 상반된 감정을 느꼈다.

이러한 모든 것은, 짜릿했던 '만남의 순간' 같은 감정을 느끼게 해주었던 치료 회기를 가능하게 했다. 거스는 자신의 위험한 관찰에 대해 말하기 시작했다.

"당신과 한 가지 확인하고 싶은 것이 있어요. 나는 최근 당신에게 미묘한 변화가 있음을 느꼈어요. 몇 달 전 내가 티나에 대한 이야기를 할 때마다 당신의 의자는 조금씩 삐걱거렸어요. 당신은 위치를 변경하고, 자세를 바꾸고, 목소리가 얇아지고, 긴장한 듯했죠. 말도 끊기고요. 그런데 지금은 그렇지 않아요. 내가 티나에 대해 말할 때 당신은 훨씬 더 편해진 것 같아요. 내 말이 맞나요?"

'말Words에서 나타나는 음악'에 대한 거스의 관찰은 처음에 나를 매우 놀라게 했고, 나는 내가 거의 인지하지 못했던 나 자신의 모습에 대해 관심을 가지게 했다. 나는 잠시 자신을 돌아보았다. 그러고 나서 나의 관계론적 내면에 대한 거스의 판타지와, 거스 자신에 대해 느끼는 감정, 안정감, 행복에 대한 의미를 조심스럽게 살핀 후, 나는 내가 관찰한 것들을 이야기하기 시작했다.

"당신의 말이 모두 맞아요, 거스. 나는 일어나고 있는 모든 일에 대해 불편한 감정이 있었어요. 나는 당신이 공개한 것들에 대해 기뻤지만, 한편으로는 당신이 이런 것들을 안에 담아둔 채 영감의 원천으로 사용하지 않고 당신의 사랑을 따라 행동할까 봐 두려웠어요. 나는 당신에게 무언가 말을 하고 싶었어요. 나의 두려운 감정에 대해 알려주고 싶었죠. 하지만 그러지 않았어요. 나는 당신을 부끄럽게 만들고 싶지 않았거든요. 나는 당신이 자신의 진실을 찾아야 한다는 것을 알았죠.

하지만 당신은 내게 이 모든 것에 대한 주의를 환기시켜주었고, 덕분에 나는 내 경험이 어떻게 바뀌었는지를 지금은 깨달았어요. 나는 걱정을 멈췄고, 다시 편안해졌어요. 당신이 내면의 붕괴나 결혼 생활의 파탄 없이 경험의 복잡성을 유지할 수 있다는 믿음이 나에게 생긴 것 같아요. 그 '위험'은 이제 지난 것 같아요."

이 중요한 회기가 있고 몇 주 지나지 않아, 거스는 오랜 구직 끝에 많은 나이에도 불구하고 높은 자리의 임원직을 맡게 되었다. 그는 나와 만날 때 사용했던, 직감적으로 꿰뚫어보는 기술을 사용해 그 직책을 얻었다. 먼저 그는 구인 웹사이트에 접속했다. 그런 후 그 회사의 강점과 약점을 신중하게 분석했다. 그리고 그 회사에 대한 자신의 비전을 화려한 발표 자료로 만들었다. 발표를 마친 거스는 고도의 통찰력을 활용해 가족으로 이루어진 이사진의 마음을 읽었다. 그들은 회사를 정확히 진단한 거스의 뛰어난 안목과 초인적인 능력을 높이 평가해 그를 고용했다. 뿐만 아니라 자신이 구상하는 방향으로 작은 사업을 이끌어볼 기회도 허락받았다(그리고 이전보다 약 3배의 연봉을 받게 되었다).

우여곡절을 존중하는 것

현명한 치료자로서 우리는 환자의 온전함을 창출하는 산파 역할을 한다. 변화를 원하는 환자에 대한 장기적인 정신치료에 종사할 수 있는 특권을 받은 우리 같은 사람들은, 교훈을 주는 이야기와 사례의 열매를 다듬거나 포장하지 않은 치료 과정이 우리가 잘 정돈한 것보다는 훨씬 더 어렵다는 것을 경험을 통해 알고 있다. 현장에서 우리가 겪는 과정은 우리가 언어로 정리한 것보다 훨씬 더 어수선하다. 지식은 한계가 있으며, 직관은 필수적이고, 지혜는 영감을 준다. 내가 전에 기술했던 것처럼, "관계의 춤을 춘다는 것은 때때로 맞춰가기 위해 많은 것을 포기한다는 것을 의미한다. 멈춰 서서 인내를 하기도 하고, 은유적으로 눈을 감기도 한다. 더듬거리기도, 미끄러지기도, 홀로 뛰어오르기도 한다. 그리고 다음에 무엇이 올지 모르기 때문에 항상 전사의 자세warrior's stance를 유지한다" (2011, p.115).

정서적인 안정감이 부족했던 거스는 분열된 자신의 모습을 거부하는 동시에 이를 갈망했다. 치료를 시작하기 전에, 거스는 자신이 지닌 여성성에 대한 판타지를 제거하는 것(능력있는 남자가 되기 위해)에 대한 두려움이 있었다. 시간이 지나고 안정감을 느끼게 되면서 그는 반대적인 측면에 대해 깨달았다. 다른 사람과의 관계를 유지하기 위해 자신의 일부를 버리려고 노력하는 것은 그를 무기력하게 하고, 내적 붕괴를 일으키고, 탈진을 야기했다. 이러한 분열된 조각들을 다시 찾는 것만이 거스에게 활력과 온전함을 줄 수 있었다. 또한 이것이 가져다준 풍부한 내면의 삶이 자신의 느낌과 연결되기를 열망하면서도, 견딜 수 없는 감정을 해리시키려는 모순된 충동에 대해 우리는 곰곰이 생각했다. 그리고 우리는 여성으로서의 거스의 구체적 경험을 상식적 의미로 이해할 수 있게 되었다. 마지막으로, 본질적인 신경생물학적 관점에서 보면 거스의 증상은 논리적 사고를 하는 좌뇌가 감정적 역할과 관련이 있는 우뇌를 추구하는 것처럼 나타났다.

통합의 음악으로서의 감정

이러한 사례가 보여주는 치료적 지혜는, 오래 전에 청키가 그랬던 것처럼 거스가 자신에 대해, 그리고 나에 대해 직관적으로 안내하고 가르친 방법에서도 찾아볼 수 있다. 이러한 사례는 우리 각자의 직관과 상호주관성에 존재하는 지혜를 보여준다.

비록 거스는 처음에 해리를 나타내는 언어에 대해 불편해 했지만, 우리가 스트레스로부터 멀어지고 그의 여성성과 가까워질 수 있는 변화에 대해 논의하면서 이러한 명확한 설명이 유용하게 쓰인다는 것을 깨닫게 되었다.

거스는 해리성 정체장애일 수도 있다는 진단에 충격을 받았던 과거의 모습에서 벗어났다. 이러한 다중 인격장애를 묘사하는 비교적 새로운 방법은 거스의 실제 경험에 가장 잘 맞는 것이었다. 실제로 거스는 자신의 주관적 경험을 아래와 같이 공유해주었다.

"이건 역설이에요. 나는 느끼고 싶지 않아서 나를 해리하죠. 하지만 나를 해리할 때, 모든 것이 감정적인 것과 관련이 돼요. 왜냐하면 나는 내가 여자로서 느끼는 감정을 즐기기 때문이죠."

"매우 흥미로운 관찰이군요."

"나는 이러한 역설을 설명할 수 있다고 생각해요. 내가 거스일 때 해리되고자 하는 감정을 느끼게 되는 것은 부정적이고 불편한 감정 때문이죠. 하지만 내가 여자일 때는 모든 것이 안정적이에요. 나는 더 이상 거스가 아니죠. 이런 부정적인 감정을 느끼고 있는 거스는 다른 사람이 되어 배경 속으로 사라져버려요."

"당신이 음악을 하고 있을 땐 어떤가요? 그건 또 다른가요?"

"내가 음악을 할 때는 또 다릅니다. 그때는 전혀 긍정적인 느낌이 들지 않아요. 역동적인 행동에 대한 풍경만 있죠. 내 영역은 내가 느낄 수 있는 감정으로 가득 차지만, 나는 그것이 무엇인지 언제나 말할 수는 없어요. 나중에야 그것을 돌아보면서 '아, 그게 바로 이것이었군!'이라고 말할 수 있는 거죠."

"당신의 음악이 거스와 거스의 감정을 이어주는 역할을 하고 있는 것 같군요."

"음악 속에 있으면 왠지 감정이 안정돼요. 나는 내가 느끼는 감정을 증오할 수 있지만, 내가 음악을 사랑하면 이러한 인지적 부조화를 다루기가 쉬워지죠."

"그건 어떤 느낌인가요?"

"나는 내 몸을 떠나요. 그러면 모든 것이 암흑이 돼요. 있는 것은 소리뿐이죠. 나는 음악과 악보 안으로 들어가서 그곳에 머물러요. 그러면서 음악을 쓰죠. 얼마 지나지 않아 내가 나의 감정에 대해 작업하고 있다는 것을 깨달아요. 음악을 사랑하기 때문에 나는 좋아하지 않는 감정들과의 부조화를 극복할 수 있어요. 그것들은 이제 사랑으로 감싸지죠. 음악 작업을 마칠 때면 실제로 그러한 감정을 느끼곤 하죠. 그렇지 않을 때는 그 부분을 나중에 다시 작업하죠."

"음악은 나의 것들이 사라질 때 내가 들어가게 되는 몸의 바깥 뼈대와 같아요. 마지막 음악을 썼을 때 나는 정말 사라지고 싶었죠. 아내는 나에게 이렇게 말했어요. '내 것을 건들지마. 내 삶에 관여하지도 마. 하지만 지금 당장 침대로 와서 내 몸을 만져줘'라고요. 난 그렇게 했죠. 하지만 감정적으로 그건 나에게 너무 가혹했어요. 나는 떠나야만 했죠. 그래서 나는 음악의 세계로 떠났어요. 새로운 음악이 바로 나를 찾아왔어요. 그것은 너무 감동적이었죠. 나는 그런 음악을 들어본 적이 없어요. 그 음악은 기계적으로 시작했어요. 마치 시간을 때리는 시계 같았죠." 그는 손으로 의자를 크고 리듬감 있게 두드리기 시작했다.

"'기계적으로'라는 말은 당신이 아내를 기쁘게 했다고 말할 때 사용한 단어예요."

"맞아요. 하지만 두 마디만 지나면 그것은 현악기 섹션으로 변하죠. 그때는 모든 것이 부드럽고 연약해요. 더 많은 것을 갈망하죠."

"그것이 당신이 아내와의 관계에서 느껴왔던 감정이군요. 적어도 최근까지, 그녀가 더는 당신에게 줄 수 있는 것이 없다고 생각했을 때까지."

"그리고 그때 음악이 다시 바뀌었는데, 나는 침대에서 그것을 끝낼 수 없었어요. 내가 그녀를 만족시켜주고 난 후에 나는 침실에서 나와 키보드가 있는 곳으로 갔죠. 음악의 마지막 부분은 들을 수 없었어요. 나는 스스로에게 이렇게 말하면서 노력했죠. '클래식 음악처럼 들려. 베토벤은 여기서 어떻게 했을까?' 하지만 제대로 되지 않았죠."

"마치 아내와의 관계를 강제적으로 해결하려고 하지만 제대로 되지 않는 것과 마찬가지군요."

"그래서 며칠 후에 나는 모든 것을 포기하고 말 그대로 음악 안으로 다시 들어갔죠. 내가 필요한 곳으로 음악이 나를 데려가도록 했죠."

"그게 감정이(직관은 물론) 우리 안에서 일하는 방식이에요. 우리가 그것을 신뢰할 때, 그것은 우리가 가야할 곳에 우리를 데려가죠."

"그래서 나는 다시 처음의 기계적인 부분으로 되돌아가는 브릿지 부분인 다음 섹션을 들었어요. 하지만 이번에는 달랐어요. 좀 더 느렸고, 마치 되돌아오게 하는 여행 때문에 지친 것 같았죠."

수년의 정신치료를 하는 동안 거스의 지각 능력은 나를 계속 놀라게 했다. 나는 그의 내면과 나의 내면의 차이를 조율하는 그의 재능에 경외심을 느꼈다. 내가 더욱 놀랐던 부분은 거스의 지각 능력과 관점은 다시 돌고 돌아 나의 치료적 역량을 확장시킨다는 것이었다. 나는 지혜에 대해 다루는 이번 장의 사례로 그의 사례를 선택한 것도 이러한 그의 능력 때문일 가능성이 높다. 만약 내가 그의 사례에서 현명한 치료자의 역할을 해냈다면, 그것은 거스가 현명한 환자였기 때문일 것이다. 월터 립맨Walter Lippman의 말을 인용해보자. "지혜를 이해하기 위해서는 지혜가 필요하다. 청중이 들을 수 없다면 음악은 아무것도 아니다." 청키의 사례에서 말이 말을 타는 사람을 가르쳤듯이, 거스이 사례에서는 환자가 치료자를 발전시켰다.

'늙은 개에게 새로운 재주를 가르칠 수 없다'는 진부한 표현을 처음으로 만들어낸 사람은, 시간이 가면서 경험이 어떻게 몸을 유연하게 숙달시킬 수 있는지에 대해서는 고려하지 않았던 것 같다. 나이가 들면서 나타나는 지혜는 정신치료에 대해 환자를 좀 더 개방적이고 수용적으로 만드는 데 도움을 주는 요소가 될 수 있다. 이는 특히, 우리의 두뇌가 평생 신경 가소성을 어느 정도 유지함으로써 노년기에 특정한 능력을 유지할 수 있다고 주장하는 최근의 신경생물학적 증거와도 일치한다(Siegel, 2007, 2010).

우리 모두에게 있는 어머니의 지혜

지혜와 긍정적인 변화를 가져온 거스의 능력을 설명하기 위해, 나는 우리 사이에 있었던 만남을 한 번 더 언급하고자 한다. 이야기는 거스에 의해 시작되었는데, 그는 이전 회기에서 나와 대화를 하면서 주목했던 어떤 간극에 관해 주의를 환기시켰다. 당시 우리는 거스와 아들 사이에 존재하는 정서적인 만남에 관해 말하고 있었다. 18세가 된 이 아이는 더 이상 생물학적인 아버지(그가 한 번도 만난 적 없는)의 동의가 필요하지 않았다. 아이는 거스가 자신을 합법적으로 입양할 것을 요청했고, 거스는 기쁘게 받아들였다. 입양을 준비하면서 아이는 생물학적 아버지의 성을 버리고 거스의 성만 따르기로 했다. 어머니(아직도 두 남자의 성을 따르고 있지 않던)는 아들의 의견을 듣고 화를 냈다. 어머니의 분노를 알게 된 소년은 정서적으로 무너졌다. 처음에는 벽을 치면서 분노를 표현했고, 다음엔 눈물을 흘렸다. 거스는 울부짖는 아이를 그의 팔로 한참 동안 부드럽게 안았다.

그 이야기를 듣고 나는 매우 감동했다. 나는 "매우 어머니답게 행동했군요" 라고 말했고, "그리고 아버지답기도 하고요…" 라고 서툴게 덧붙였다.

그다음 주에 상담을 시작하자마자 거스는 이렇게 질문했다. "나는 지난주에 당신이 얘기한 것을 되짚어보고 싶어요. 아이가 흐느낄 때 내가 아이를 안아준 것에 대해 얘기한 것을 기억하나요? 당신은 이렇게 말했죠. '매우 어머니다운 행동이었다' 라고요. 그리고 잠시 멈추고, 목소리를 바꾸어 이렇게 말했죠. '그리고 아버지답기도 하다'라고요."

"내 목소리가 어떻게 변했었나요?"

"좀 긴장되어 있었고 머뭇거리는 듯했죠. 마치 목이 메이는 듯…. 잠시 말을 멈추는 동안 어떤 생각을 했는지 궁금해요."

"좋은 질문이군요. 잠시 시간을 주세요… [긴 침묵] 나는 내가 말했던 것에 대해 불편한 감정이 있었어요. '어머니답다'라는 말은 무의식적으로 자연스럽게 나왔죠. 하지만 곧바로 나는 내가 말한 것을 다시 듣게 되었죠."

"무슨 뜻인가요?"

"내 생각에 내가 '아버지답다'라는 말을 덧붙인 이유는, 내가 어머니적인 부분을 당신에게 언급함으로써 당신에게 모욕감을 주고 싶지 않았던 것 같아요. 하지만 그게 다는 아니죠. 내 생각에 내가 '아버지답게'라는 말을 덧붙인 건 나를 위한 것이기도 했던 것 같아요. 나는 성 차별자같이 보이고 싶지 않았어요. 아이가 스트레스를 받을 때 단지 여성들만이 그러한 방식으로 위로한다고 생각하고 싶지 않았어요. 솔직히 말해서, 내가 나 자신을 위해서가 아니라 얼마나 당신을 위해 그 단어를 덧붙였는지는 확신할 수 없어요. 그러나 어느 쪽이든 그것은 그 후의 생각이에요. 의도적이고 강제적으로 덧붙인 거죠."

"흠… 네. 확실히 당신이 불편해 한다는 것을 느꼈어요. 하지만 당신에게 한 가지 중요한 사실을 말해주고 싶어요. 나는 모욕감을 느끼지 않았어요. 오히려 당신이 말해준 것을 칭찬으로 느꼈죠. 나는 어머니답다는 말이 좋아요."

"난 처음 그 단어가 내 입에서 나왔을 때 괜찮을 거라고 생각했어요."

"그리고 내가 최근에 느낀 것을 말하고 싶어요. 지난 몇 주간 나에게 변화가 있었거든요. 나는 조금 다르게 느껴요. 이전보다 더 편안하죠. 왜냐하면 '그녀'가 이제 계속 거기에 있기 때문이에요."

"정말요?" 내가 물었다. 나는 흥미를 느끼며 눈썹을 치켜세웠다. "더 얘기해보세요."

"전에 어땠는지 기억나나요? 거스는 항상 거기에 있었죠. 늘 뒤쪽에 있던 거스는 그녀가 나타날 걸 알아챘어요. 그러나 반대의 경우는 그렇지 않았죠. 그녀는 거스에 대해 알아채지 못했어요."

"네, 물론 잘 알고 있죠."

"지금은 달라요. 항상 양쪽 다 존재해요. 때때로 그녀는 뒤에 머무르고 거스가 앞에 나타나죠. 그다음엔 그 반대로 나타나기도 하죠. 그러나 이제 결코 한쪽만 백퍼센트 존재하지 않아요. 항상 양쪽이 같이 존재하죠. 이걸 어떻게 설명해야 할지 모르겠지만…."

그러면서 거스는 손으로 제스처를 취했다. 두 손을 앞쪽으로 나란히 하더니 한 손을 앞으로, 다른 손을 몸 가까이로 당겼다. 이번에는 반대로 한 손을 앞으로 하고 다른 손을 뒤로 돌려놓았다. 그는 이런 제스처를 몇 번 반복했다.

"알겠어요." 내가 말했다. "당신 손이 말해주네요. 마치 안와eye's fovea를 생각나게 하는, 전경-배경 변환 스위치 같군요. 하나의 물체가 날카로운 초점으로 다가오면 다시 바뀔 때까지 다른 배경은 흐리게 보이게 되는 거죠. 하지만 한 가지 내가 느낀 것은, 당신이 더는 그녀를 멀리하려고 하는 에너지를 가지고 있지 않다는 거예요."

"맞아요! 나는 지금 그녀와 함께 완전한 안정감을 느껴요. 그녀는 거기에 있고 어디로도 가지 않아요. 우리가 함께한 작업이 360도 돌아 시작점으로 돌아왔네요. 전화로 통화할 때, 당신은 내가 스스로 그녀를 없애는 것이 불가능할 거라고 말했었죠."

"그 시점에 당신은 그녀를 싫어했어요. 그런데 지금은 그녀를 좋아하는 것 같네요."

"그녀를 사랑해요. 나는 그녀가 내 삶에서 얼마나 많은 것을 주는지 보고 느껴요."

복잡성의 수용

만약 긍정적이고 부정적인 감정의 모든 미묘한 차이를 느낄 수 있는 자유가 아니라면, 정신건강은 무엇인가? 만약 자신과 타인의 모든 감정을 받아들이는 복잡성의 수용 능력이 아니라면, 지혜는 무엇인가? 당신이 치료자든 환자든 완벽한 복잡성에 대한 지혜를 가지는 것은, 자신을 파괴하는 내적 붕괴가 일어나거나 관계를 파괴하는 외적 붕괴로부터 당신 자신을 보호하는 것이다. 거스의 사례에서 나타나는 복잡성은 대부분 암묵적인 단계와 명시적인 단계 사이에서 발견된다. 전화로 나에게 처음 연락한 날부터 그는 나에게 여자가 되고 싶은 소망을 '비우는' 것에 대해 진단하고 자신을 '파악'해달라고 요청했다. 그러나 암묵적 단계에서 관계의 역학은 더욱 더 복잡하게 나타났다. 거스는 치료를 위해 내가 자신을 괴롭히거나 경험을 중단시키기보다는 스스로 관계의 산파가 되기를 원했다.

현명한 치료자는 이해력을 가지고 환자에게 언제 다가가야 하는

지, 언제 연민을 가지고 감정을 받아들여 유지하고 있어야 하는지를 직관적으로 알고 필요에 따라 그 모드를 전환한다. 지혜로운 환자는 남성적, 여성적 측면에서 양성의 자유를 허용한다. 특히 우리의 문화가 미리 설정된 성적 역할에서 멀어질수록 더욱 그렇다. 이러한 관계 패턴은 거스가 음악을 써왔던 시간과 그의 꿈속에서 반복적으로 수용되었다. 고통의 간호사이자 감정 표현의 산파인 나와 함께, 그는 더 큰 창의력, 더 큰 통합을 자신만의 내면의 목소리에 연결할 수 있게 되었다. 그는 또한 통합을 통해 내 몸의 언어를 꿰뚫어보고 나의 암묵적 감정 표현을 받아들여 수용할 수 있었다. 지혜로운 치료자는 환자에게 존재하는 타고난 지혜에서 영감을 받고 인도되는 방법을 안다. 상호주관적 영역에서 상호 침투의 개념은, 그림 8.5에 묘사된 음과 양의 상징처럼 타인이 자신 안에서 완전히 포용되고 자신이 타인 안에서 완전히 표용되는 개념을 부분적으로 뒷받침한다. 임상적 직관으로 치료자는 이러한 역동의 무한한 확장과 불가분성을 활용할 수 있다.

반대의 것을 융합하는 것

지혜를 신경생물학적 관점으로 본 미크Meek와 제스트Jest(2009)의 논문은, 지혜의 근간을 이루는 뇌 영역이 포유동물 중에서 진화론적으로 가장 오래된 구조와 최근의 구조를 모두 포함하고 있음을 보여준다. 오래된 영역에는 시상하부, 뇌간, 편도체가 포함되고, 새로운 영역은 대상피질과 대뇌피질을 포함한다. 낡은 것과 새로운 것을 아우르는 지혜의 완전한 순환에는 무언가 다른 훌륭한 것이 존재한다. 시대의 지혜를 상기시키는 방법은, 한 세대에서 다음 세대로, 즉 장년에서 청년으로 전하는 것이다. 이 지혜의 순환은 자신의 꼬리를 삼키는 뱀 '우로보로스Uroboros'를 연상케 한다(Marks-Tarlow, Roberson, & Combs, 2002). 이 신화에서 뱀의 머리는 완전히 체화된 방식으로 꼬리 부분과 뒤섞이며, 그럼으로써 반대의 것들이 합쳐진다.

신화에서 '우로보로스'는 자기 반성, 자기 생성, 재생을 상징한다. 고대 이집트에서는 지하세계의 수호자로서 우로보로스를 무덤에 그리곤 했다. 이는 죽음이 부활을 마주하는, 의식의 한계의 순간을 나타낸다. 서아프리카 베냉Benin의 보둔vodun 지역에서 우로보로스는 규율의 신, 단Dan을 나타내는 존재다. 단은 바람과 물을 비롯해 순환적이고 종종 혼란스러운 자연의 리듬 규칙을 만들기 위해 신과 인간세계를 중재한다. 오래된 유럽 지도(그림 8.10)에서 우로보로스는 알 수 없는

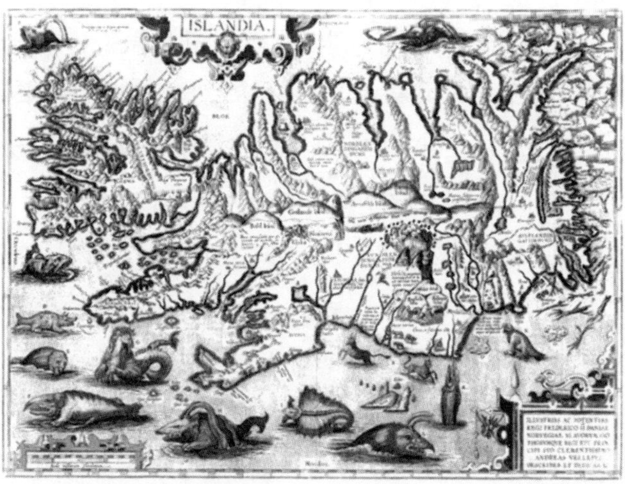

그림 8.10 이 아이슬란디아(현재의 아이슬란드) 지도는 당시 지도의 끝에 살고 있던 우로보로스를 비롯해 여러 생명체를 보여준다. (Photo courtesy of Normal Thrower)

것을 만나는 어떤 지점의 두려움을 상징하기 위해 먼 바다의 다른 신화 속 생명체 사이에서 헤엄을 치는 존재다.

현대 수학 표기법(예를 들어 Varela, 1975, 1979)에서는 우로보로스를 그들 스스로 다시 진입하고 그 과정 속에서 시간을 창조하는 형태로 묘사한다. 심리학에서 재진입은 시간이 지남에 따라 반복되는 과정에서 피드백이 반영되는 것이다. 하지만 새롭게 만들어진 최종 결과물이 또 다른 순환의 시작이 되므로 정확하게 이어지지는 않는다. 우리는 조율된 반응, 실수의 교정, 단절과 회복의 연속을 통해 피드백을 통합하여 조정하고, 배우고, 바꿀 수 있다. 옛것은 새로운 것을 알려주고, 새로운 것은 오래된 것을 개선한다. 유연한 조정과 반응으로 반대의 것을 통합하는 능력은 지혜가 얼마나 발달했느냐에 달려 있다.

우리는 치료자로서 반대의 것이 많이 포함되어 있는 은유적 도구의 가방을 가지고 있다. 우리는 앞으로 나아가기도 하고, 뒤에 머물기도 한다. 주장하기도 하고, 동의하기도 한다. 내용을 주시하기도 하고, 과정을 주시하기 위해 내용을 무시하기도 한다. 활동적이기도 하고, 수용적이기도 하다. 드러내기도 하지만, 드러내지 않을 때도 있다. 미친 듯이 움직이기도 하고, 가만히 있기도 한다. 극단적으로 우리의 경계를 지키기도 하고, 엄격한 규칙에 부드럽게 예외를 두기도 한다.

우리는 돌고 돌아 반대되는 반응을 통해 순환하는데, 한 회기에서조차 여러 번 반복한다. 우리의 관심은 어디에 있는가? 이 반대되는 것들을 어떻게 융합할 것인가? 우리는 감각적 느낌과 인지적 사실 속에서 무엇이 감정적으로 가장 중요한지를 어떻게 찾을 것인가? 이는 임상적 직관의 영역이다. 어떻게 융합할 수 있는지, 그리고 시간이 지남에 따라 매일 어디에서 어떻게 지혜로 변화하는지를 임상적 직관은 보여준다. 우로보로스는 자신의 꼬리를 먹는다. 우리가 운이 있다면, 우리는 치료 과정에서 더 현명해질 것이다. 지혜는 임상적 직관을 더욱 연마하며 우리를 인도하는 안내자가 된다.

요약

지식은 생생한 경험이 필요하지 않지만, 직관과 지혜는 둘 다 삶에 내재되어 있다. 지식은 빠르게 축적될 수 있고, 직관은 즉각적이고, 지혜는 시간과 인내가 필요하다. 지식은 조직되고 준비될 수 있는 반면, 직관과 지혜는 자연적이고 영감을 통해 얻을 수 있다. 지식은 사실을 말해주고, 직관은 내면의 이야기를 알려주며, 지혜는 요점과 도덕을 알게 한다. 지식은 가르칠 수 있는 것이고, 직관은 잃지 않도록 지키는 것이며, 지혜는 발견해야 하는 것이다. 지혜는 역설의 꼭대기에 있다. 지혜는 우리가 기대하지 않을 때 나타난다. 지혜는 잡자마자 바로 사라진다. 지혜는 직관, 창의성, 그리고 다른 내재된 과정과 같이 우리 안에 짧게 머문다.

엘리자베스 길버트Elizabeth Gilbert(2009)는 시인 루스 스톤Ruth Stone과 관련된 개인적인 이야기를 했다. 버지니아 시골의 들판에서 일하고 있던 스톤은 풍경 너머에서 자신을 향해 다가오는 시를 느꼈고, 그것을 들었다. "그녀를 향해 공기를 가르며 벼락을 치는 듯이 달려오는 기차처럼" 땅이 진동했다. 스톤은 시상에 쫓기며 자신이 할 일이 하나뿐이라는 것을 알았다. 집을 향해 "미친 듯이 뛰어라"라는 것이었다. 그녀는 종이와 연필을 빨리 꺼내와 그때마다 떠오른 생각을 종이에 적었다. 그러나 때로는 빠르게 적는 데 실패해 시상을 적지 못했고, 시는 다른 시인을 찾으러 계속 풍경 속으로 사라져갔다. 가끔씩 자신을 향해 몰아치듯 시상이 떠오르면, 스톤은 그것의 꼬리를 잡았다. 그녀는 그 시간에 시상을 필사적으로 다시 자신의 몸에 기록하는 것처럼 끌어들였다. 그녀는 떠오른 시상의 마지막 단어에서 시작해 앞 부분으로 생각을 옮겨가며 시를 구성했다.

치료에서 작용하는 지혜의 영역도 이와 유사하다. 지혜는 우리를 통해 올 수도 있지만 우리의 것이 아니다. 그 영역 내에서는 모든 것이 역행한다. 지혜에 도달하자마자 우리는 길을 잃을 수 있다. 지혜의 소유권을 주장하지 않고 직관적 시선의 옆눈을 통해 지혜를 옆에서 보는 것이 나을 것이다. 이것이 우리를 겸손하게 한다. 사이컬러지 투데이Psychology Today와의 인터뷰에서, 지혜를 연구하는 소수의 연구원 중 한 사람인 로버트 스턴버그Robert Sternberg는 이 주제에 관해 안다는 것을 전면 부인했다. 이러한 역설은 우리가 도달할 수 없는 목표를 향해 광범위하게 노력할 때 가슴 아픈 것이 된다. 여기 시어도어 로작Theodore Roszak(in Marks-Tarlow et al., 2002, p. 20)의 잊을 수 없는 말이 있다. "마음은 강력한 힘으로 자기 초월을 하는 재능이 있다. 마음은 끊임없는 자기 이해에 대한 노력에서 지속적으로 빠져나가는, 가장 훌륭한 탈출 곡예사다."

다음은 지혜의 어려운 주제를 심리 치료에 통합하고자 할 때 고려해야 할 사항이다.

- ★ 당신이 알고 있는 현명한 치료자는 누구인가? 그는 어떤 자질을 가지고 있나?
- ★ 치료자로서 지혜를 어떻게 정의하겠는가?

- ★ 지혜를 얻고자 할 때 나이와 경험은 어떤 역할을 하는가? 선천적으로 현명할 수 있는가? 지혜의 개념은 보편적인 것인가, 문화와 관련이 있는 것인가?
- ★ 당신의 일과 존재는 현명한 치료자의 비전을 구현하고 있는가? 당신은 자신과 다른 사람을 돌보는 것 사이에서 균형을 이루었는가?
- ★ 지혜에 대한 토론과 연구는 치료를 하는 공동체에 얼마만큼 중요한가?

에필로그

정신치료에서 치유는 지금 이 순간 다른 사람의 존재 안에서 전체적인 것, 충분한 연대, 복잡성 등을 탐구하는 것이다. 임상적 직관은 정신치료를 하는 우리가 이러한 치료 과정에서 사용하는 중요한 도구다. 때로 환자에게는 경직된 부분을 부드럽게 하는 것, 낡은 방어 기제를 버리는 것, 죽은 것에 생기를 불어넣는 것, 소유하지 않은 부분들을 통합하는 것, 필요 없는 낡은 습관을 버리는 것 등이 필요하다. 임상적 직관은 우리가 서있는 상호주관적 공간을 바라보는 마음/신체/두뇌 시스템의 능력이다. 과거에서 현재까지 이어지는 관계 패턴을 알려줌으로써, 임상적 직관은 다른 미래를 향하는 창조적 전달자 역할을 한다. 정신치료는 양방향으로 이루어지기 때문에, 직관적 치료는 환자에게 삶의 방향을 찾고 의미를 찾는 것만큼이나 중요하다.

우리가 의식적이든 아니든, 치료자든 환자든, 어떤 예상치 못한 새로운 일이 갑자기 발생할 때, 우리는 직관적 영감이 나타나기를 기다린다. 이러한 순간을 준비하고 기다리는 데 수년이 걸릴 수 있지만, 결국 치료는 성공하게 된다. 새로운 형태의 친밀함이나 접촉, 누군가의 내적인 삶에 대한 관심의 증가, 정서적이고 행동적인 자기통제 능력은 환자의 삶 속으로 들어가는, 과거와는 다른 중요한 무언가를 나타낸다. 이러한 선물은 우리가 치료자로서 영감을 얻을 때 나타나며, 이러한 영감을 지속적으로 받고 증진시키면 직관의 만개인 지혜가 나타날 수 있다. 이러한 과정 속에서 좋은 정신치료는 만개하는 지혜의 꽃으로 계속 피어난다.

이 책을 통해 나는 임상적 직관에 대한 주제를 치료자 모두가 의식의 최전방에 가져가길 원한다. 나는 이것이 단지 시작에 불과하다는 것을 알고 있지만, 이 책이 쾌활하고 친절하고 지혜로운 동물들이 가지고 있는 생물학적 유산의 한 부분으로서의 임상적 직관을 승격시키는 데 도움이 되길 바란다.

참고문헌

Adolphs, R. (2003). Is the human amygdala specialized for processing social information? *Annals of the New York Academy of Sciences, 985,* 326-340.

Ainsworth, M., & Bowlby, J. (1965). *Child care and the growth of love.* London: Penguin Books.

Alexander, F. (1961). *The scope of psychoanalysis.* New York, NY: Basic Books.

Alexander, F., & French, T. (1946). *Psychoanalytic therapy: Principles and applications.* New York, NY: Ronald Press.

Allman, J.M., Watson, K.K., Tetreault, N.A., & Hakeem, A.Y. (2005). Intuition and autism: A possible role for Von Economo neurons. *Trends in Cognitive Sciences, 9,* 367-373.

Amos, T, (2006). *Piece by piece.* New York, NY: Broadway.

Andrade, J. (2009). What does doodling do? *Applied Cognitive Psychology, 24,* 100-106.

Arizmendi, T. (2008). Nonverbal communication in the context of dissociative processes. *Psychoanalytic Psychology, 25*(3), 443-457.

Badenoch, B. (2008). *Being a brain-wise therapist: A practical guide to interpersonal neurobiology.* New York, NY: W. W. Norton.

Baltes, P. B., & Staudinger, U. M. (2000). Wisdom: A metaheuristic (pragmatic) to orchestrate mind and virtue toward excellence. *American Psychologist, 55,* 122-136.

Barbas, H. (2007). Flow of information for emotions through temporal and orbitofrontal pathways. *Journal of Anatomy, 211,* 237-249.

Barrie, J. (1896/2011). *Margaret Ogilvy.* New York, NY: New York Public Library.

Bastick, T. (2003). *Intuition: Evaluating the construct and its impact on creative thinking.* Kingston, Jamaica: Stoneman & Lang.

Beatty, W., Dodge, L., Dodge, A., Dodge, L., White, K., & Panksepp, J. (1982). Psychomotor stimulants, social deprivation and play in juvenile rats, *Pharmacology, Biochemistry & Behavior, 16,* 417-422.

Beebe, B., & Sloate, F. (1982). Assessment and treatment of difficulties in mother-infant attunement in the first three years of life: A case history. *Psychoanalytic Inquiries, 1,* 601-623.

Beeman, M., Friedman, R., Grafman, J., Perez, E., Diamond, S., & Lindsay, M. (1994). Summation priming and coarse semantic coding in the right hemisphere. *Journal of Cognitive Neuroscience 6,* 26-45.

Bekoff, M. (2004). Wild justice and fair play: Cooperation, forgiveness, and morality in animals. *Biology and Philosophy, 19*(4), 489-520.

Bekoff, M., & Pierce, J. (2009). *Wild justice, the moral life of animals.* Chicago, IL: University of Chicago Press.

Benner, P., Hooper-Kyriakidis, P., & Stannard, D. (1999). *Clinical wisdom and interventions in critical care.* Philadelphia, PA: W. B. Saunders.

Benner, P., & Tanner, C. (1987). Clinical judgment: How expert nurses use intuition. *American Journal of Nursing, 87*(1), 23-31.

Berkower, L. (1970). The military influence upon Freud's dynamic psychiatry. *American Journal of Psychiatry, 127,* 167-174.

Bion, W. (1967). *Second thoughts.* London: William Heinemann.

Blakemore, S., Wolpert, D., & Frith, C. (2000). Why can't you tickle yourself? *NeuroReport, 11,* 11-16.

Bluck, S., & Glück, J. (2005). From the inside out: People's implicit theories of wisdom. In Sternberg, R. & Jordon, J. (Eds.), *A handbook of wisdom: Psychological perspectives* (pp. 84-109). New York, NY: Cambridge University Press.

Bohart, A. (1999). Intuition and creativity in psychotherapy. *Journal of Constructivist Psychology, 12,* 287-311.

Bollas, C. (1987). *Shadow of the object: Psychoanalysis of the unthought known.* New York, NY: Columbia University Press.

Borins, M. (2003). Are you suffering from a laugh deficiency disorder? *Canadian Family Physician, 49*(6), 723.

Boucouvalas, M. (1997). Intuition: The concept and the experience. In R.D. Floyd & P.S. Arvidson (Eds.), *Intuition: The inside story* (pp. 39-56). New York: Routledge.

Bowlby, J. (1969). *Attachment* (Vol. 1). New York, NY: Basic Books.

Bowlby, J. (1973). *Separation: Anxiety & anger* (Vol. 2: Attachment and loss). International Psycho-Analytical Library No. 95. London: Hogarth Press.

Brokensha, G. (2002). Clinical intuition: More than rational? *Australian Prescriber, 25*(1), 14-15.

Bromberg, P. (2006). *Awakening the dreamer: Clinical journeys.* Mahwah, NJ: Analytic Press.

Bromberg, P. (2011). *The shadow of the tsunami and the growth of the relational mind.* New York: Routledge.

Brown, S. (1998). Play as an organizing principle: Clinical evidence and personal observations. In M. Bekoff & J. Byers (Eds.), *Animal play: Evolutionary, comparative and ecological perspectives* (pp. 243-259). New York, NY: Cambridge University Press.

Brown, S. (2009). *Play: How it shapes the brain, opens the imagination, and invigorates the soul.* New York, NY: Penguin Group.

Bucci, W. (2011). The interplay of subsymbolic and symbolic processes in psychoanalytic treatment: It takes two to tango–But who knows the steps, who's the leader? The choreography of the psychoanalytic interchange. *Psychoanalytic Dialogues, 21,* 45-54.

Bugelski, B., & Alampay, D. (1961). The role of frequency in developing perceptual sets. *Canadian Journal of Psychology, 15,* 205-211.

Bugental, J.F. (1987). *The art of the psychotherapist.* New York: W.W. Norton.

Burgoon, J. (1985), Nonverbal signals. In M. Knapp & C. Miller (Eds.), *Handbook of interpersonal communication* (pp. 344-390). Thousand Oaks, CA: Sage.

Burns, S., & Brainerd, C. (1979). Effects of constructive and dramatic play on perspective taking in very young children. *Developmental Psychology, 15*(5), 512-521.

Buzsáki, G. (2006). *Rhythms of the brain.* New York, NY: Oxford University Press.

Campbell, J. (1949/1973). *Hero with a thousand faces.* Princeton, NJ: Princeton University Press.

Charles, R. (2005). *Intuition, counseling and psychotherapy.* New York, NY: Wiley.

Churchland, P. (2011). *Braintrust: What neuroscience tells us about morality.* Princeton, NJ: Princeton University Press.

Cioffi, J. (1997). Heuristics, servants to intuition, in clinical decision making. *Journal of Advanced Nursing, 26,* 203-208.

Claxton, G. (1997). *Hare brain, tortoise mind: How intelligence increases when you think less.* New York, NY: Ecco Press.

Coburn, W. (2011). A warrior's stance: Commentary on paper by Terry Marks-Tarlow. *Psychoanalytic Dialogues, 21,* 128-139.

Cortina, M., & Liotti, G. (2007). New approaches to understanding unconscious processes: Implicit and explicit memory systems. *International Forum of Psychoanalysis, 16,* 204-212.

Coulson, S., & Wu, Y. (2005). Right hemisphere activation of joke-related information: An event-related brain potential study, *Journal of Cognitive Neuroscience, 17*(3), 494-506.

Cousins, N. (1979). *Anatomy of an illness as perceived by the patient: Reflections on healing and regeneration.* New York, NY: W. W. Norton.

Cozolino, L. (2005). *The neuroscience of human relationships: Attachment and the developing social brain.* New York, NY: W. W. Norton.

Csikszentmihalyi, M. (1990). *Flow: The psychology of optimal experience.* New York, NY: Harper and Row.

Csikszentmihalyi, M. (1996). *Creativity: Flow and the psychology of discovery and invention.* New York, NY: HarperCollins.

Cytowic, R. (1993). *The man who tasted shapes.* New York, NY: Tarcher.

Dalai Lama (2010). *The Dalai Lama's little book of wisdom.* Newburyport, MA: Hampton Roads.

Damasio, A. (1996). The somatic marker hypothesis and the possible functions of the prefrontal cortex, *Philosophical Transactions of the Royal Society of London, 351,* 1413-1420.

Damasio, A. (1999). *The feeling of what happens.* New York, NY: Harcourt Brace.

Darwin, C. (1872). *The expression of the emotions in man and animals.* London: John Murray.

Dawson, G., Webb, S., & McPartland, J. (2005). Understanding the nature of face processing impairment in autism: Insights from behavioral and electrophysiological studies. *Developmental Neuropsychology, 27*(3), 403-424.

Decety, J., & Ickes, W. (2009). The social neuroscience of empathy. Cambridge, MA: MIT Press.

Delignières, D., Fortes, M., & Ninot, G. (2004). The fractal dynamics of self-esteem and physical self. *Nonlinear Dynamics, Psychology, and Life Sciences, 8*(4), 479-510.

Dinger, U., Strack, M., Leichsenring, F., Wilmers, F. C., & Schauenberg, H. (2008). Therapist effects on outcome and alliance in inpatient psychotherapy. *Journal of Clinical Psychology, 64*(3), 344-354.

Doidge, N. (2007). *The brain that changes itself.* New York, NY: Penguin Books.

Dooley, L. (1941). The relation of humor to masochism. *Psychoanalytic Review, 28,* 37-48.

Dorpat, T.L. (2001). Primary process communication. *Psychoanalytic Inquiry, 3,* 448-463.

Dreyfus, H., & Dreyfus, S. (1986). Why computers may never think like people. *Technology Review, 89*(1), 42-61.

Eels, T. (2001). Attachment theory and psychotherapy research. *Journal of Psychotherapeutic Practice and Research, 10,* 132-135.

Effkin, J. (2001). Informational basis for expert intuition. *Journal of Advanced Nursing, 34*(2), 246-255.

Einon, D. (1980). Spatial memory and response strategies in rats: Age, sex and rearing differences in performance. *Quarterly Journal of Experimental Psychology,* 32, 473-489.

Eisenberg, N., & Strayer, J. (Eds.). (1987). *Empathy and its development.* New York, NY: Cambridge University Press.

Ekman, P. (Ed.). (2003). *Emotions inside out: 130 Years after Darwin's "The Expression of the Emotions in Man and Animals"* (1st ed.). New York, NY: New York Academy of Sciences.

Ellman, S. (2010). *When theories touch: A historical and theoretical integration of psychoanalytic thought.* London: Karnac Books.

Emde, R. (1983). The prerepresentational self and its affective core. *Psychoanalytic Study of the Child, 38,* 165-192.

Fabian, E. (1982). On the differentiated use of humor and joke in psychotherapy.

Psychoanalytic Review, 89(3), 399-412.

Fisher, H. (1994). *Anatomy of love: A natural history of mating, marriage, and why we stray.* New York, NY: Ballantine Books.

Fogel, A. (2009). *The psychophysiology of self-awareness: Rediscovering the lost art of body sense.* New York, NY: W. W. Norton.

Fogel, A., & Garvey, A. (2007). Alive communication, *Infant Behavior & Development, 30,* 251-257.

Fonagy, P., Gergely, G., Jurist, E., & Target, M. (2004). *Affect regulation, mentalization, and the development of the self.* London: Karnac Books.

Fosshage, D. (2011). How do we "know" what we "know?" and change what we "know?" *Psychoanalytic Dialogues, 21,* 55-74.

Franzini, L. (2001). Humor in therapy: The case for training therapists in its uses and risks. *Journal of General Psychology, 128*(2), 170-193.

Frederickson, B. (1998). What good are positive emotions? *Review of General Psychology, 2*(3), 300-319.

Frederickson, B. (2001). The role of positive emotions in positive psychology: The broaden-and-build theory of positive emotions. *American Psychologist, 56*(3), 218-256.

Freeman, W. (1991). The physiology of perception. *Scientific American,* February, 78-85.

Freeman, W. (1999). Consciousness, intentionality, and causality. *Journal of Consciousness Studies, 6,* 143-172.

Freeman, W. (2000). Emotion is essential to all intentional behaviors, In M. Lewis & I. Granic (Eds.), *Emotion, development, and self organization: Dynamic systems approaches to emotional development* (pp. 209-235). Cambridge, UK: Cambridge University Press.

Gainotti, G. (2012). Unconscious processing of emotion and the right hemisphere. *Neuropsychologia, 50,* 205-218.

Gallese, V. (2001). The "shared manifold" hypothesis: From mirror neurons to empathy. *Journal of Consciousness Studies, 8*(5-7), 33-50.

Gardner, H. (1984). *Art, mind and brain: A cognitive approach to creativity.* New York, NY: Basic Books.

Gazzaniga, M. (2005). Forty-five years of split-brain research and still going strong. *Nature Reviews Neuroscience, 6,* 653-659.

Geller, S., & Greenberg, L. (2002). Therapeutic presence: Therapists' experience of presence in the psychotherapy encounter in psychotherapy. *Person Centered & Experiential Psychotherapies, 1,* 71-86.

Gerrity, P. (1987). Perception in nursing: The value of intuition. *Holistic Nursing Practice, 1*(3), 63-71.

Gilbert, E. (2006). *Eat, pray, love: One woman's search for everything across Italy, India and Indonesia.* New York, NY: Penguin Books.

Gilbert, E. (2009). http://www.ted.com/talks/lang/eng/elizabeth_gilbert_on_genius.html.

Gilligan, C. (1982). *In a different voice: Psychological theory and women's development.* Harvard, MA: Harvard University Press.

Ginot, E. (2009). The empathic power of enactments: The link between neuropsychological processes and an expanded definition of empathy. *Psychoanalytic Psychology, 26*(3), 290-309.

Gladwell, M. (2005). *Blink: The power of thinking without thinking.* New York, NY: Little Brown.

Gladwell, M. (2008). *Outliers: The story of success.* New York, NY: Little, Brown.

Glanz, J. (1997). Mastering the nonlinear brain. *Science, 277*, 1758-1760.

Gleick, J. (1987). *Chaos: Making a new science.* New York, NY: Viking Press.

Goldman, A. (2008). *Simulating minds: The philosophy, psychology and neuroscience of mindreading.* Oxford, UK: Oxford University Press.

Goleman, D. (1997). *Emotional intelligence: Why it can matter more than IQ.* New York, NY: Bantam.

Grastyán, E., Lissák, K.,Madarász, I., & Donhogger, H. (1959). Hippocampal electrical activity during the development of conditioned reflexes. *Electroencephalography and Clinical Neurophysiology, 11*(suppl.), 409-430.

Hayles, K. (1990). *Chaos bound: Orderly disorder in contemporary literature and science.* Ithaca, NY: Cornell University Press.

Held, R., & Hein, A. (1963). Movement produced stimulation in the development of visually-guided behavior. *Journal of Comparative and Physiological Psychology, 56*(5), 872-876.

Hershberg, S. (2011). Interfaces between neurobiology, cognitive science, and psychoanalysis: Implicit and explicit processes in therapeutic change. Commentary on papers by Allan N. Schore, Wilma Bucci and James L. Fosshage. *Psychoanalytic Dialogues, 21*, 101-109.

Hillman, J. (1979). *The dream and the underworld.* New York, NY: Harper.

Hirsch, I., & Kessel, P. (1985). Reflections on mature love and transference. *Free Associations, 12*, 60-83.

Hogarth, R. (2001). *Educating intuition.* Chicago, IL: University of Chicago Press.

Hupert, J., Bufka, L., Barlow, D., Gorman, J., Shear, M., & Woods, S. (2001). Therapists, therapist variables, and cognitive-behavioral therapy outcome in a multi-center trial for panic disorder. *Journal of Consulting and Clinical Psychology, 69*, 747-755.

Hynes, C., Baird, A., & Grafton, S. (2006). Differential role of the orbital frontal lobe in emotional versus cognitive perspective-taking. *Neuropsychologia, 44*, 374-383.

Iacoboni, M. (2008). *Mirroring people: The new science of how we connect with others.* New York, NY: Farrar, Straus and Giroux.

Iriki, A. (2006). The neural origins and implications of imitation, mirror neurons and tool use. *Current Opinion in Neurobiology, 16*(6), 660-667.

James, W. (1890). *Principles of psychology* (Vols. 1 & 2). New York, NY: Holt.

Jaušovec, N. (2000). Differences in cognitive processes between gifted, intelligent, creative, and average individuals while solving complex problems: An EEG study. *Intelligence, 28*(3), 213-237.

Kahneman, D. (2002, December 8). *Maps of bounded rationality: A perspective on intuitive judgment and choice.* Nobel Prize lecture, Aula Magna, Stockholm University.

Kalbe, E., Schlegel, M., Sack, A., Nowak, D., Dafotakis, M., Bangard, C., Brand, M., Shamay-Tsoory, S., Onur, O., & Kessler, J. (2010). Dissociating cognitive from affective theory of mind: A TMS study. *Cortex, 26*, 769-780.

Kaslow, F., Cooper, B., & Linsenberg, M. (1979). Family therapist authenticity as a key factor in outcome, *Contemporary Family Therapy, 1*(2), 184-199.

Kestenberg, J. (1985). The flow of empathy and trust between mother and child. In E. Anthony & G. Pollack (Eds.), *Parental influences in health and disease* (pp. 137-163). Boston, MA: Little, Brown.

King, L., & Appleton, J. V. (1997). Intuition: A critical review of the research and rhetoric. *Journal of Advanced Nursing, 26*, 194-202.

Kitzbichler, M., Smith, M, Christensen, S., and Bullmore, E. (2009). Broadband criticality of human brain network synchronization, *PLoS Computational Biology, 5*(3), 1-13.

Knox, J. (2010). *Self-agency in psychotherapy: Attachment, autonomy, and intimacy.* New York, NY: W. W. Norton.

Koestler, A. (1964). *The act of creation.* New York, NY: Macmillan.

Kotler, S. (2010). *A small furry prayer: Dog rescue and the meaning of life.* New York, NY: Bloomsbury.

Kubie, L. (1971). The destructive potential of humor in psychotherapy. *American Journal of Psychiatry, 127*, 861-866.

Kuhl, J., & Kazén, M. (2008). Motivation, affect, and hemispheric asymmetry: Power versus affiliation. *Journal of Personality and Social Psychology, 95*(2), 456-469.

Lakoff, G., & Johnson, M. (1980). *Metaphors we live by.* Chicago, IL: University of Chicago Press.

Lakoff, G., & Johnson, M. (1999). *Philosophy in the flesh: The embodied mind and its challenge to Western thought.* New York, NY: Basic Books.

Lamm, C., Batson, D., & Decety, J. (2007). The neural substrate of human empathy: Effects of perspective-taking and cognitive appraisal. *Journal of Cognitive Neuroscience, 19*, 42-58.

Lamond, D., & Thompson, C. (2000). Intuition and decision making in analysis and choice. *Journal of Nursing Scholarship, 32*(4), 411-414.

Levine, P. (1997). *Healing the tiger: Healing trauma: The innate capacity to transform overwhelming experience.* Berkeley, CA: North Atlantic Books.

Levine, P. (2008). *Healing trauma: A lifelong program for restoring the wisdom of your body.*

Louisville, CO: Sounds True Incorporated.

Lewinsohn, P. Mischel, W., Chaplin, W., & Barton, R. (1980). Social competence and depression: The role of illusory self-perceptions. *Journal of Abnormal Psychology, 89*(2), 203-212.

Lewis, J. (2000). Repairing the bond in important relationships: A dynamic for personality maturation, *American Journal of Psychiatry, 157*, 1375-1378.

Lewis, T., Amini, F., & Lannon, R. (2000). *A general theory of love.* New York, NY: Vintage Books.

Libet, B., & Kosslyn, S. (2004). *Mind time: Temporal perspectives in consciousness.* Cambridge, MA: Harvard University Press.

Lieberman, M.D. (2000). Intuition: a social neuroscience approach. *Psychological Bulletin, 126*, 109-137.

Linder, M., Roos, J., & Victor, B. (2001). *Play in organizations.* Working - Paper 2, Imagination Lab Foundation. Retrieved November 10, 2009 from http://www.imagilab.org/research_workingpapers.htm#70

Lutz, W., Leon, S., Martinovich, Z., Lyons, J., & Stiles, W. (2007). Therapist effects in outpatient psychotherapy: A three-level growth curve approach. *Journal of Counseling Psychology, 54*, 32-39.

Lyons-Ruth, K. (1998). Implicit relational knowing: Its role in development and psychoanalytic treatment. *Infant Mental Health Journal, 19*(3), 282-289.

MacLean, P. (1990). *The triune brain in evolution: Role in paleocerebral functioning.* New York, NY: Springer.

MacNeilage, P., Rogers, L., & Vallortigara, G. (2009). Origins of the left and right brain. *Scientific American, 301*(1), 60-67.

Main, M., & Solomon, J. (1990). Procedures for identifying infants as disorganized/disoriented during the Ainsworth Strange Situation. In M. T. Greenberg, D. Cicchetti, & E. M. Cummings (Eds.), *Attachment during the preschool years: Theory, research and intervention* (pp. 121-160). Chicago, IL: University of Chicago Press.

Mancia, M. (2006). Implicit memory and early unrepressed unconscious: Their role in the therapeutic process (How the neurosciences can contribute to psychoanalysis). *International Journal of Psychoanalysis, 87*, 83-103.

Marchetti, V., & Marks, J. (1974). *The CIA and the cult of intelligence.* New York, NY: Knopf.

Marcus, D. M. (1997). On knowing what one knows. *Psychoanalysis Quarterly, 66*, 219-241.

Marks, J. (1979). The search for the Manchurian candidate. New York, NY: Times Books.

Marks, J., & Collin Marks, S. (2009). Out of MAD. In C. Stout (Ed.), *The new humanitarians: Inspiration, innovations, and blueprints for visionaries* (pp. 191-212). New York, NY: Praeger.

Marks-Tarlow, T. (1996). *Creativity inside-out: Learning through multiple intelligences.* Palo Alto, CA: Addison-Wesley.

Marks-Tarlow, T. (2003). The certainty of uncertainty. *Psychological Perspectives, 45*, 118-130.

Marks-Tarlow, T. (2008a). *Psyche's veil: Psychotherapy, fractals and complexity.* London: Routledge.

Marks-Tarlow, T. (2008b). Alan Turing meets the sphinx: Some new and old riddles. *Chaos & Complexity Letters, 3*(1), 83-95.

Marks-Tarlow, T (2010). The fractal self at play. *American Journal of Play, 3*(1), 31-62.

Marks-Tarlow, T. (2011). Merging and emerging: A nonlinear portrait of inter-subjectivity during psychotherapy. *Psychoanalytic Dialogues, 21*, 110-127.

Marks-Tarlow, T., Robertson, R., & Combs, A. (2002). Varela and the uroboros: The psychological significance of reentry. *Cybernetics & Human Knowing, 9*(2), 31-47.

Mash, E., & Barkley, R. (Eds.). (2003). *Child psychopathology* (2nd ed.). New York, NY: Guilford.

Maslow, I. (1943). A theory of human motivation. *Psychological Review, 50*, 370-396.

McCrea, S. (2010). Intuition, insight, and the right-hemisphere: Emergence of higher sociocognitive functions. *Psychology Research and Behavior Management, 3*, 1-39.

McGilchrist, I. (2009). *The master and his emissary: The divided brain and the making of the Western world.* New Haven, CT: Yale University Press.

Meares, R. (2005). *The metaphor of play: Origin and break-down of personal being.* London: Routledge.

Meeks, T., & Jeste, D. (2009). Neurobiology of wisdom: A literature review. *Archives of General Psychiatry, 66*(4), 355-365.

Miller, J., Jordan, J., Stiver, I., Walker, M., Surrey, J., & Eldfidge, N. (1999). *Therapists' authenticity: Work in progress* (no. 82). Wellesley, MA: Stone Center Working Paper Series.

Miracle, V. (2007). A personal reflection: Humor–I'd rather laugh than cry. *Dimensions of Critical Care Nursing, 26*(6), 241-243.

Modell, A. (2003). *Imagination and the meaningful brain.* Cambridge, MA: MIT Press.

Moltu, C., Binder, P., & Nielsen, G. (2010). Commitment under pressure: Experienced therapists' inner work during difficult therapeutic impasses. *Psychotherapy Research, 20*(3), 309-320.

Mosak, H. (1987). *Ha ha and aha: The role of humor in psychotherapy.* London: Routledge.

Myers, D. (2002). *Intuition: Its powers and perils.* New Haven, CT: Yale University Press.

Myss, C. (1997). *Anatomy of the spirit: The seven stages of power and healing.* New York, NY: Three Rivers.

Narvaez, D. (2010). Moral complexity: The fatal attraction of truthiness and the importance of mature moral functioning. *Perspectives in Psychological Science, 5*, 163-181.

Natterson, J. (2003). Love in psychotherapy. *Psychoanalytic Psychology, 20*(3), 509-521.

Neihart, M. (2000). Gifted children with Asperger's syndrome. *Gifted Child Quarterly, 44*(4), 222-230.

Nelson, J. (2005). *Seeing through tears: Crying and attachment.* London: Brunner-Routledge.

Newhouse, B. (2008). Examining an amnesiacs brain. *Talk of the Nation* (National Public Radio, NPR). Retrieved December 12, 2008, from http://www.npr.org/templates/story/story.php?storyId=98184825

Nissen-Lie, A., Monsen, J., & Ronnestad, M. (2010). Therapist predictors of early patient-rated working alliance. *Psychotherapy Research, 20*(6), 627-646.

Oakley, B., Knafo, A., Madhavan, G., & Wilson, D. (2011). *Pathological altruism.* New York, NY: Oxford University Press.

Obler, L. & Fein, D. (Eds.). (1988). *The exceptional brain: Neuropsychology of talent and special abilities.* New York, NY: Guilford.

Ogden, P., Minton, K., & Pain, C. (2006). *Trauma and the body: A sensorimotor approach to psychotherapy.* New York, NY: W. W. Norton.

Orloff, J. (2010) Second sight: *An intuitive psychiatrist tells her extraordinary story and shows you how to tap your own inner wisdom.* New York, NY: Three Rivers.

Ostrovsky, Y., Andalman, A., & Sinha, P. (2006). Vision following extended congenital blindness. *Psychological Science, 17*(12), 1009-1014.

Panksepp, J. (1998). *Affective neuroscience: The foundations of human and animal emotions.* New York, NY: Oxford University Press.

Panksepp, J. (2008). Play, ADHD and the construction of the social brain: Should the first class each day be recess? *American Journal of Play, 1*(1), 55-79.

Panksepp, J. (2010). Science of the brain as a gateway to understanding play: Interview with Jaak Panksepp. *American Journal of Play, 2*(3), 245-277.

Panksepp, J. (2011). Cross-species affective neuroscience decoding of the primal affective experiences of humans and related animals. *PLoS ONE, 6*(8), e21236, 1-14.

Panksepp, J. & Watts, D. (2011). Why does depression hurt? Ancestral primary-process separation-distress (PANIC/GRIEF) brain reward (SEEKING) processes in the genesis of depressive affect. *Psychiatry, 74*(1), 5-13.

Pellegrino, E. D. (1979). The anatomy of clinical judgments. Some notes on right reason and right action. In H. T. Engelhardt, S. F. Spicker, & B. Towers (Eds.), *Clinical judgment: A critical appraisal.* Dordrecht, Netherlands: Reidel.

Pellis, S., & Pellis, V. (2010). *The playful brain: Venturing to the limits of neuroscience.* Oxford, UK: Oneworld.

Perrin, W., Würsig, B., & Thewissin, J. (2008). *Encyclopedia of marine biology.* New York, NY: Academic Press.

Piaget, J. (1962). *Play, dreams, and imitation in childhood* (Gattegno, C., & Hodgson, F., Trans.). New York, NY: Norton.

Pincus, D., & Sheikh, A. (2009). *Imagery for pain relief: A scientifically grounded guidebook for clinicians.* New York, NY: Routledge.

Pobric, G., Mashal, N., Faust, M., & Lavidor, M. (2008). The role of the right cerebral hemisphere in processing novel metaphoric expressions: A transcranial magnetic stimulation study. *Journal of Cognitive Neuroscience, 20*(1), 170-181.

Porges, S. (2008). Lecture. Retrieved June, 2009) from http://www.psychevisual.com/Video_by_Stephen_Porges_on_Polyvagal_Theory _1_Basic_principles_phylogeny_neuroception_dissolution_social_engagement _system.html, Recorded at an invitation by the NSW Service for the Treatment and Rehabilitation of Torture and Trauma Survivors (STARTTS), August 2009, New South Wales, Australia.

Porges, S. (2011). *The polyvagal theory: Neurophysiological foundations of emotions, attachment, communication, and self-regulation.* New York, NY: W. W. Norton.

Prior, V., & Glaser, D. (2006). *Understanding attachment and attachment disorders: Theory, evidence and practice.* Child and Adolescent Mental Health, RCPRTU. London: Jessica Kingsley.

Provine, R. (2000). *Laughter: A scientific investigation.* London: Penguin Books.

Ramachandran, V. (2009), Edge interview, Mirror neurons and imitation learning as the driving force behind "the great leap forward" in human evolution. Retrieved June, 2009 from http://www.edge.org/3rd_culture/ramachandran/ramachandran_index.html

Ramachandran, V. (2004). *A brief tour of human consciousness: BBC Reith lectures.* New York, NY. Pi Press.

Ramachandran, V. (2011). The tell-tale brain: *A neuroscientist's quest for what makes us human.* New York, NY: W. W. Norton.

Reik, T. (1983). *Listening with the third ear.* New York, NY: Farrar, Straus, Giroux.

Rew, L. (1986). Intuition: Concept analysis of a group phenomenon. *Advances in Nursing Science, 8*(2), 21-28.

Rew, L. (1988). Intuition in decision-making. *Journal of Nursing Scholarship, 20*(3), 150-154.

Rew, L., & Barron, E. (1987). Intuition: A neglected hallmark of nursing knowledge. *Advances in Nursing Science, 10*(1), 49-62.

Rizzolatti, G., & Arbib, M. (1998). Language within our grasp. *Trends in Neurosciences, 21*(5), 188-194.

Rose, J. (1984). *The case of "Peter Pan" or, the impossibility of children's fiction.* London: Macmillan.

Rosenblatt, A., & Thickstun, J. (1994). Intuition and consciousness. *Psychoanalytic Quarterly, 63*, 696-714.

Rosanoff, N. (1991). *Intuition workout: A practical guide to discovering and developing your inner knowing.* Fairfield, CT: Aslan.

Rotenberg, V. (2004). The peculiarity of the right-hemisphere function in depression: Solving the paradoxes. *Progress in Neuro-Psychopharmacology & Biological Psychiatry, 28*, 1-13.

Rueckert, L., & Naybar, N. (2008). Gender differences in empathy: The role of the right hemisphere. *Brain and Cognition, 67*, 162-167.

Rustin, J. (1970). Therapist authenticity in group and individual psychotherapy with college students. *Journal of Contemporary Psychotherapy, 3*(1), 45-50.

Ruth-Lyons, K. (2006). Play, precariousness, and the negotiation of shared meaning: A developmental research perspective on child psychotherapy. *Journal of Infant, Child, and Adolescent Psychotherapy, 5*(2), 142-159.

Sands, S. (1984). The use of humor in psychotherapy, *Psychoanalytic Review, 71*, 441-480.

Sands, S. (2011). On the royal road together: The analytic function of dreams in activating dissociative unconscious communication. *Psychoanalytic Dialogues, 20*, 357-373.

Saper, B. (1988). Humor in psychiatric healing, *Psychiatric Quarterly, 59*(4), 306-319.

Sapolsky, R. (1998). *Why zebras don't get ulcers: An updated guide to stress, stress-related diseases and coping.* New York, NY: W. H. Freeman.

Sapolsky, R. (2010, November 14). This is your brain on metaphors. *New York Times.* Retrieved from http://opinionator.blogs.nytimes.com/2010/11/14/this-is-your-brain-on-metaphors/

Schore, A. (1994). *Affect regulation and the origin of the self.* New York, NY: Erlbaum.

Schore, A. (2001). The effects of early relational trauma on right brain development, emotional regulation, and infant mental health. *Infant Mental Health Journal, 22*(1-2), 201-269.

Schore, A. (2003a). *Affect dysregulation and disorders of the self.* New York, NY: W. W. Norton.

Schore, A. (2003b). *Affect regulation and the repair of the self.* New York, NY: W. W. Norton.

Schore, A. (2009a). Right-brain affect regulation: An essential mechanism of development, trauma, dissociation, and psychotherapy. In D. Fosha, M. Siegel, & M. Solomon (Eds.), *The healing power of emotion* (pp. 112-144). New York, NY: W. W. Norton.

Schore, A. (2009b). Attachment trauma and the developing right brain: Origins of pathological dissociation. In P. Dell & J. O'Neil (Eds.), *Dissociation and the dissociative disorders: DSM-V and beyond* (pp. 107-144). New York, NY: Routledge.

Schore, A. (2010). The right-brain implicit self: A central mechanism of the psychotherapy change process. In J. Petrucelli (Ed.), *Knowing, Not-knowing and sort of knowing: Psychoanalysis and the experience of uncertainty* (pp. 177-202). London: Karnac.

Schore, A. (2011). The right brain implicit self lies at the core of psychoanalytic psychotherapy. *Psychoanalytic Dialogues, 21*, 75-100.

Schore, A. (2012). *The science of the art of psychotherapy.* New York: W.W. Norton.

Schore, J.R., & Schore, A.N. (2008). Modern attachment theory: The central role of affect regulation in development and treatment. *Clinical Social Work Journal, 36*, 9-20.

Schraeder, B., & Fischer, D. (1986). Using intuitive knowledge to make clinical decisions. *American Journal of Maternal/Child Nursing, 11*(3), 161-162.

Schraeder, B., & Fischer, D.K. (1987). Using intuitive knowledge in the neo-natal intensive care nursery. *Holistic Nursing Practice, 1*(3), 45-51.

Searles, H. (1984/1985). The role of the analyst's facial expressions in psychoanalysis and psychoanalytic therapy. *International Journal of Psychoanalysis and Psychotherapy, 10*, 47-73.

Shamay-Tsoory, S., Tomer, R., Berger, B., Goldsher, D., & Aharon-Peretz, J. (2005). Impaired "affective theory of mind" is associated with right ventromedial prefrontal damage. *Cognitive and Behavioral Neurology, 18*, 55-67.

Shaw, D. (2003). On the therapeutic action of therapeutic love. *Contemporary Psychoanalysis, 39*(2), 251-278.

Shedler, J. (2010). The efficacy of psychodynamic psychotherapy. *American Psychologist, 65*, 98-109.

Siegel, D. (1999). *The developing mind: How relationship and the brain interact to shape who we are.* New York, NY: Guilford.

Siegel, D. (2001). Toward an interpersonal neurobiology of the developing mind: Attachment, "mindsight," and neural integration. *Infant Mental Health Journal, 22*, 67-94.

Siegel, D. (2007). *The mindful brain: Reflection and attunement in the cultivation of well-being.* New York, NY: W. W. Norton.

Siegel, D. (2010). *The mindful therapist: A clinician's guide to mindsight and neural integration.* New York, NY: W. W. Norton.

Siegel, M., & Varley, R. (2002). Neuronal systems involved in "theory of mind." *Nature Reviews, 3*, 463, 471.

Singer, D., & Singer, J. (1990). *The house of make-believe: Children's play and the developing imagination.* Cambridge, MA: Harvard University Press.

Singer, T., Seymour, B., O'Doherty, J., Stephan, K., Dolan, R., & Frith, C. (2006). Empathic neural responses are modulated by the perceived fairness of others. *Nature, 439*, 466-469.

Smilansky, S. (1990). Sociodramatic play: Its relevance to behavior and achievement in school. In E. Klugman & S. Smilansky (Eds.), *Children's play and learning.* New York, NY: Teacher's College.

Snowden, A. (2003). Humor and health promotion. *Health Education Journal, 62*(2), 143-152.

Spencer, H. (1873). *The principles of psychology.* New York, NY: Appleton and Co.

Stern, D. (1985). *The interpersonal world of the infant.* New York, NY: Basic Books.

Stern, D. (2004). *The present moment in psychotherapy and everyday life.* New York, NY: W. W. Norton.

Sternberg, R., & Jordon, J. (2005). *A handbook of wisdom: Psychological perspectives.* New York, NY: Cambridge University Press.

Stone, M. (2006). The analyst's body as tuning fork: Embodied resonance in countertransference. *Journal of Analytical Psychology, 51*, 109-124.

Strupp, H (1978). The therapist's theoretical orientation: An over-rated variable. Psychotherapy: Theory, *Research & Practice, 15*(4), 314-317.

Sutton-Smith, B. (Ed.). (1979). *Play and learning.* New York, NY: Gardner Press.

Sutton-Smith, B. (1997). *The ambiguity of play.* Cambridge, MA: Harvard University Press.

Swain, J. (2011). The human parental brain: In vivo neuroimaging. *Progress in Neuro-Psychopharmacology and Biological Psychiatry, 35*(5), 1242-1254.

Taylor, S., & Brown, J. (1994). Positive illusions and well-being revisited: Separating fact from fiction. *Psychological Bulletin, 116*(1), 21-27.

Thibodeau, L. (2005). *Natural-born intuition: How to awaken and develop your inner wisdom.* Franklin Lakes, NJ: New Page Books.

Thomas, L., De Bellis, M., Graham, R., & LaBar, K. (1997). Development of emotional facial recognition in late childhood and adolescence. *Developmental Science, 10*(5), 547-558.

Trevarthan, C. (2001). Infant intersubjectivity: Research, theory, and clinical applications. *Journal of Child Psychology and Psychiatry, 42,* 3-48.

Tucker, D., Watson, R., & Heilman, K. (1977). Discrimination and evocation of affectively intoned speech in patients with right parietal disease. *Neurology, 27*(10), 947-950.

Tversky, A., & Kahneman, D. (1971). Belief in the law of small numbers. *Psychological Bulletin, 76,* 105-110.

VanderVen, K. (1998). Play, proteus and paradox: Education for a chaotic and supersymmetric world. In D. Pronin & D. Fromberg (Eds.), *Play from birth to twelve and beyond: Contexts, perspectives, and meanings* (pp. 119-132). New York, NY: Garland.

Vanderwolf, C. (1969). Hippocampal electrical activity and voluntary movement in the rat. *Electroencephalography and Clinical Neurophysiology, 26,* 407-418.

Varela, F. (1975). A calculus for self-reference. *International Journal of General Systems, 2,* 5-24.

Varela, F. (1979). *Principles of biological autonomy.* New York, NY: North Holland.

Varela, F., Thompson, E., & Rosch, E. (1991). *The embodied mind: Cognitive science and human experience.* Cambridge, MA: MIT Press.

Vaughan, F. (1979). *Awakening intuition.* New York, NY: Anchor Books.

Vogel, S., R?ssler, O., & Marks-Tarlow, T. (2008). *Simultaneity: Temporal structures and observer perspectives.* Singapore: World Scientific.

Volz, K.G., & von Cramon, D.Y. (2006). What neuroscience can tell about intuitive processes in the context of perceptual discovery. *Journal of Cognitive Neuroscience, 18,* 2077-2087.

Vygotsky, L. (1978). Mind in society: The development of higher mental processes (M. Cole, V. John-Steiner, S. Scribner & E. Souberman, Eds. and Trans.). Cambridge, MA: Harvard University Press. (Original work published 1930-1935).

Vygotsky, L. (1986). *Thought and language* (A. Kozulin, Trans.). Cambridge, MA: MIT Press.

Walker, A. (Ed.). (2005). *Understanding quality of life in old age.* New York, NY: Open University Press.

Wampold, B. (2010). The research evidence for common factor models: A historically situated perspective. In B. Duncan, S. Miller, B. Wampold, & M. Hubble (Eds.), *The heart & soul of change: Delivering what works in therapy* (2nd ed., pp. 49-81). Washington, DC: American Psychological Association.

Wampold, B., & Brown, G. (2005). Estimating variability in outcomes attributable to therapists: A naturalistic study of outcomes in managed care. *Journal of Consulting and Clinical Psychology, 73*, 914-923.

Watson, K., Matthews, B., & Allman, J. (2007). Brain activation during sight gags and language-dependent humor. *Cerebral Cortex, 17*(2), 314-324.

Watts, A. (1958). *The wisdom of insecurity*. New York, NY: Pantheon.

Weaver, T., & Clum, G. (1993). Early family environments and traumatic experiences associated with borderline personality disorder, *Journal of Consulting and Clinical Psychology, 61*(6), 1068-1075.

Welling, H. (2005). The intuitive process: The case of psychotherapy, *Journal of Psychotherapy Integration, 15*, 19-47.

White, E. B. (Ed.). (1941). *A subtreasury of American humor*. London: Coward-McCann.

Whitehead, A. (1929). *Process and reality: An essay in cosmology*. New York, NY: Macmillan.

Winnicott, D. W. (1971). *Playing and reality*. New York, NY: Tavistock/Routledge.

Yin, B., & Troger, A. (2011). Exploring the 4th dimention: Hippocampus, time, and memory revisited. *Frontiers in Integrative Neuroscience (www.frontiersin.org)*, 5, article 36.

Young, C. (1987). Intuition and nursing process. *Holistic Nursing Practice, 1*(3), 52-62.

Zeanah, C. (Ed.). (2009). *Handbook of infant mental health*. New York, NY: Guilford.

노경선 정신치료연구회

김예실 상담심리전문가

김주영 연세소울정신건강의학과 분당클리닉 원장, 정신건강의학과 전문의

김지연 좋은마음정신건강의학과 원장, 한국융연구원 상임연구원

김한나 호주 정신과전문의, 호주 멜버른 의대 졸업, 멜버른 오스틴 병원 수련

박영환 가족사랑서울 정신건강의학과 원장, 정신건강의학과 전문의

박정미 성모정신건강의학과 원장, 정신건강의학과 전문의

박지환 밝은연세정신건강의학과 원장, 정신건강의학과 전문의

서상훈 서상훈정신건강의학과 원장, 정신건강의학과 전문의

소은희 소은희마인드피아정신건강의학과 원장, 정신건강의학과 전문의

소형석 서울중앙보훈병원, 정신건강의학과 전문의

손긍정 강동성모요양병원 정신건강의학과장, 정신건강의학과 전문의

신원철 연세소울정신건강의학과 송파클리닉 원장, 정신건강의학과 전문의

안은숙 용인정신병원 진료과장, 정신건강의학과 전문의

양정미 마인드블럭 상담협동조합, 가족치료전문가

이경민 마인드루트리더십랩 대표, 정신건강의학과 전문의

이근문 안산 윤정신과, 정신건강의학과 전문의

이선혜 정신건강의학과 전문의

이슬비 연세소울정신건강의학과 송파클리닉 원장, 정신건강의학과 전문의

이은하 정신건강의학과 전문의, 소아청소년정신과 전문의, BCN, QEEG-D

이정해 라임상담클리닉 원장, 정신건강의학과 전문의

이현주 연세 i가족상담 연구소 소장, 가족치료전문가

정승환 미드미심리상담센터 상담사, 정신보건임상심리사, 게슈탈트상담전문가

조난숙 한성대학교 교수, 상담심리전문가

조재일 연세소울정신건강의학과 강서클리닉 원장, 정신건강의학과 전문의

천다현 테라피인코리아 대표, 미국공인 심리학자(Virginia), 임상심리 전문가 1급

추소정 수원소아청소년발달센터 소장, 정신보건임상심리

색인

ㄴ

ㄷ

ㄹ

ㅁ

ㅂ

ㅈ

ㅊ

ㅋ

ㅎ